Clinical Engineering 別冊

バスキュラーアクセスインターベンションの最前線

3カ月以上維持するためのコツ

[監修] 阿岸鉄三（大分大学臨床医工学講座）
[編集] 天野　泉（名古屋バスキュラーアクセス天野記念診療所）
　　　 池田　潔（池田バスキュラーアクセス・透析・内科クリニック）

秀潤社

【監修】

阿岸鉄三　　大分大学 臨床医工学講座 教授

【編集】

天野　泉　　名古屋バスキュラーアクセス天野記念診療所 院長
池田　潔　　池田バスキュラーアクセス・透析・内科クリニック 院長

【執筆者】（50音順）

阿岸鉄三　　大分大学 臨床医工学講座 教授
天野　泉　　名古屋バスキュラーアクセス天野記念診療所 院長
荒井啓暢　　川島病院 泌尿器科
飯田潤一　　北楡会 札幌北楡病院 外科
池田　潔　　池田バスキュラーアクセス・透析・内科クリニック 院長
鵜川豊世武　岡山大学病院 高度救命救急センター 副センター長
小口健一　　池上総合病院 腎臓医療センター長
久木田和丘　北楡会 札幌北楡病院 外科
後藤靖雄　　仙台社会保険病院 バスキュラーアクセスセンター センター長，放射線科
佐藤元美　　社会保険中京病院 腎・透析科部長・透析センター長
土田健司　　川島病院 腎臓科（透析・腎移植），副院長
土井盛博　　広島大学病院 透析内科
中山祐治　　大阪バスキュラーアクセス天満中村クリニック 副院長，内科
春口洋昭　　飯田橋春口クリニック 院長
廣谷紗千子　東京女子医科大学病院 腎臓病総合医療センター外科
古山久能　　（株）メディコン バスキュラー事業部
堀田祐紀　　心臓血管センター金沢循環器病院 副院長
宮田　昭　　熊本赤十字病院 腎センター，腎臓内科
森本　章　　蒼龍会 井上病院 副院長・放射線科 科長
若林正則　　望星第一クリニック 院長，血管外科

序文

　慢性透析施行には，安定したVAが不可欠となるが，問題は，このVAが損傷や劣化を生じることによりVA機能不全となることである．

　これらの治療として，従来の外科的治療のみではなく，インターベンション治療（vascular access intervention therapy：VAIVT）が近年，台頭してきている．このVAIVTは，患者側への負担が少なく，元来のVAの形態を基本的に維持するという大きな利点を有しているため，大半のVA合併症は，VAIVTで解決されるようになったわけである．しかし，このVAIVT施行には，比較的高価とされるデバイスを消費し，医療費の高騰を招くとの理由もあり，2012年4月より，3カ月ルールに限り，保険請求が可能となった．3カ月ルールとは，3カ月に1度しか保険請求を認めないというルールである．このことは，VAIVTの乱用を避けるねらいがあるかも知れないが，一方では，我々としても，3カ月以上，少しでも長期にVAの開存をめざす努力をせねばならないということである．それは，VAIVT技術の向上や日々の繊細なVA管理など，スタッフ一同が一丸となって取り組まねばならない課題である．

　今回，透析VA関連の最新解説書として，共同編集者の池田　潔先生とともに本書を発刊するに到った．また，多数のVA専門家にも寄稿していただき，さらには，特に叩き台のご提案をいただいた阿岸鉄三先生には，深謝する次第である．

2013年5月

監修者・編者を代表して
天野　泉

目次
CONTENTS

第Ⅰ部　バスキュラーアクセスの実際と問題点

I-1　血液浄化におけるバスキュラーアクセスの意義　阿岸鉄三 …………… 8
1．バスキュラーアクセスに至るまで／2．シャントはなぜ必要になったのか／3．安定した維持透析は，内シャントになってから／4．内シャントにも，問題が……／5．代用血管の導入／6．留置型カテーテルを中枢静脈に

I-2　バスキュラーアクセスの種類
I-2-1．急性血液浄化用　佐藤元美 ……………………………………………… 15
1．はじめに／2．緊急的VAの種類とその特徴／3．カテーテル留置の実際／4．おわりに

I-2-2．慢性維持血液浄化用
I-2-2-a．自己血管利用　土田健司，荒井啓暢 ………………………………… 26
1．はじめに／2．VA作製前評価／3．VAの作製方法／4．AVF作製手術のポイント／5．VA作製部位／6．VAの開存にかかわる因子／7．AVF以外の自己血管を利用したVA／8．VA開存で一番重要な点／9．おわりに

I-2-2-b．グラフト利用　池田　潔 ……………………………………………… 35
1．人工血管の適応と管理／2．人工血管作製前の問題点／3．人工血管作製時の問題点／4．グラフトの植込み方法／5．人工血管作製後の問題点／6．グラフトの開存成績／7．おわりに

I-3　バスキュラーアクセスの評価
I-3-1．超音波を用いたバスキュラーアクセスの評価　若林正則 …………… 45
1．超音波の特徴／2．バスキュラーアクセスにおける超音波活用／3．各病態に対する超音波による評価／4．おわりに

I-3-2．形態的評価　廣谷紗千子 ………………………………………………… 59
1．バスキュラーアクセスとは／2．VAが形態変化するのは宿命／3．VAの形態評価・検査法／4．3D-CTAによるVAの形態評価

I-4　アクセストラブル①
－静脈高血圧症およびスチール症候群－　春口洋昭 ……………… 71
1．はじめに／2．静脈高血圧症／3．スチール症候群

I-5　アクセストラブル②
－AVF・AVGの急性トラブル－　小口健一 ……………………… 80
1．はじめに／2．閉塞／3．出血／4．感染／5．疼痛／6．症例提示／7．おわりに

I-6　アクセストラブルの治療法　飯田潤一，久木田和丘，天野　泉 ……… 95
1．はじめに／2．狭窄と閉塞／3．瘤／4．静脈高血圧／5．スチール症候群／6．過剰血流／7．自己血管および人工血管感染，皮膚欠損／8．血清腫／9．アクセス関連疼痛／10．VAカテーテルトラブル／11．当院におけるアクセス合併症と3カ月ルール／12．おわりに

第Ⅱ部　バスキュラーアクセスインターベンション治療（VAIVT）の実際

Ⅱ-1　VAIVTの発展と医療における意義　天野　泉 …………………… 122
1．はじめに／2．VAIVTの台頭／3．長期開存率の比較／4．VAのメインテナンス／5．VAIVTの適応／6．現状でのVAIVTの技術的限界／7．それでもVAIVTに集まる期待

Ⅱ-2　VAIVT

Ⅱ-2-1．Balloon拡張治療

Ⅱ-2-1-a．適応と評価　放射線科医から　後藤靖雄 ………………………………… 127
1．はじめに／2．バルーンPTAの適応／3．バルーンPTAおよび一連の手技／4．PTA時の疼痛対策／5．バルーンPTA後の再VAIVTまでの流れ／6．合併症とその対策／7．症例提示

Ⅱ-2-1-b．適応と評価　内科医から　土井盛博 ……………………………………… 148
1．はじめに／2．VA狭窄の発生部位とVAトラブルに対する治療方法の選択／3．VAIVTの手技／4．VAの形態と開存率／5．静脈高血圧症／6．血栓性閉塞／7．おわりに

Ⅱ-2-1-c．無効例とその対応－失敗例とその評価・対応など－　鵜川豊世武 …… 171
1．はじめに／2．アクセス管理の主体，診断と治療の概念／3．VAIVTの適応基準と治療効果の判定／4．VA不全とCL-Gapの概念／5．CL-GapとVA／6．透析心不全とVA／7．頻回VAIVT症例の提示／8．外科的解決策／9．おわりに

Ⅱ-2-2．ステント設置　堀田祐紀 ……………………………………………………… 189
1．はじめに／2．わが国で使用できる透析シャント病変に対するステント／3．末梢シャント病変に対する退避的および待機的ステント留置／4．中心静脈病変に対する退避的および待機的ステント留置／5．中心静脈に対するVAIVTでの合併症への対応／6．ステント留置後の薬物療法／7．おわりに

Ⅱ-2-3．経皮的血栓溶解・経皮的血栓除去療法の実際　宮田　昭 ………………… 218
1．はじめに／2．経皮的血栓溶解・経皮的血栓除去療法の歴史的変遷／3．経皮的血栓溶解・経皮的血栓除去療法の特徴／4．閉塞アクセスに対する治療戦略－外科的治療か？インターベンションか？／5．治療手技／6．症例提示／7．おわりに

Ⅱ-2-4．その他の期待される新しいデバイス　池田　潔 …………………………… 233
1．はじめに／2．特徴／3．今後の課題

Ⅱ-3　VAIVTで使用する機器・デバイスと術者の放射線被曝　森本　章　239
1．はじめに／2．VAIVTで使用する装置／3．VAIVTに必要な器具／4．VAIVTでの放射線被曝への対応

Ⅱ-4　VAIVTの評価　中山祐治 ……………………………………………………… 256
1．VAIVTを行うタイミング／2．脱血不良に対するVAIVTの評価／3．静脈圧上昇に対するVAIVTの評価／4．止血時間延長に対するVAIVTの評価／5．穿刺困難に対するVAIVTの評価／6．静脈高血圧症に対するVAIVTの評価／7．AVGの血流量低下に対

するVAIVTの評価／8．おわりに

II-5　メーカからの器具・機器についての説明・解説　古山久能 …………266
　　　1．はじめに／2．PTAバルーンに求められる性能／3．PTAバルーンの分類／4．病変到達性能／5．拡張力／6．PTAバルーンの問題点と課題／7．今後の課題

附録 ……………………………………………………………………………… 279

索引 ……………………………………………………………………………… 284

　本書に記載されている内容は，出版時の最新情報に基づくとともに，臨床例をもとに正確かつ普遍化すべく，著者，編者，監修者，編集委員ならびに出版社それぞれが最善の努力をしております．しかし，本書の記載内容によりトラブルや損害，不測の事故等が生じた場合，著者，編者，監修者，編集委員ならびに出版社は，その責を負いかねます．
　また，本書に記載されている医薬品や機器等の使用にあたっては，常に最新の各々の添付文書や取り扱い説明書を参照のうえ，適応や使用方法等をご確認ください．

　　　　　　　　　　　　　　　　　　　　　　　　　　株式会社 学研メディカル秀潤社

第I部
バスキュラーアクセスの実際と問題点

I-1 血液浄化におけるバスキュラーアクセスの意義

1 バスキュラーアクセスに至るまで

■1-1 透析医療技術の進歩とともに

　最近では，バスキュラーアクセス（vascular access）といえば，日本中の透析医療関係者はほぼ同じことをイメージすると考えられる．しかし，ごく数年前まで，シャント，ブラッドアクセス，バスキュラーアクセスなどの名称が混在しながら，ほぼ共通のものをイメージしていたのではなかろうか．複雑なのも当然で，呼び方が時代とともに変化し，さらにイメージしているものが時代によって変化してきた事情があるからである．現在，バスキュラーアクセスと呼ばれているものは，それだけが単独に変遷を遂げてきたのではなく，近接する透析医療技術やさらに離れた，たとえば化学工業的技術の進歩と相互干渉的交流の結果による表現であることを理解する必要がある．

　そのような状況は，たとえば透析液について考えるとき，Ca濃度の変遷は，活性型ビタミンD_3製剤の開発などとの関係で理解すべきであるし，緩衝薬としての酢酸が嫌われるようになった背景には透析効率のよい透析膜の開発があることを理解すべきである．また一時期，コイル型透析器には毎分15L（誤植ではない）の透析液流量が必要であったのは，透析器の構造と関係があったことなどを理解すべきであるのと似ている．

　もっとも根本的なこととして，バスキュラーアクセスという言葉が指しているものは，厳密には何なのであろうか．単純に，おもに手術的に造設した人工的血管構造を意味するとすれば，カテーテルを留置する際の内頸静脈には人工的操作が加えられていないし，カテーテルはバスキュラーアクセス・デバイス（vascular access device）という別の概念内にある．外シャントといったときには，人工的血管構造とデバイスとが総合的に混在している．

　バスキュラーアクセスとは，漠然と，体外循環に必要な血管と血液回路を接合するという抽象的な"こと"と，人工的血管構造とアクセス・デバイスという具体的な"もの"とをひっくるめた概念と理解するのが現実的なのであろう．

■1-2 名称も，概念すらもなかった時代

　血液透析が臨床的に適用されるようになっても，しばらくはバスキュラーアクセスの概念すらなかったと考えられる．学術的資料が，ほぼ皆無であることがそれを示している．結果的に，私（わたくし）史的な記述をしなければならない．

　1978年，オランダのカンペンでコルフ（W. J. Kolff）が主宰した国際会議に出席した折，1943年当時，コルフが世界ではじめて急性腎不全患者の救命に成功したときに使用した回転ドラム型人工腎臓装置を見たことがある．

そのときに，体外循環回路の先端に取り付けられ，血管内に挿入されたというチップを見る機会があった．ガラス・プラスチック製の短い管状物であった．血液回路は，ラテックスゴム管製であった．当時としては，入手できるほぼ唯一の弾力性のある管状物だったのではなかろうか．

筆者は，1960年，北海道大学第一外科に入局した直後から，2011年に米国で逝去された2年先輩の能勢之彦先生と一緒に人工腎臓の研究をする機会に恵まれた．コイル型人工腎臓は手製であったが，製造方法はすでにほぼ定型化されていた．いま考えると，能勢先生が文献の図から見よう見まねで作り始めたものであったろう．透析膜のセロハンチューブこそは，米国からの輸入物であったが，セロハンチューブを巻き込むのは市販のプラスチック簾をトリミングしたものであったし，回路には，その頃使用が始まっていた塩化ビニル製の点滴用セットを部分的に切って利用していた．要するに，身の周りにあるものを手当たり次第利用していたのである．このセットの血管穿刺針との接合部は硬いプラスチック管であったので，この部分を静脈切開の手技で手術的に直接血管内に挿入・留置していた．使用した血管は，初期には大腿動静脈の本幹で，使用後は本幹を結紮していた．後で考えてみて，イヌの動物実験の手技をそのまま応用したのではなかったろうか．そのうちに，プラスチック管先端部分を側枝から本幹内に送り込むようになり，本幹を結紮することはなくなった．再使用する場合，前回から数日以内のことであったので，同じ血管を手術的に再露出して使用していた．

これで用は足りたのである．症例は，外科の医局の先輩から紹介され，おもに睡眠薬の急性薬物中毒患者で，2～3回以上の適用は考慮されていなかった．この頃は，救命救急医療は麻酔の心得のある外科医の領域であった．

2　シャントはなぜ必要になったのか

1960年に，外シャントが発表されるまで，世界的にほぼ似たような状況にあったと推定される．世界的にも，血液透析がその有用性を認められて人工腎臓と呼ばれるようになっても，初期には専ら急性腎不全が適用症例であったからである．その事情は，一般に人工腎臓の医療としての有用性が認められるキッカケになったのが，1950年に始まった朝鮮戦争の戦傷による急性腎不全（挫滅症候群）に対する成果とされていることからも理解されよう．

外シャントも，突然に成功したのではない．まず，繰り返す人工腎臓（この頃は，血液透析は原理を表す表現であり，臨床的には人工腎臓の呼び方が一般的であった）の適用によって，慢性腎不全患者の生命を維持（maintain）できることが次第に知られてきて，その都度手術的に血管と体外循環回路を接続する手間を省く必要性が臨床現場から生まれてきたのである．臨床的に広く利用されるようになったのは，キントン - スクリブナー（Quinton-Scribner）の外シャントであった．スクリブナーは，世界ではじめて組織化された慢性維持透析施設を米国シアトルに開設したワシントン大学の腎臓内科の教授であった．まことに，"必要は，発明の母"である．

しかし，先行する数年間は，アイデアがあっても実際的な技術が及ばない

状況にあった．ガラス管をループ状に彎曲させ，その中間部分をラテックスゴム管でつないだものをASAIO（米国人工臓器学会：American Society for Artificial Internal Organs）の展示会で見た記憶がある．短期間に凝血形成，機能不全に陥ったであろうと推測される．現在から考えると，"なんとバカな"であろうが，未踏の領域であったから仕方がない．先人のアイデアと意欲に敬意を表すべきである．次いで，ガラス管がラテックスゴムに，さらにシリコンゴムチューブに代わり，テフロンチップが中間部分のラテックスゴム管に代わり，そしてシリコンゴムチューブの両先端に押し込まれた．これをベッスルチップ（vessel tip）と呼んでいた．この部分を動脈と静脈に挿入し留置したからである．

ベッスルチップ部分とそれにつながるシリコンゴムチューブ部分は，手術的に皮下組織内に埋植され，そのほかの部分は皮膚を穿通して体外に置かれた．体外循環が必要になると，体外にあるテフロンチップでつないであるシリコンゴムチューブ部分を脱着させて一時的に血液回路につないだのである．血管は，手関節部の橈骨動脈と橈側皮静脈が一般的に選択されるようになった．

この外シャントが成功した背景として，化学工業技術の進歩によって高分子材料が利用できるようになったことを見過ごすわけにはいかない．抗血栓性に優れたテフロンと比較的抗血栓性があり，弾性のあるシリコンゴムが使用できるようになったのである．

1960年代前半の米国は，ベトナム戦争による社会的・財政的影響もまだそれほど深刻ではなく，経済的に全盛期にあったといってよいのではなかろうか．プラスチック工業技術が発達し，すべてのものは使い捨て（disposable）という感覚であった．当時のわが国は，あらゆる面で米国の影響をまともに受けていた．使い捨ては，はじめのうちは少し感覚的に日本人には抵抗があったが，間もなく慣れてしまい，受け入れられていく．

バスキュラーアクセスばかりでなく，透析医療全体ほど高分子化学を基礎とするプラスチック工業技術の発達の恩恵を被っている医療領域はないといえる．それまで，病院の片隅の研究室で作られていた自家製の人工腎臓は臨床的に有用とされていても，恩恵を得られる患者数はごく限られたものであったが，新たに興隆してきた高分子プラスチック工業技術を応用して，大量生産が可能になり，多くの患者が救命され，生命を維持できるようになった．高分子化学の成果として，それまでのセルロース系の天然素材ばかりでなく，透過効率のよい合成透析膜も製造されるようになり，患者の生命予後は大いに改善し，累積された患者数に見合うように人工腎臓が大量生産されるようになった．いわゆるトルネード現象である．

しかし，外シャントは，比較的短い年月で命運が尽きることになる．やはり，外シャント部分で，凝血ができて詰まってしまい，凝血除去操作を繰り返すうちに感染を起こす結果になることが多かったのである．

そして，ブレシア-キミノ（Brescia-Cimino）の内シャントに移っていく．

3 安定した維持透析は，内シャントになってから

　1961年，ブレシアとキミノは，手関節部の橈骨動脈と橈側皮静脈を手術的に吻合（動静脈瘻形成）する手法を発表した．現在の内シャントである．外シャントは，はじめのうち，単にシャントと呼ばれていた記憶がある．内シャントが出てきて，区別する必要が出てきたということであった．

　内シャントの導入によって，透析医療は確実に継続されることになり，名実ともに，維持透析が行われるようになった．血液（blood）への access が簡単に，確実に行われるようになったのがブラッドアクセスと名付けられた由縁であったろう．それまで使用していた外シャントは，積極的に，あるいは，何かトラブルが起きた機会に消極的に内シャントに作り替えられるようになった．この時期は，わが国では，ほぼ1970年前半とみられるが，数年前に，何か透析関係の雑誌に今現在でも外シャントを使用しているとの報告を読んだ記憶がある．

　内シャントの導入によって，血液透析回路の構成に一時的に混乱が起きたこともあったようである．筆者らは，人工臓器の研究・開発から人工腎臓という体外循環操作に入ったため，早い時期から，体外循環には血液ポンプが必須と考えていた．しかし，使い捨てのコイル型人工腎臓が商品化され一般に市販されるまでの時期に，キール（Kiil）の積層型人工腎臓が世界的にかなり急速に普及していた．これは上下2枚の多数の溝が穿たれたプラスチック平板の間に2枚の透析膜を挟み込む構造をしており，血液は透析膜の間を流れ，透析液は透析膜とプラスチック平板の間を流れる．透析膜を自分たちで張り替え，滅菌して患者に使用する．このシステムでは，透析液側に陰圧をかけて限外濾過圧を作り出していたため血液流路の内部抵抗が小さく，外シャントを利用すれば，血液ポンプなしに，患者の血圧だけで体外循環，つまり血液透析ができたのである．しかし，内シャントになると十分な血圧が得られないため，十分な血流量を確保できず，血液回路内に血液ポンプの設置が必須となったのである．キール型で，透析液側に陰圧をかけるのに，排液側回路を2階の窓から垂らして静水圧を得ていたという話を信じる人は，いまではまれなのではなかろうか．

　この話には，まだ続きがある．数年間の断絶を経て，筆者が透析医療に復帰したのは，1974年に東京女子医科大学の人工腎臓センター（現・腎臓病総合医療センター）に勤務し始めたときである．この時期は，コルフのツインコイル（Twin Coil）人工腎臓由来のコイル型がおもに使われていて，次いでキール型由来の積層型人工腎臓，そして少し遅れて毛細管型（後に，中空糸型と呼ばれるようになる）人工腎臓が市場にもち込まれ，一時期は混在して使われていた．すべて，使い捨て型であった．除水についていえば，コイル型は血液流路の抵抗が高いので，透析器の下流にクレンメをかけて血液流路内の圧を調節して限外濾過圧を得ていた．積層型・中空糸型に対しては，伝統的に（？），透析液側に陰圧をかけていた．血液ポンプを使用していなかった時代の習慣に倣ったものであった．ちなみに，除水量は透析が終了してから体重を測定して確認するだけであった．しかし，筆者らは，積層型・

中空糸型についても血液ポンプが使用されていればコイル型と同じようにして血液流路内圧のコントロールができることを示し，以後，限外濾過圧の調整は，すべて同一の手技で簡単に行われるようになった．このことは，その後の限外濾過圧自動調整，すなわち透析中の除水量の制御技術への足がかりとなった．内シャントの導入，血液ポンプの採用という新しい技術の獲得によって，さらに次の新しい技術が生まれるということの例である．

4　内シャントにも，問題が……

　内シャント作製手術に習熟した人が多くなり，その使用法・保守手段にも一定の基準らしきものが生まれてきて，維持透析はいろいろな問題を抱えながらも表面的には順調に，一般医療のなかで普及していった．わが国のなかでも，技術的にみれば地域的には多少の凹凸があったろうが，1980年代半ばには，現在の状況に至ったと考えられる．この頃には，シャントという呼び方が，現在のバスキュラーアクセスの概念を指す言葉であったろう．理由は簡単，シャントが，ほぼすべてであったからである．

　一方で，内シャントを使用しているうちに，それなりに問題があることも次第に明らかになってきた．内シャント使用の背景になっているのは，自己生体組織を利用するので，穿刺によって生じる血管内壁の損傷は自己治癒能によって，完全ではなくても修復されるという事実であり，それに対する期待である．しかし，標準的に，年間およそ300回の血管損傷を比較的限られた組織部分に起こすとなると，修復は間に合わず，血管内壁表面は次第に荒廃してきて凝血を作りやすくなる．あるいは，血管内壁の損傷回復は，状況によっては過剰なものとなり，狭窄を作る．頻回穿刺によって血管や周囲組織は断裂されて，血圧に対する耐圧力が弱まり部分的な拡張，すなわち，瘤を形成するようになり，瘤内の不規則な血流は凝血形成の原因となる．このような血管修復に関係する障害が問題になるようになった要因は，第1に，長期生存患者が多くなってきたこと，さらに，血管が修復されにくいと考えられる高齢透析患者や糖尿病性腎症由来の透析患者が多くなったことに関係がある．

　もう1つの問題は，本質的に，生来の解剖学的血流状態とは異なる内シャント形成にかかわるものである．内シャント形成は，血行動態的には人為的に異常を作り出すことである．医療行為の多くのものは，異常をもたらすこともしばしばあるが，病態の是正とのバランスで，生体により好ましい結果をもたらすものとして許容されているにすぎない．内シャント形成も，維持透析の実行という目的のために，血行動態的異常を作り出すことが許されていると理解すべきである．

　最も頻繁に起きるuntoward effect（目的としない効果）は，スチール症候群（steel syndrome）である．臨床的には，橈骨動脈を使うことが多いので，拇指側の手指の虚血性循環障害として現れることが一般的である．手関節部付近の内シャント形成の場合は，動脈の末梢肢を作らない配慮でほぼ対応できるが，いろいろな理由から，より中枢側の肘関節付近で作製せざるを得ない状況では，スチール症候群が起きやすくなる．しかも，スチール

症候群は，動脈硬化が進行して末梢動脈抵抗の大きな高齢者透析患者や糖尿病性腎症由来の患者に起きやすい．皮肉なことに，これらの患者は動脈が細く，肘関節部に内シャントを作らなければならない患者層でもある．

内シャント形成によって，静脈高血圧症が起きることもある．比較的血流良好な内シャントがあって，静脈肢中枢側に狭窄などの血流を阻害する変化が起きると周辺の静脈に逆行性に動脈血流が流入することによってうっ血性血行障害が起きる．

これらが複合的に起きる状態は，アクセストラブル（access trouble）と総称され，結果としてアクセスが使用できなくなるとトラブルフェイリャ（trouble failure）である．このような問題が明らかになってきたのは，わが国では，だいたい1980年代から1990年代にかけてであったろう．

5 代用血管の導入

自己血管を利用する内シャントが荒廃し使用不能となると，はじめは異種動物（牛・豚の頸動脈など）由来の，次いで，合成高分子材料（テフロン・ポリウレタンなど）の代用血管（graft）が，おもに前腕皮下組織内にループ状に埋植され，肘部動脈と伴走静脈に吻合される形で使用されるようになる．これらも，血行動態学的にはシャントであり，一時期，代用血管を利用する場合は，代用血管移植（グラフト移植）などと呼ばれていたが，自己血管のみの内シャントに対応して，内シャントで代用血管を利用する場合といったように，全体として内シャントと総称する方向に整理されてきている．

一般に，内シャントでは大きな血流が得られるが，ときに過大なシャント量となり，結果的に大きな心拍出を招く場合がある．心機能が過大な心拍出量に耐えられない症例では，肘部動脈を皮下に移動する動脈表在化手術が導入される．表在化動脈ではシャントは形成されないことから，シャントと呼んでバスキュラーアクセス全体を表現することは，ほぼなくなっている．

6 留置型カテーテルを中枢静脈に

これまで記述してきたのは，四肢の血管，いわゆる末梢血管を利用するものについてであるが，すべての四肢の血管が体外循環の血行路として利用できなくなると，上下大静脈へ直接アプローチする手法が開発されてくる．頸部静脈を穿刺してやや長めのカテーテル先端を上大静脈内へ送り込む場合と，大腿静脈を穿刺して下大静脈内へ進める場合が一般的である．この手技は，最初，単腔のカテーテルを使用して血流を得，離れた末梢静脈に返血する方法として始まった．この手技の基本的アイデアは，意外に早く発表されていて，1967年には，シャルドン（Shaldon）のカテーテルとして知られていた．いいアイデアも，早すぎて抗血栓性材料のカテーテルと簡単で安全な穿刺技術が確保されなければ普及しなかったのである．

広い意味のカテーテル・テクニックは，腎動脈狭窄の治療にバルーン・カテーテルを利用する方法をもち込んだセルディンガー（Seldinger）法に発するものと考えられる．病巣の確認と安全なカテーテル挿入のガイドには，はじめは専らX線透視下で行ったので，放射線科領域の手技として広がり，

interventional radiologyと呼ばれる医療領域となった．その後，超音波診断機器の開発と普及によって，カテーテルの刺入・留置が簡単に確実に安全に行われるようになって専門性は失われ，一方では，より抗血栓性に優れたダブルルーメンのカテーテルも開発されて長期間の留置も可能になり，維持透析患者の血行路の確実な維持手段として重要な位置を獲得してきた．

しかし，日常臨床の場では，しょせん異物の血管内留置であるから血栓形成による脱血・送血不良も起こりやすく，血液透析のたびに血液回路との脱着を繰り返すことからカテーテル内感染もしばしば起きるのが現実である．カテーテル内感染は，そのまま敗血症につながるのできわめて重篤となり，致死的となりやすい．

（一社）日本透析医学会の年次報告によると，維持透析患者死亡原因の第2位は，感染症である．明確な統計報告はないが，日常臨床の場からの推測では，高齢者が多いことから誤嚥性肺炎とバスキュラーアクセス関連の感染症が主体をなすのではなかろうか．バスキュラーアクセス関連の感染症は，状況によっては医原性（iatrogenic）とみられる場合があり，統計調査でも分類を別にすべきであると考える．また，新しい医療技術の開発と実地医療における普及は，現代医療に欠かせないものであるが，長年，透析医療の推移をみてきた筆者には，バスキュラーアクセスとしての留置カテーテルの使用は慎重であるべきと考える．

[著者]　阿岸鉄三　*AGISHI, Tetsuzo* ／大分大学臨床医工学講座　教授

I-2 バスキュラーアクセスの種類

I-2-1. 急性血液浄化用

VA IVTの3カ月ルールへの対応策

VAIVTの実施基準は，ある程度の共通項はあるものの施設ごとに異なっているのが実情である．そのため，機能的な問題や器質的な問題に対して一定の判断（診断）基準を作り，それに基づいて実施していく必要があると思われる．その際，機能を重視するのか，器質的な変化を重視するのか，3カ月を超えるようなやや厳しい基準を作るのかなど，これまでの報告や検討結果を踏まえて決めるべきであり，さらには，ガイドラインに提示し認知されるべきである．一方，治療手技は施設間の差はあるものの全体的に向上していると思われ，これ以上の開存期間の延長を目指すなら，テキストを参考に1つひとつの手技を丁寧に実施していくか，（具体的なイメージはないが）画期的なバルーンの登場を待つしかない．

1 はじめに

近年，急性腎不全や末期腎不全の急性増悪に対する緊急的な血液透析療法だけでなく，敗血症・多臓器不全などへの急性血液浄化療法や難治性疾患などに対するアフェレシス治療を実施する機会も増加している．これら血液浄化療法を施行する際，緊急的に増設が可能で，しかも，安全・確実なバスキュラーアクセス（vascular access：VA）の確保が必須となる．また，慢性血液透析患者において，シャント閉塞など通常のVAが使用できない場合には，緊急避難的なVAを必要とする場合も多い．

本項では，緊急的VAとして現在最も汎用されている留置カテーテルの概要と実際について記述する．

2 緊急的VAの種類とその特徴

緊急的・一時的なVAとして，外シャント，動静脈直接穿刺，留置カテーテルがある[1,2]．以下に，各VAの特徴などを概説する．

■2-1 外シャント

一般的には，前腕部の橈骨動脈と橈側皮静脈を用いて外シャントを造設する．動脈側で15～17号，静脈側で14～16号のベセルチップを用いて血管およびボディチューブを連結し，非使用時には動・静脈チューブをコネクターで連結しておく．外シャント法の長所として，造設が比較的容易で直ちに使用できることがあげられる．欠点としては，出口部感染やシャント閉塞が高頻度に起こることである[1]．後述の留置カテーテルの普及に伴い，外シャントの利用頻度は激減しているものの，維持血液透析領域においては，外

シャント造設により動脈化静脈の発達を促し，そのやや中枢側での二期的な内シャント作製を容易にする利用法がある[3]．現在は，留置カテーテルに取って代わられているので，使用されているケースはない．

■2-2 動静脈直接穿刺

おもに肘窩で上腕動脈に穿刺し，V（送血）側は駆血して拡張する皮静脈を使用するものが一般的である．また，持続的血液浄化療法の施行時に大腿動静脈への直接穿刺を行うこともある．さらに，白血球吸着療法のように必要とされる血流量が比較的少ないアフェレシス治療では，脱血・送血とも前腕～肘部での自己静脈穿刺を利用することが多い[1]．

特別なキットを必要とせず最も簡便であるが，血腫形成や血管損傷などのリスクがあり頻回の穿刺には適していない．また，場合によっては永久的なVA作製の可能性を考慮し，穿刺する血管を選択する必要がある．

■2-3 留置カテーテル

2011年に改訂された(社)日本透析医学会『慢性血液透析用バスキュラーアクセスの作製および修復に関するガイドライン』[4]では，「短期型および長期型バスキュラーアクセスカテーテル」という名称を廃止し，カテーテルを新たに非カフ型およびカフ型カテーテルの2種類に分類した．この背景には，使用目的と形状をできるだけ一致させること，わが国における保険診療上の名称とガイドライン上の名称の整合性をできるだけ維持すること，などの必要性から判断された経緯がある．

非カフ型カテーテルは，緊急性，簡易性，確実性からみて，現在最も信頼されている緊急避難用VAである．動・静脈ルートが1本でとれるダブル（デュアル）ルーメンカテーテル(double (dual) lumen catheter：DLC)を使用することにより，おおむね1カ月程度を使用限度として血液透析をはじめとする各種血液浄化療法が実施可能となっている．状況により中心静脈圧の測定や高カロリー輸液のルートとしてDLCを利用することも可能であるが，チューブなどの着脱による感染機会の増加やカテーテル内のバイオフィルムに存在する細菌への栄養補給につながるリスクがあり，推奨されない[2]．

一方，カフ型カテーテル留置は，①四肢の血管荒廃や低血圧などの理由による内シャント造設不能例，②高度の心不全例，③高度の四肢拘縮や穿刺痛不耐などの穿刺困難例，④小児のVA，などが適応となる．したがって，長期的な血液浄化療法を目的に，おおむね3カ月間以上の留置・使用が推奨されている．カフ型シングルルーメンカテーテルとカフ型DLCが入手可能であるが，近年，2本のシングルルーメンカテーテルが血管挿入部で連結（ハブ構造）したDLCも登場している[5),6)]．なお，腎臓移植や次のVA設置までの「つなぎ」としてカフ型カテーテルを使用する報告が散見されるが，このような場合には留置カテーテルの利点と欠点を勘案したうえで適応を決定することが切望される[4]．

緊急的VAの特徴を表1にまとめた[5]．これらの選択に当たっては，各VAの利点・欠点とともに，①対象疾患，②血液浄化療法の種類・方法とその実施期間，③血液流量・処理量，④抗凝固薬の種類・使用方法，⑤全身状態や生命予後，などを十分に検討する必要がある．

表1 緊急的VAの特徴（文献5より一部改変転載）

	外シャント	動静脈直接穿刺	留置カテーテル
長所	・造設が比較的容易 ・直ちに使用可能 ・取扱いが容易 ・閉塞を早期に確認できる ・長期使用が可能	・手技的に最も簡便 ・特別な準備の必要がなくすぐに対応できる	・挿入，留置手技が普及 ・確実に，直ちに使用可能 ・一定期間の持続的な血液浄化療法が可能 ・取扱いが容易
短所	・出口部感染を起こしやすい ・シャント閉塞が多い ・血管を結紮するため使用可能な血管が減少する ＊現在は留置カテーテルに取って代わられている	・毎回の穿刺が必要 ・出血，血腫形成の危険性が高い ・体動の激しい症例には実施しにくい	・日常の管理が必要 ・留置期間の延長に伴い感染の危険性が高まる ・留置血管での血栓形成や狭窄，閉塞を起こす

3 カテーテル留置の実際

■3-1 カテーテルの種類・構造

　血管内留置カテーテルに必要とされる条件として，①挿入時・使用時の操作が容易，②十分な血流量が得られる，③抗血栓性・抗凝固性・抗菌性に優れている，④適度な硬さと柔軟性がある，⑤組織内に長時間さらされても弾性などの機械的能力を失わない，⑥日常生活において支障が少ない，などがあげられる[2]．これらの条件を満たすために，材質や形状・構造などを工夫した各種カテーテルが開発されてきたが，現在でもすべての点で満足できるものは登場していない．

　カテーテルの材質としてシリコン，ポリウレタン，テフロンなどが一般的に使用されるが，さらに抗血栓性を高めるために，ヘパリン化親水性材料やウロキナーゼが固定化されたカテーテルも登場している．最近では，特殊ポリマーで表面加工されたミクロドメイン構造を有するDLCが開発され（図1a，図1b），優れた抗血栓性や良好な挿入性，十分な血流量の確保など，その有用性が報告されている[7]．

　非カフ型DLCにはロングタイプとショートタイプ，太径タイプと細径タイプなどがあり，年齢・体格や留置する血管により使い分ける．断面構造として，隔壁二層型（サイドバイサイド型あるいはダブルアクシャル型）と同軸二層型（コアクシャル型）があり（図2a），シングルルーメン内にインナーカテーテルを挿入することによりダブルルーメン機能を果たすタイプも開発されている[2), 8), 9)]．カテーテル先端部に送血孔が形成され，その先端部より数cm手前の孔から脱血することにより，体外循環時の再循環を防止している．確実な血流の確保を目的に脱血側吸入孔や側孔のさまざまな改良・工夫がなされ，近年はエンドホール型が主流となっている（図1b，図2b）．

■3-2 穿刺・挿入・留置

　カテーテルの留置には，①カニューレ外套型穿刺針，②ガイドワイヤー，③皮膚血管拡張用ダイレーター，④留置カテーテルなどが必須であり，通常これらはキットで販売されている．清潔な環境を確保するために個室またはパーテーションを利用し，マキシマルプレコーション下でセルジンガー法を

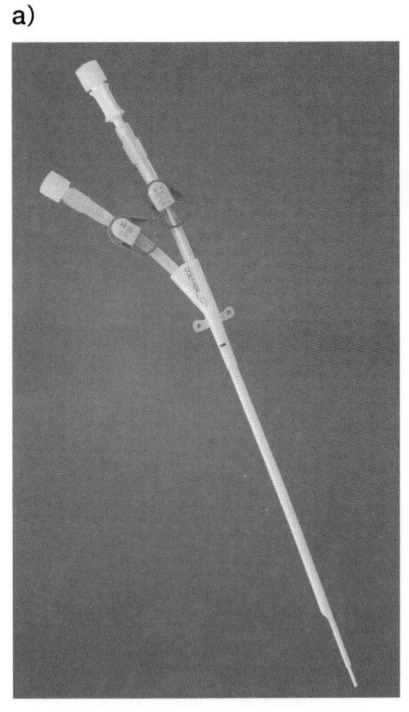

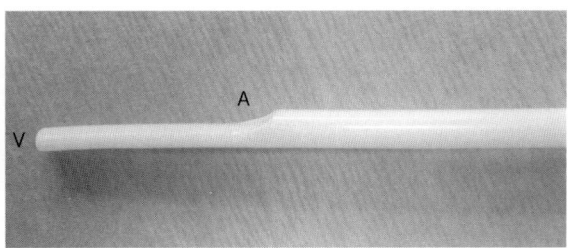

図1 表面加工により抗血栓性を高めたダブルルーメンカテーテル（GamCath® ドルフィンカテーテル）の外観
a）右内頸静脈用のカテーテル（11.5 Fr，15 cm 長）
b）先端部はエンドホール型で，A は脱血孔，V は送血孔である

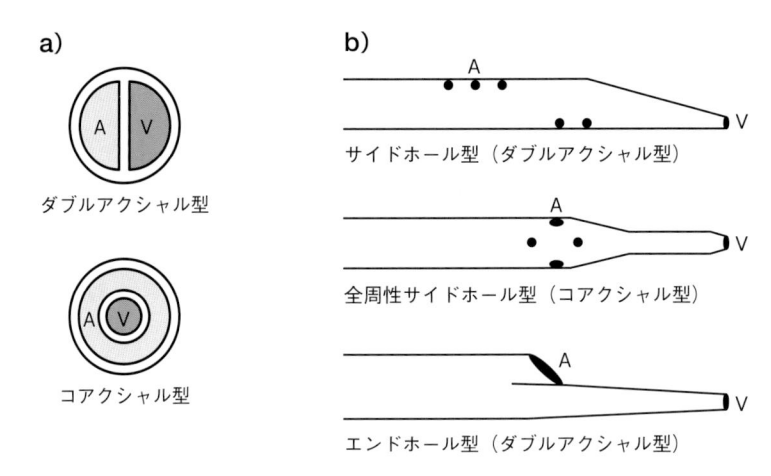

図2 ダブルルーメンカテーテルの形状（文献 5 より一部改変転載）
a）断面構造（A：脱血側，V：送血側）
b）先端部構造．血流不良などを抑制するため脱血孔（A）の位置・形状・数などが工夫されている

　用いて挿入するのが一般的である．また，穿刺・挿入は超音波エコーを用いて行うことが望ましい．
　中心静脈に至るカテーテル挿入部位として大腿静脈，内頸静脈，鎖骨下静脈があり，各アプローチの利点・欠点を理解したうえで選択する（**表2**）[5,6]．大腿静脈アプローチは挿入操作が容易なことや挿入時の合併症が比較的少ないことなどから，以前は安定したルートとして最も利用されていた．欠点

表2 留置静脈別の利点・欠点（文献6より一部改変転載）

		利点	欠点
留置静脈	内頸静脈	・穿刺，挿入時の合併症が少ない ・刺入部の清潔を保ちやすい ・活動の制限が少ない ・血流確保が比較的容易 ・長期留置も可能	・カテーテルの固定がやや困難 ・頸部の運動制限がある
	大腿静脈	・手技的に容易 ・重篤な穿刺，挿入時の合併症が少ない	・刺入部の清潔を保ちにくい ・動脈穿刺が多い ・出血やカテーテル損傷の危険性があり，活動の制限が加わる ・深部静脈血栓症の危険性がある
	鎖骨下静脈	・活動の制限が少ない ・鎖骨下アプローチでは，刺入部の清潔を保ちやすい ・鎖骨上アプローチでは，ほかの静脈への迷入が少ない	・穿刺時に血胸・気胸，血管外挿入など合併症が多い ・抜去後に静脈狭窄をきたす可能性がある

としては，上大静脈への留置に比べ深部静脈血栓症の危険が高く，また，陰部に近いことから感染が起こりやすい．さらに，歩行に不便な点や患者の行動が制限されるなどの欠点もある．鎖骨下静脈アプローチは，刺入部の清潔を保ちやすいなどの利点があるが，気胸・血胸など穿刺に伴う機械的合併症の発生頻度が高く，また，カテーテル抜去後に鎖骨下静脈狭窄をきたし，上肢の還流障害による浮腫（静脈高血圧症）が生じる可能性が指摘されている[3), 8), 10)]．そのため，維持血液透析例においては，同部位への挿入は基本的に禁忌となっている．

近年，緊急的カテーテル留置において内頸静脈ルートの利用が急速に拡大している．通常，同アプローチは右側が選択され，気胸を起こす危険性が少ないことやカテーテル先端部を確実に上大静脈〜右心房内に導入することができるなど，多くの利点を有している．複数回のカテーテル処置に対する安全性・耐久性などを考慮すれば，きわめて適切な留置部位といえる[11), 12)]．また，カフ型カテーテル留置においては右内頸静脈への穿刺・挿入が第一選択となっている．

■3-3　内頸静脈アプローチ

当院では，内頸静脈アプローチを好んで実施しており[6), 12)]，以下，その概要と手技について述べる．一部，『名古屋大学医学部付属病院 中心静脈カテーテル挿入マニュアル』[13)]を参考とした．

内頸静脈用の非カフ型DLC（成人用）は，血管内挿入部において外径11〜13 Fr，13〜15 cm（右用，左用は18〜20 cm）程度のサイズを有する（図1a）．また，体外回路接続用に伸びている脱・送血ラインは，患者の耳や側頭部に接触しやすく，留置後しばらく違和感の残ることがある．そのため，耳などに接触しないようにU字型に屈曲しているものもある．

内頸静脈穿刺において重要な点は，頸部の解剖学的関係を踏まえた内頸静脈の走行イメージをもつことである．すなわち，①胸鎖乳突筋の鎖骨枝およ

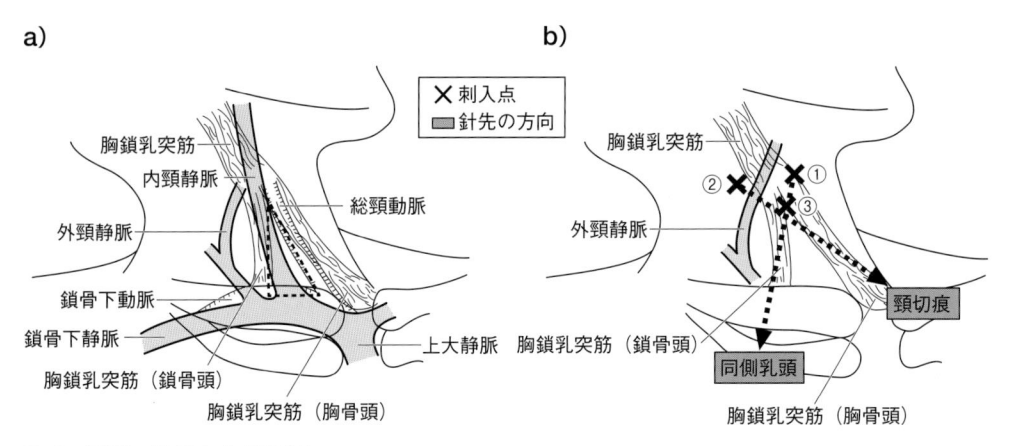

図3 頸部の解剖と穿刺指標
a) 三角部（破線）を確認し，ここでの総頸動脈と内頸静脈との位置関係を認識する
b) 3つの解剖学的指標を示す．①前方経路，③鎖骨上部経路では針先を同側乳頭へ向け刺入する．②頸部中位経路では針先を頸切痕方向に向けて刺入する

び胸骨枝と鎖骨で形成される三角部，②その三角部での総頸動脈の触知，③総頸動脈の外側上方に位置する内頸静脈の存在を認識する（図3a）[2), 10), 11)]．そして，カテーテル穿刺・挿入のための解剖学的指標は3カ所あり，おもに三角部頂点からのアプローチ（鎖骨上部経路）が推奨されている．しかし，頸部の短い症例においては，刺入部が胸腔に近くなり気胸を合併する危険性が高まるため，前方アプローチを選択する．本アプローチでは，動脈と静脈の解剖学的位置関係が頭部旋回の影響を受けにくいという利点もある（図3b）．

近年，医療安全を第一考えに成功率も明らかに上昇する超音波エコー下での穿刺・留置（リアルタイムエコーガイド下穿刺法）が推奨されている．少なくとも，血管径や深さ，動静脈の位置関係[14)]などをエコーにより把握して，アプローチ・穿刺に最適な部位を選択すべきである．最近では，小型・軽量なニードルガイド付き超音波エコーが登場し，これを用いることにより内頸静脈穿刺を容易かつ確実に行うことが可能となってきた．高解像度を有する安価な超音波エコーが普及し，技術的にさらなる向上がみられれば必須の手技になると思われる．

なお，内頸静脈は，右側と左側では上大静脈へ合流するまでの経路が解剖学的に異なるため，カテーテルの静脈壁に対する接触や圧迫状態も大きく異なってくる．また，左内頸静脈は右側に比べ径が小さく，トレンデレンブルグ体位での拡張反応も弱い．そのため，原則として右内頸静脈が選択されるのである．

次に，穿刺・留置の手順を示す．
1) 内頸静脈が拡張するように患者を10〜20度のトレンデレンブルグ体位とし，顔を穿刺側の反対方向に向けるようにし（40度以内），肩を足方に落として，頸部を緊張させる．術者は患者の頭側に立つ．
2) 三角部で総頸動脈の拍動を触知し，その外側の内頸静脈を触診して確認

する．局所麻酔後，総頸動脈を直上から触れながら，その外側で皮膚に対し30～45度の角度でやや外側あるいは同側の乳頭に向かって試験穿刺を行う（鎖骨上部経路または前方経路）．注射器の内套に軽く陰圧をかけながら針を進め，静脈血の逆流が認められれば，その深さ・方向を確認しておく．通常は1～2cmの深さで静脈血を吸引できる．

3) 注射器を付けたカニューラ外套型穿刺針で試験穿刺と同じ刺入点・方向に穿刺し，同様に内套に陰圧を加えながら進めていく．通常，本穿刺のほうが径の大きい針を使用するため抵抗が強くなり，試験穿刺よりも少し深く穿刺する必要がある．しかしながら，合併症の発生を避けるためは，試験穿刺の深さ＋5mm以上進めてはならない．

4) 血液の逆流を確認後，穿刺針内套と外套の先端の差を考慮して，さらに数mm進める．内套を抜き，注射器を外套に取り付け直して，静脈血が確実に逆流することを確認する．外套を保持しながら注射器を外し，ガイドワイヤーを10cm程度挿入する．その後，外套を血管内に送り込みガイドワイヤーをいったん抜去し，再度，注射器を付けて静脈血の逆流を確認する．

5) ガイドワイヤーを15cm程度挿入する．ガイドワイヤーが深く挿入されすぎると，右心房や右心室壁を直接刺激し期外収縮を誘発する可能性がある．

6) ガイドワイヤーが抜けないように注意しながら外套を抜去する．穿刺部を皮膚切開後，ガイドワイヤーにダイレーターを通してねじ込むように押し進める．これは皮下組織での通路を作るのが目的であり，4～5cm程度の挿入で十分である．その後，ガイドワイヤーを残してダイレーターを抜去する．なお，皮膚が柔らかく薄い症例では，皮膚切開後の刺入口が挿入操作に伴い過剰に拡大してカテーテル留置後の持続出血の一因となるため，皮切をせずにダイレーターを挿入したほうがよい．

7) ガイドワイヤーを留置カテーテル内腔（DLCなら送血側）に通して遠位端まで出し，同部でガイドワイヤーを保持しながらカテーテルを内頸静脈内に挿入する．ガイドワイヤーを抜去し，注射器により脱・送血ラインからの血液の逆流が抵抗なく行えることを確認した後にヘパリンナトリウムを充填し，皮膚に固定する．

8) 穿刺後は，必ず呼吸音を聴診し左右差がないことを確認する．最後に，気胸の有無とともにカテーテル先端の位置を確認するため，胸部X線撮影を行う．

9) 術後，穿刺部からの出血に対して適切な観察を行う．

なお，上記2)～4)の手技を超音波エコー下で実施すれば，安全性および確実性は一段と向上する（図4）．そのポイントを以下に列挙する．

①短軸像と長軸像で深さ・走行を確認するが，その際，非拍動性と圧迫による圧排・虚脱所見を指標に内頸静脈を同定する．

②静脈を画像の中央に描出し，垂直にエコービームが当たるよう調節する．

③エコープローブ中央のすぐ頭側から，プローブを保持する角度と穿刺針長軸の角度を一致させ，皮膚に対して約60度の角度で穿刺する．そして，

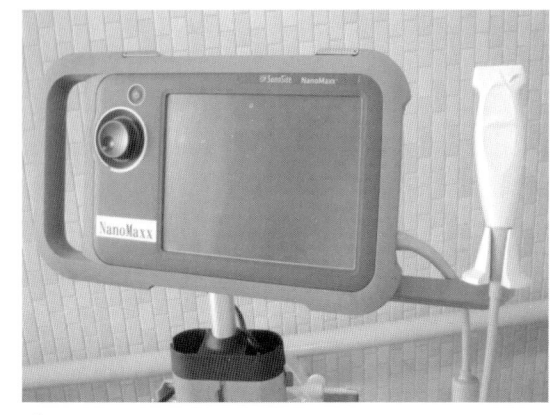

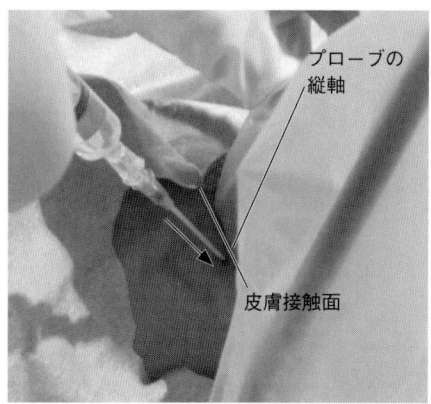

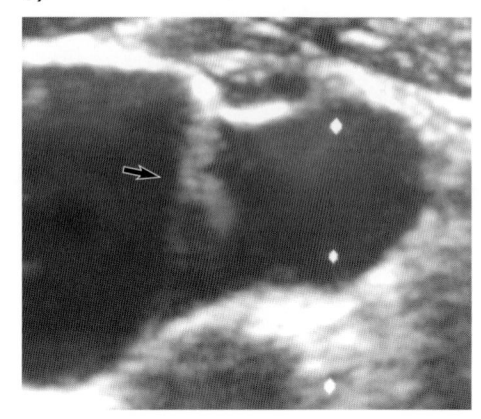

図4 超音波エコー下における右内頸静脈穿刺の実際
a) ポータブルエコーの外観(「SonoSite NanoMaxx™」((株)ソノサイト・ジャパン))
b) エコープローブ(P)と穿刺針との位置関係や角度に留意し,モニター画面で血管を確認しながら穿刺を行う
c) 超音波エコーでガイドワイヤー(→)が血管内に存在していることを確認する

針が静脈の中央に当たるよう進めていき,やがて先端が前壁を貫通し静脈の内腔に到達したことを確認する.さらに,穿刺針を30〜45度に寝かせ数mm進めた後に内套を抜き,外套に注射器を接続して血液の逆流を確認する.

④ガイドワイヤーを10 cm程度挿入し,腔内にあることを超音波エコーで確認する.外套を根元まで血管内に送り込みガイドワイヤーをいったん抜去し,外套に注射器を付けて抵抗なく血液を吸引できるか確認する.その後,再度ガイドワイヤーを15 cm程度挿入する.

その後の操作は,前述の6)以降と同様であるが,最後に超音波エコーを用いて静脈内腔にカテーテルが存在することを確認することは重要である.

■3-4 カテーテル挿入時および留置後の合併症とその対策(表3)[6]

50例以上の多数例を経験した術者において,穿刺に伴う機械的合併症の発生率は50例以下の経験者の半分程度である.さらに,3回以上の試技を要する場合,合併症の発生率は試技1回の場合の6倍と報告されている.そのため,挿入困難が予想される症例に対しては,患者の安全を最優先に熟練者が穿刺・挿入を監督,あるいは実施すべきである.

気胸や血胸は鎖骨下静脈穿刺時に明らかに多い合併症であり,胸腔穿刺・ドレナージが必要となる場合もある.また,内頸静脈や大腿静脈アプローチ

表3 カテーテル挿入時および留置時合併症（文献6より一部改変転載）

	合併症	対応
刺入・挿入時	動脈穿刺 先端位置異常 刺入部出血・血腫形成 空気塞栓	エコーガイド下穿刺 右心房内設置（X線透視下） 圧迫止血 息止め（予防）
留置中	機能不全 　血栓形成 　へばりつき 　フィブリンシーズ 感染 　出口部・トンネル感染 　皮下腫瘍 　カテーテル内感染	ウロキナーゼ，ガイドワイヤー併用 体位変換，カテーテルの回転 ウロキナーゼ 洗浄・消毒，抗生剤投与 抗生剤投与，ドレナージ 抗生剤投与（封入，全身），抜去

表4 カテーテル穿刺時の合併症発生率[15]

留置静脈	内頸静脈	大腿静脈	鎖骨下静脈
動脈穿刺	6.3〜9.4	9.0〜15.0	3.1〜4.9
血腫形成	<0.1〜0.2	3.8〜4.4	1.2〜2.1
血胸	NA	NA	0.4〜0.6
気胸	<0.1〜0.2	NA	1.5〜3.1
全体［％］	6.3〜11.8	12.8〜19.4	6.2〜10.7

NA：not applicable

では，動脈穿刺による血腫形成や上大静脈などの血管損傷が重大な合併症となる[1),2)]．このようにアプローチ部位により各種合併症の発生率には大きな違いがあり，表4のように十分に留意する必要がある[15)]．

　留置後の合併症としては，血流不良とカテーテル感染の頻度が高い．血流不良の原因として，①カテーテル先端部の血栓形成，②カテーテル先端部周囲の血液容量不足，③カテーテル先端部の血管壁へのへばりつき現象，④カテーテルのキンキング，などが考えられる．血流不良の対策として，①抗血栓性をもったカテーテルの使用，②ヘパリンロックなどのカテーテル管理，③カテーテル自体の半転やスライドによる脱血孔のへばりつき現象の防止，などがある．血流の十分な確保ができないなどカテーテル機能不全が認められる場合には，抜去したほうがよい[1),8),16)]．

　カテーテル感染には，①刺入部感染，②トンネル感染，③カテーテル先端部の感染培地形成などがある．カテーテル留置中の患者に異常な発熱がみられるときにはカテーテル感染を疑う．大腿静脈留置においては刺入部感染の発生頻度が高く，また，一般的にカテーテル留置期間が長くなるほど感染を合併しやすい．そして，難治性の刺入部からトンネル感染を合併している場合や不明熱が持続する場合には，速やかにカテーテルを抜去すべきである[1),2),8)]．

　カテーテル抜去時には，穿刺孔からの空気の流入を防止するため，①刺入部位を心臓よりも低くする，②十分な吸気後に呼気相の前で息止めをさせ抜去する，③抜去後の穿刺孔には密封性のドレッシングを使用する，などの注

表 5　当院におけるカテーテル挿入および留置時合併症の現況

留置静脈	例数	動脈穿刺	血流不良	感染
右内頸静脈	23	0	1	1
左内頸静脈	2	0	2	0
右大腿静脈	6	2	0	2
左大腿静脈	2	0	0	0
合計[例]	33	2	3	3

意が必要である．

■3-5　留置カテーテルに関する臨床成績

　当院において，サイドホール型（104例）およびエンドホール型DLC（95例）を内頸静脈に挿入し，留置時合併症の頻度を比較した初期の成績[12]では，サイドホール型留置例の25％に血流不良が認められた．一般に側孔に付着した血栓は除去されにくいため，留置期間が長くなるほどエンドホール型DLCのほうが血流不良に対して優れていると思われた．また，感染に関しては，どちらも2～3％程度と違いはみられなかった．

　超音波エコーを使用し非カフ型DLC（内頸用は11.5 Fr，15 cm，エンドホール型・大腿用は13 Fr，25 cm，エンドホール型）を挿入，留置した33例における合併症の発生状況を表5に示す．エコーガイド下では施行しなかった大腿静脈穿刺の2例で動脈への誤穿刺がみられたが，緊急処置を要する重篤な刺入時合併症は認められなかった．カテーテルの平均使用回数は5.3回で，左内頸静脈留置での血流不良は高頻度であり，さらに，右大腿静脈留置の1/3で感染のために抜去となった．この検討において，右内頸静脈へのカテーテル留置は刺入時および留置時合併症の発生頻度が少なく，部位として最適であることが確認された．

4　おわりに

　現在，緊急的・一時的なVAとして，非カフ型DLCが一般的に使用されている．内頸静脈アプローチや超音波エコーの普及とともに，安全性および確実性は明らかに向上してきた．今後，表面加工を含めたカテーテル材質の改良や構造・形状の工夫など，より機能的で留置時合併症を起こしにくい留置カテーテルの開発が期待される．

[文献]
1) 天野　泉：テンポラリーブラッドアクセス，臨牀透析 12: 871-880, 1996
2) 横田和彦，大坪　修：血液浄化療法 最近の進歩を中心に 血液透析 ブラッドアクセスの種類と改良 緊急時のブラッドアクセスとカテーテル，日本臨床 49: 247-253, 1991
3) 大平整爾，小野慶治：慢性血液透析患者のブラッドアクセスの現況と問題点，日本透析医学会雑誌 26: 1653-1658, 1993
4) (社)日本透析医学会：2011年版(社)日本透析医学会「慢性血液透析用バスキュラーアクセスの作製および修復に関するガイドライン」，日本透析医学会雑誌 44(9): 855-937, 2011
5) 佐藤元美，森田弘之，天野　泉：ブラッドアクセスの種類，急性血液浄化用，ブラッドアクセスインターベンション治療の実際，阿岸鉄三，天野　泉（編）: p18-25, 秀潤社，1999
6) 佐藤元美，天野　泉：内頸留置カテーテルの標準的留置法，腎と透析 69（別冊アクセス

2010）：74-78, 2010
7) 磯野友昭, 赤沼可菜了, 窪田麻美ほか：新規SMAコーティングカテーテルの有用性の検討, 腎と透析69（別冊アクセス2010）：102-104, 2010
8) 天野　泉：カテーテル留置と合併症, ブラッドアクセストラブル, 阿岸鉄三（編）, p109-126, 金原出版, 1991
9) 日高寿美, 街　稔, 児島憲一郎ほか：血管内留置カテーテルの種類と挿入法, 臨牀透析 12: 861-869, 1996
10) 堀口幸夫：透析用血管内カテーテル留置法, 臨牀透析 13(7): 1029-1037, 1997
11) 天野　泉：急性血液浄化法におけるvascular accessに関する再検討, 集中治療 9: 729-734, 1997
12) 佐藤元美, 國松佳奈, 森田弘之：ブラッドアクセス・カテーテル, ICUとCCU 29（別冊 第15回日本急性血液浄化学会）：S171-S172, 2005
13) 名古屋大学医学部付属病院 中心静脈カテーテル挿入マニュアル
http://www.med.nagoya-u.ac.jp/edu/skills/common/dl/cv_manual.pdf
14) 松田光正, 西山純一, 前田美保ほか：超音波診断装置を用いた内頸静脈の左右差についての検討, 日本臨床麻酔学会誌 25(4): 331-337, 2005
15) McGee DC, Gould MK：Preventing complications of central venous catheterization, N Engl J Med 348(12): 1123-1133, 2003
16) 佐藤元美, 森田弘之, 天野　泉ほか：ダブルルーメンカテーテル留置に伴う感染および血流不良対策, 集中治療 8: S41-S42, 1996

［著者］　佐藤元美　*SATO, Motoyoshi*／社会保険中京病院　腎・透析科部長・透析センター長

I-2 バスキュラーアクセスの種類

I-2-2. 慢性維持血液浄化用

I-2-2-a. 自己血管利用

> **VAIVTの3カ月ルールへの対応策**
> 1. VAIVTが必要か否かのポイントは初回VA作製が最も重要であり，早期に狭窄・閉塞を伴わない手術が重要となる．
> 2. このためには，VA手術のデザインが勝負を決める．
> 3. さらに術者の力量に合ったVA作製が重要で，いわゆる細い血管にアプローチし無理に作製しても早期に狭窄・閉塞に陥る．
> 4. 肘関節付近のVA作製は動脈・静脈とも分枝の数が多く，さらに解剖学的な位置（一般にいわゆる深い位置に吻合部が存在）からVAIVTは困難な症例が多くなる．

1 はじめに

　慢性維持血液浄化のバスキュラーアクセス（vascular access：VA）は，急性期のような一時的なカテーテル留置や動脈の直接穿刺ではなく，一般に前腕部に自己血管を利用した動静脈瘻（arteriovenous fistula：AVF）であり，わが国では実に90％近いVAがこのAVFである[1]．そもそもAVFは標準的内シャントといわれており，橈骨動脈と橈側皮静脈を端側ないしは側々で吻合するBrescia Cimino typeが原型（図1）として用いられている．しかし，糖尿病性腎症による末梢動脈硬化の増加や，度重なるVAトラブルで前腕の動脈・静脈が荒廃している場合，通常の方法では困難な場合が多く，前腕部で尺骨動脈・尺側皮静脈を利用したり，肘関節部で上腕動脈・肘正中皮静脈を利用したり，上腕部で上腕動脈・尺側皮静脈（図2）を利用してAVFを作る方法や，動脈を表在化してVAとすることもある．また，自己血管を利用できない場合，人工血管の留置や，カフ付きカテーテルを内頸静脈や鎖骨下静脈に留置する場合もある．ここでは，自己血管を利用したAVFの作製時期や作製方法などについて述べる．

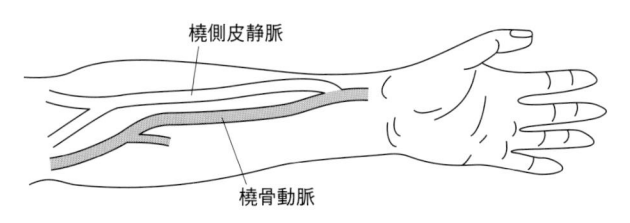

図1 標準的内シャント

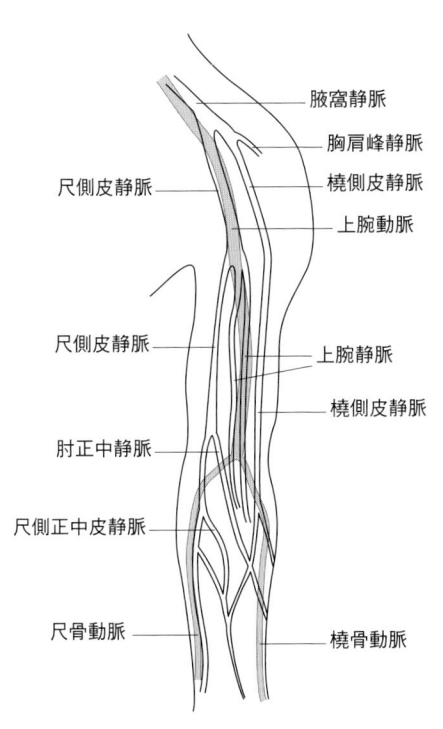

図2 上肢血管解剖図

2 VA作製前評価

　VAIVT（vascular access intervention therapy）が必要か否かのポイントは初回VA作製が最も重要であり，早期に狭窄・閉塞を伴わない手術が重要となる．VA作製前の評価に関しては，2011年版（社）日本透析医学会の『慢性血液透析用バスキュラーアクセスの作製および修復に関するガイドライン』[2]の中で，2カ所にわたって論じられている．

> **第2章　血液透析導入期におけるバスキュラーアクセス作製の基本と時期**
> GL-4：アクセス外科医は，当該患者の前腕の動脈・静脈を視診・触診や超音波検査などで精査して，血管系の走行を記録しつつVA作製計画を予め立てておく必要がある．この際，末梢循環および心機能の現状をも，十分に把握しておくことも肝要である．
>
> **第3章　バスキュラーアクセスの作製と術前・術後管理**
> **(1) 作製前の全身・局所・血管の評価（新規作製VA）**
> GL-1：術前に全身状態と末梢循環を評価した上で，術式や手術の施行時期を決定すべきである．
> GL-2：術前に理学的検査（視診・触診）による評価を必ず行う．
> GL-3：動・静脈の視診・触診にてVAの種類や作製部位を決定できない場合は，超音波検査を施行することが望ましい．

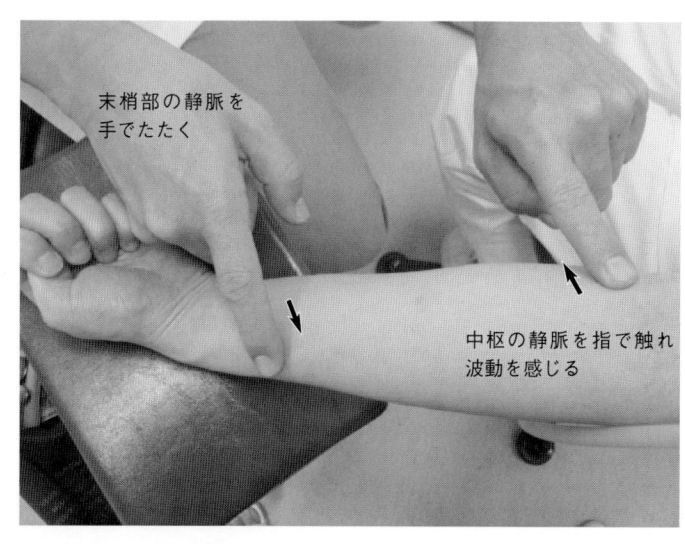

図3　駆血下での打診
中枢の静脈を指で触れ，末梢部の静脈を手でたたき，その波動を確かめる

> GL-4：中枢静脈の狭窄・閉塞の診断には血管造影が有効であるが，残腎機能や副作用を考慮した上で施行するのが望ましい．

なかでも一番重要なVA作製前の評価は理学的検査（視診・触診）による評価である．

まず，目で診て静脈の連続性，血管径，分岐や狭窄，弁の存在を把握する．次に，駆血下での打診を行い，血管の連続性を把握する（図3）．最後に動脈の拍動，硬さ，外径を触診で把握する．一般に，術前の超音波検査を全症例に施行する必要はない．触診でわからない動脈（たとえば尺骨動脈）や上腕静脈の内側皮下に埋もれている上腕静脈（尺側皮静脈の中枢側）を把握する際には有用となる．さらに，血管造影検査は動脈の把握には利用せず，静脈の連続性の把握に利用する．

3　VAの作製方法

VA作製方法は，『慢性血液透析用バスキュラーアクセスの作製および修復に関するガイドライン』[2]の中で「第3章　バスキュラーアクセスの作製と術前・術後管理」の

　(2) AVFの作製と周術期管理
　(3) AVG（arteriovenous graft）の作製と周術期管理
　(4) 動脈表在化の作製と周術期管理
　(5) カテーテル挿入法と周術期管理

で論じられている．本稿では自己血管を利用する(2)のAVF作製方法について解説する．

■3-1 AVF作製手術方法[3]

- 上肢のできるだけ末梢でアクセス作製位置を決定する．
- 皮膚切開は横に約2.5〜3.0 cm程度（静脈から動脈まで）とする．
- 橈側皮静脈は，モスキート鉗子やメッツェンを用いて約4 cm周囲組織から剝離し確保する．
- 同様に橈骨動脈もモスキート鉗子を用いて約4 cm周囲組織から剝離し確保する．この際，分枝はバイポーラないしは絹糸を用いて結紮する．
- 橈側皮静脈の末梢側はこの時点で結紮する．
- 橈側皮静脈に18 Gのエラスター針の外筒を挿入し，静脈が拡張するように肘関節部を圧迫しながら生理食塩液を注入する．
- 橈側皮静脈に静脈クリップ，橈骨動脈にブルドック鉗子を2本かけ，血流を遮断する．
- 遮断した橈側皮静脈，橈骨動脈に約5〜6 mmの側孔を開ける．
- 血管吻合糸は7-0プロリン（両端針）を1本のみ使用する．
- 一方は橈骨動脈の中枢側に血管の内から外に吻合糸を通し，放置する．
- もう一方の端針を橈側皮静脈の内から外に通し，この針を使って，橈骨動脈の外から内に通す．
- 次に橈側皮静脈の内から外，橈骨動脈の外から内という具合に連続縫合を行う（図4a）．
- 末梢の端で折り返し，逆手にして橈骨動脈の外から内，橈側皮静脈の内から外に連続縫合し，中央付近まで戻る．
- 放置していたもう一方の針を使用して中枢側から橈骨動脈の外から内，橈側皮静脈の内から外に向かって通し，中央付近で5回程度結紮する．この際，静脈クリップ，動脈末梢のブルドック鉗子を解除し，血流を再開通させる．
- 血管の端は比較的タイトに，中央付近は1.5 mm程度のピッチで縫合する（図4b）．
- thrill（スリル，流れ）を用手的に確認し，静脈屈曲をなくすように，吻合部中枢部分の皮下組織をルーズにする．
- 4-0ナイロン3針を用いて皮膚を縫合する．
- 手術時間（局所麻酔は含まず）は20〜30分程度で，出血量は約5 mLである．

4 AVF作製手術のポイント

　AVF作製手術で重要なポイントについて解説する．まずは，血管吻合径の目安である．筆者らは表1のように考えており[4]，適切な流量になるVAを目指して作製する．

　吻合時の注意であるが，kinkingを作らないことが重要である．静脈側の処理では，吻合中枢部の皮下組織の処理や静脈外膜の線維性組織の剝離を心がける．また，動脈側の処理では筋膜や分枝の存在に注意する．

　最も大切なことはスリルの確認であり，吻合直後の吻合部分のスリルが大切である．吻合部は拍動で，少し中枢側でスリルがある場合が結構な頻度で

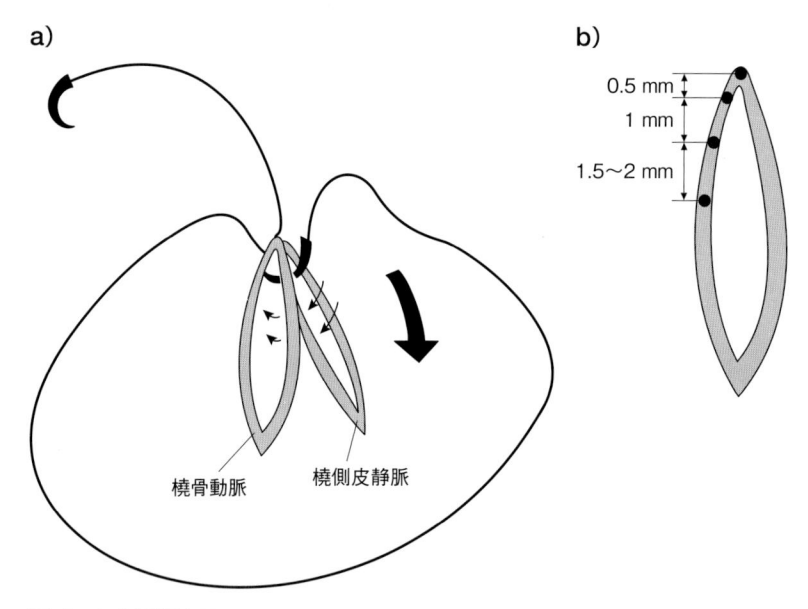

図4 1糸連続方法
a) 血管の内から外，もう一方の血管の外から内への縫合．AVF作製手術では橈側皮静脈の内→外，橈骨動脈の外→内のアプローチを施行
b) 血管の端は比較的タイトに，中央付近はルーズに縫合する

表1 吻合径の目安（文献4より一部改変転載）

動脈外径 [mm]	吻合動脈切開長 [mm]
1	あきらめる
1.5	8
2	7.5
2.5	7
3	6
3.5	5.5
4	5
4.5	4.5
5	4

存在するが，この場合，kinkingや分岐部静脈弁が存在することが多く，血管周囲のほつれの改善や，周囲組織の十分な解除などの処置が必要になってくる．皮膚縫合時は皮膚の圧迫による影響があるため，術後の腫脹も考え，皮膚閉創はルーズにすることが望ましい．

次に大切なことは，吻合直後のスリルと皮膚閉創時のスリルを手で感じ取り比較することである．スリルが小さくなったときは動脈攣縮なども考え，ヘパリンナトリウムを100単位/kg程度静脈注射する．症例によっては，術後1日程度，ヘパリンナトリウムの持続投与が必要な場合も存在する．特に動脈攣縮は吻合直後から1時間程度は続くことが多いので，日帰り手術の場合でも術後1時間程度安静にして経過を観察することが重要である．もし観察時に閉塞に気付いたら，吻合部血栓の存在が疑われるため，マッサージを施すことも大切である．しかし，マッサージ後は再び攣縮が発生し

やすいため，スリルを十分に確認し，吻合直後のスリルが回復するまで経過を観察しなければならない．

特徴的な点は，末梢静脈結紮で静脈にも側孔を開ける機能的端側吻合（端側吻合変法）で，吻合糸は1糸使用による連続縫合で，1点縫合をしている点である．つまり，血管の両端を固定するわけではなく，また，支持糸も利用しない．その理由は1点縫合により吻合口が丸いイメージになる，1本の糸なので経済的，支持糸をかけないので時間的な短縮につながる，などである．

動脈の縫い方では，通常動脈の内膜を損傷しないように内から外に糸を通すのが一般的であるが，筆者は外から内に通している．動脈硬化の強度な場合など，内膜が剥がれ，血管損傷をきたす場合もある．静脈は比較的弾性があり，縫合糸をかけた後でも物理的な損傷を受けにくく，操作が簡便であるからである．動脈を先にアプローチすると縫合糸の操作段階で動脈壁から外れ，動脈の壁を裂いてしまった経験が非常に多かったことも原因である．

vascular surgery では血管を愛護的に操作するのが原則になっているが，たとえば後に狭窄をきたした場合でも，吻合部は問題にはならず，吻合部分よりも中枢側が問題となる症例がほとんどである．手術操作も重要であるが，静脈に動脈が流れるという非生理的な流体力学的作用のほうが静脈狭窄への影響が多く，過度な愛護的な操作は不要ではないかとも考えている．

血管剥離のポイントは余計なところを触らずに，ダイレクトに血管にアプローチすることである．吻合静脈は生理食塩液，血管ゾンデ，Fogarty カテーテルなどで十分に拡張させる．また，石灰化の問題，攣縮の問題から吻合動脈の内膜を触らないで処理する．

5　VA作製部位

前腕（手首）が中心である．さらに，手背部分（タバチエール）での作製も可能である．部位としては上肢末梢からが原則であり，手首→前腕中央→肘関節末梢→肘関節部→上腕部へ上がっていき，また，尺側末梢，尺側中枢，尺側肘関節，上腕と選択部位はたくさん存在する．また，反対側の上肢も可能であり，場合によっては下肢（大腿部が多い）も選択される．

タバチエールでの作製の最大のメリットは，穿刺アクセス静脈の長さを十分に確保できる点である．Brescia Cimino type のアクセスより 5～10 cm 程度末梢での作製になるため，その分 5～10 cm 穿刺静脈が長く取れる．また，閉塞再建時には Brescia Cimino type での再建が可能であり，その際，静脈・動脈とも十分な発達が期待でき，非常に再建しやすい血管に発達している点である．デメリットとしては，傷が衣服で隠れにくい，手首の部分で狭窄しやすい，吻合血管が比較的細い，解剖学的に動静脈の関係が下と上の位置になるため，吻合場所自体の特定が困難な場合があるなどである．

肘関節部位での再建で最も気を遣うのが，血管確保の点である．血管の深さなどを考慮した場合，肘関節の末梢 2～3 cm の部分で血管を確保するのがベターである．しかし，動脈に関しては，上腕動脈，橈骨動脈，尺骨動脈，総骨間動脈の分岐部に当たることが多く，静脈に関しても橈側皮静脈，肘正

中静脈などの分岐部，そのほか深部静脈への分岐部に当たる場合がほとんどであり，血管吻合位置が一番重要となる．

血管の位置的なことを考慮すると，深部静脈への分岐静脈の利用は，動脈に寄り添っていくことが多いため，血管吻合後の状態は比較的スムースに吻合できる印象がある．ただ，この血管は橈側皮静脈や肘正中静脈と比較すると，血管壁自体が薄く，場合によっては分岐部の弁の影響でスムースに流れない場合もあり，吻合血管の選択には十分注意する．そのほかに，比較的深部のアプローチになることから，術後のリンパ瘻や血腫などで，創部の腫脹をきたしやすい症例も存在する．

6 VAの開存にかかわる因子

AVFの開存にかかわる因子で部位別開存率に関しては，これまでの自験例では手首，前腕，肘関節，上腕での部位別の開存率に有意差はなかった．しかし，タバチエールAVFの作製例が少なく，このアクセスの開存率データをもっていない．報告ではタバチエールAVFの開存率も手首のBrescia Cimino typeと同等であるというものも多い．しかし，これは単純な印象であるが，手首部分での狭窄例が多い印象があり，この部分のVAIVTや手首での標準AVFでの再建を施している症例も多く存在する．

その他，原疾患別（糖尿病vs非糖尿病）や年齢別，性別などは特に問題がないことも報告されている（図5）[5]．一方，性別検討では初回AVF症例では女性のほうが低い開存率であるが，再建症例になると差がなくなる．これは諸因子よりも解剖学的な血管系の太さや外科医の熟練度が影響していると考えられている[5]．

7 AVF以外の自己血管を利用したVA

AVF以外の自己血管を利用したVAとして動脈表在化があるが，このVAは全世界的にみても例はなく，わが国独自のVAといえる．血管としては上腕動脈，大腿動脈が表在化される症例がほとんどで，さらに，開存率ではAVGより優れているが，瘤形成や壁在血栓の形成で穿刺困難や感染などの合併症もある．

上腕動脈は上腕部で約10〜15 cm程度確保する．この際，深上腕動脈は側副血行の維持のために表在化せず温存する場合がほとんどである．分枝は結紮し，動脈周囲のリンパ管を注意深く処理しないと，術後リンパ腫をきたすことがあるので細心の注意が必要である．また，表在化した部分の動脈を穿刺するため，創部を避けるため弓状やJ字に皮膚切開を置くなどの工夫が必要となる．賛否両論であるが，深部の血管をより穿刺しやすくするため，血管走行部直上の皮下組織に存在する脂肪組織を切除する場合もあるが，かえって血管が移動しやすく穿刺しにくい症例も存在する．さらに，動脈の直上のみの脂肪組織を線状に切除する方法が選択される場合もある．

8 VA開存で一番重要な点

同じ血管であっても，執刀医によって手術時間や成績が異なるのは事実で

a) 原疾患

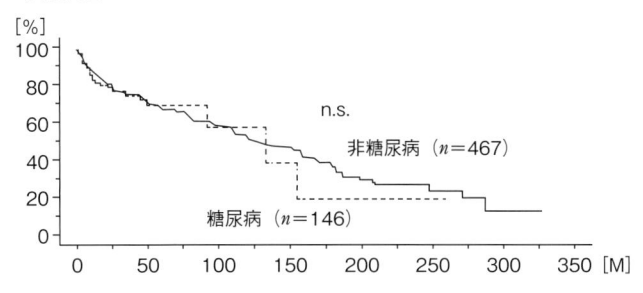

非糖尿病 vs 糖尿病
- 1年後　　86.4% vs 82.7%
- 2年後　　79.4% vs 77.3%
- 3年後　　75.2% vs 74.0%
- 5年後　　67.4% vs 68.9%
- 10年後　 51.9% vs 38.3%

b) 年齢

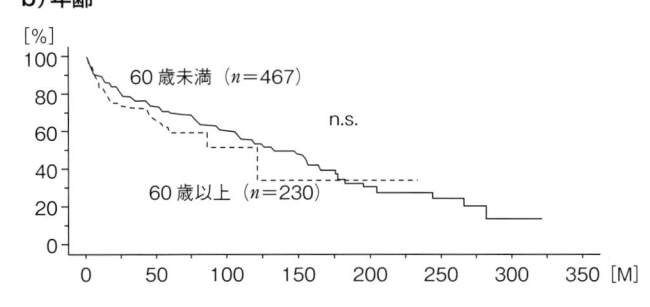

60歳未満 vs 60歳以上
- 1年後　　87.1% vs 82.2%
- 2年後　　81.3% vs 74.2%
- 3年後　　76.5% vs 72.4%
- 5年後　　70.2% vs 58.9%
- 10年後　 53.9% vs 34.4%

c) 性別

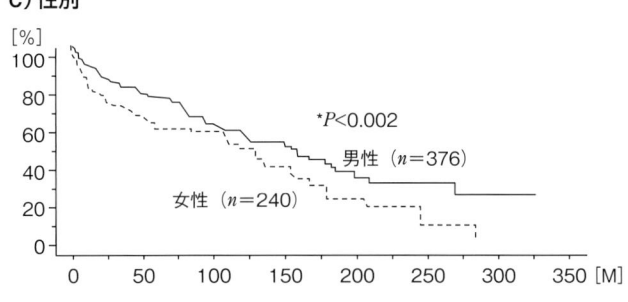

男性 vs 女性
- 1年後　　89.0% vs 80.5%
- 2年後　　83.0% vs 72.7%
- 3年後　　79.2% vs 68.4%
- 5年後　　73.0% vs 58.0%
- 10年後　 53.7% vs 47.6%

*$P<0.002$

d) 部位

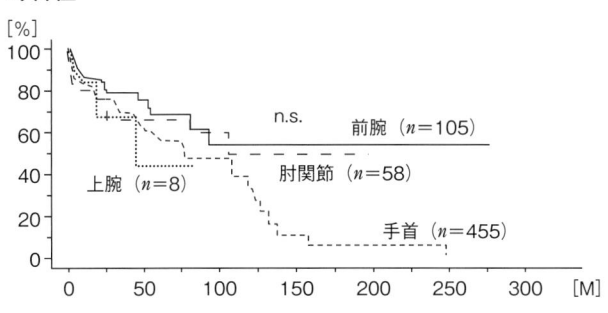

手首 vs 前腕, 肘関節, 上腕
- 1年後　　84.4% vs 80.0〜85.4%
- 2年後　　77.1% vs 76.8〜80.7%
- 3年後　　69.9% vs 65.6〜79.1%
- 5年後　　56.2% vs 65.0〜68.6%
- 10年後　 27.9% vs 49.7〜54.0%

図5　累積開存率（文献5より一部改変転載）

ある（図6）[4]．「技」「手術成功」を手術時間だけで評価することはできないが，手術時間を評価することは，ある程度「技」の伝承ができているかの目安になると考える．AVFの初回作製の場合，当グループアクセス手術執刀医の平均手術時間は 50 ± 21 分である．また，初回 AVF 作製の執刀医別手術時間では熟練心臓血管外科医，熟練透析専門医，中堅透析専門医では平均 40

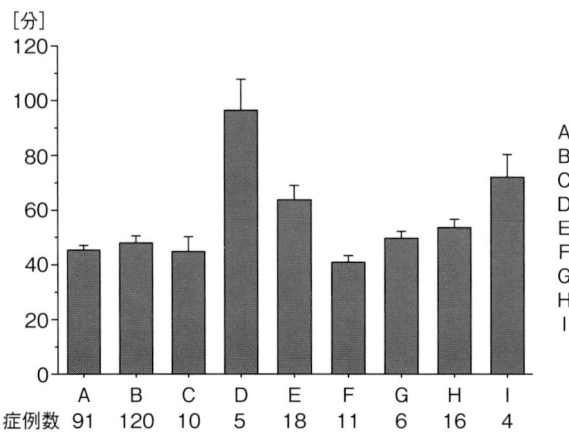

```
[分]
A：熟練心臓血管外科医
B：熟練透析専門医
C：中堅透析専門医
D：内科医，6カ月手術経験
E：内科医，2年手術経験
F：泌尿器科医，1年手術経験
G：泌尿器科医，6カ月手術経験
H：泌尿器科医，6カ月手術経験
I：泌尿器科医，6カ月手術経験
```

症例数 A:91 B:120 C:10 D:5 E:18 F:11 G:6 H:16 I:4

図6　初回AVF作製の執刀医別手術時間（文献4より一部改変転載）

分台で手術を終えているが，研究医や研修医では50分以上かかる医師が多くなる．

9　おわりに

　現在，毎年3万人以上の透析患者が導入されており，また以前と比較して高齢者導入，糖尿病性腎症導入が増加し，患者の高齢化も重なり，VA作製は以前より困難になってきていると考えられる．またその症例数も減少することはない．

　血液透析アクセスの基本であるAVF手術は「たかがシャント，されどシャント」といわれており，単純な手術にみえるが実は奥が深い．特に切り取って終了という手術ではなく，作製して機能しなければならないため厄介である．流れすぎはだめだが，流れなくてはアクセスとして使用できない．さらに，どの程度の吻合径で縫えばいいかの指標も少ない．早期にVAIVTや再建をしなくてはならないのは，患者にとっても悲劇であり，医療経済的にも悪い．

[文献]
1）（一社）日本透析医学会統計調査委員会：図説 わが国の慢性透析療法の現況（2008年12月31日現在），2009
2）（一社）日本透析医学会：2011年版 慢性血液透析用バスキュラーアクセスの作製および修復に関するガイドライン，日本透析医学会雑誌 44(9): 855-937, 2011
3）土田健司，武本佳昭，呉　偉俊ほか：標準バスキュラーアクセス手術，腎と透析 59（別冊 アクセス2005）：45-48, 2005
4）土田健司，中村雅将，吉川和寛ほか：真夜中の鼎談－芸術性の継承と若手育成－，腎と透析 66（別冊 アクセス2009）：71-73, 2009
5）土田健司，武本佳昭，仲谷達也ほか：自己血管内シャント狭窄・閉塞に対する外科的治療，腎と透析 50（別冊 アクセス2001）：17-23, 2001

[著者]　土田健司　*TSUCHIDA, Kenji* ／川島病院　腎臓科（透析・腎移植），副院長
　　　　荒井啓暢　*ARAI, Hironobu* ／川島病院　泌尿器科

I-2　バスキュラーアクセスの種類

I-2-2.　慢性維持血液浄化用

I-2-2-b.　グラフト利用

> **VAIVTの3カ月ルールへの対応策**
>
> 経済面
> ①手技料とデバイス価格を考慮した手技の選択（4カ月目に2回の手技料があれば，3回分のデバイスコストは回収できる）
> ②患者の精神的負担とならない手技の選択
> 手技面
> ①狭窄の原因に過剰血流による内膜肥厚があることから，過拡張にならない透析必要血流量を満たすVAIVTを目指すこと
> ②低圧拡張（高耐圧バルーンによる短時間頻回拡張術によって内膜損傷を最小限にした拡張術）によるVAIVTの習得
> ③狭窄部の内膜面を損傷させない新たなデバイスの選択
> 管理面
> ①全透析患者のVA管理の確立
> ②日頃の確実なモニタリングにより再狭窄を繰り返す症例の把握をする．定期的な超音波観察によって血流量の低下，狭窄部位の進行を確実にモニタリングする
> ③過剰血流が再狭窄を繰り返す原因である場合には，動脈の縫縮術などを考慮し血流コントロールをあらかじめ行っておく．特にグラフトや瘤化したAVFでは，上腕動脈の評価を行う
> ④超音波穿刺マップの作製による血栓形成，狭窄部形成を引き起こす穿刺ミスの軽減

1　人工血管の適応と管理

　（一社）日本透析医学会の2011年版『慢性血液透析用バスキュラーアクセスの作製および修復に関するガイドライン』[1)]では人工血管の作製に関する最初のステートメントに，「心機能上シャントの心負荷に耐え末梢循環不全もないが，AVF（arteriovenous fistula）を作製することができない症例に作製する」とある．ここには重要な点が2つ記されている．1つは心機能の問題について，もう1つは血管の荒廃によりAVFが作製できなくなった状態についてである．心機能の指標としては，ejection fraction（EF）において，30〜40％以下とするものが多いようである．血流量も人工血管では，1000 mL/分以上になるため，漫然と流れをよくするために動脈吻合部の口径を大きくしてはならない．冠動脈バイパス術のように動脈と動脈の血流改善ではないため，人工血管を介していきつく先は静脈であり，その後に重大な心負荷をかけることになる．グラフト利用は，バスキュラーアクセス（vascular access：VA）を動静脈瘻（シャント）で作製する限りにおいて，心負荷をかける腎代替療法

表1　人工血管作製前の問題点

心機能
皮膚の状態
内服薬の問題（抗血小板薬など休薬期間）
　　　バイアスピリン®（アスピリン）（7〜10日）
　　　プラビックス®（クロピドグレル硫酸塩）（14日）
　　　パナルジン®（チクロピジン塩酸塩）（10〜14日）
　　　エパデール®（イコサペント酸エチル）（7〜10日）
　　　ドルナー®（ベラプロストナトリウム）（1日）
　　　プレタール®（シロスタゾール）（3日）
　　　ワーファリン®（ワルファリンカリウム）（4〜5日）
血管の石灰化の有無
吻合する動静脈径
上腕動脈の高位分岐

の道具であることの認識から出発しなければならない．超音波による評価を術中・前後に行いながら，合併症のないアクセスを作製する考え方を詳述する．

2　人工血管作製前の問題点

　グラフトの留置に関しては，AVFに比べて感染のリスクとインターベンション治療での明らかな開存期間の有意差があることなどが，生命予後と関連して不利な点となる．このことを含めた術前のインフォームドコンセントが，植え込まれる患者に対して必要である．

　グラフトの利用には，AVFのトラブル箇所を部分置換する方法と，静脈の荒廃のために動静脈間すべてをグラフトにする必要がある場合の2つがある．

　グラフトを植込む前に周知すべき点を**表1**に示した．実際の術前の問題を抜きにして安易な植込み術は，心不全の誘発，皮膚壊死，縫合不全などの原因となる．挿入が必要かの評価も含めて，両上肢の評価を診察，造影，超音波検査で行う必要がある．

　高齢者になるほど，また長期透析になるほどグラフトの利用は増大している．透析歴が2年未満ではグラフト利用は全体の5.6％であるが，20年を超す透析患者では，12.6％に増大する．高齢化と長期透析によって皮膚の状態も悪くなったうえに，**表1**中の抗血小板薬などを長期に内服していることで，皮膚の再生が遅れることになる．緊急手術にて作製する場合には，このような薬剤の内服を行っている患者では，術後管理を十分に行う必要がある．緊急手術でない症例では，約1週間程度中止することが推奨される（**表1**）．

　術前の超音波検査によって，動静脈の石灰化部位の検索や上腕動脈の高位分岐を確認しておくことによって，術中，術後の血流不全などのトラブルを回避できるので活用すべきである．

表2　人工血管の種類と特徴

	ePTFE		PU（ソラテック）	PEP（グラシル®）
	従来型	ハイブリット型		
抗感染性	◎	◎	○	○
長期開存性	◎	◎	○	◎
操作性	◎	◎	△	△
穿刺				
早期穿刺	×	◎	◎	◎
止血性	△	◎	◎	◎
利点	吻合しやすい	術後浮腫が軽減	術後浮腫がない	止血が容易
欠点	血清腫が数％に生じる	血清腫あり	キンクしやすい	吻合に技術を要す
インターベンション治療時の注意点	シース穿刺部や針孔から出血しやすいので，閉塞時の血栓溶解療法時に内圧をかけにくい		血栓吸引時に血管内陰圧となるため，生理食塩液などを注入必要	3層構造の内膜壁が破損しやすい

3　人工血管作製時の問題点

　グラフトは，大きく分けて3種類（狭義では表2のごとく4種類）あり，それぞれ特徴があるため，選択に当たってはグラフトの特性を熟知しておく必要がある．

　それぞれのグラフトの種類によって，植込みのためのトンネラーが各種用意されているため（図1），取扱説明書に従って適切な使用が必要である．PU（polyurethane）グラフトは挿入時のトンネラー内でのみ位置の調整が可能で，一度組織内に入るとずらすことができず，無理に引くことで壁面が破損する．トンネラーを用いてねじれのないように穿刺が容易な位置に植込む．PUグラフトやPEP（polyolefin-elastomer-polyester）グラフトでは，直上の皮下が薄いと皮膚壊死を起こすので，ePTFE（expanded polytetrafluoroethylene）グラフトより若干深い位置が適切だが，穿刺に困難さがある位置の植込みでは問題である．ePTFEグラフトに比べてPUグラフトやPEPグラフトは，植込みに熟練と工夫が必要となる[2]．グラフトの縫合に著者は，冠動脈などでの良好な成績からパラシュートテクニック変法（図2）を用いている．腎臓内科医にも短時間で習得が可能で，血流に問題も少ないため指導用としている[3]．吻合終了後，著者は超音波により血流量を測定し，過剰血流（上腕動脈測定：2000 mL/分以上）であれば流入部中枢の動脈を縫縮することで，スチール症候群の防止および過剰血流の抑制を行っている．術中のヘパリンナトリウム使用については，吻合部の処置に動脈をクランプしたままで15分以上経過した状態では，1000～2000単位を直接血管内に投与する必要がある．

　抗生剤は，術前全身投与および術後数日の内服を行うことを推奨する．

a) PU用

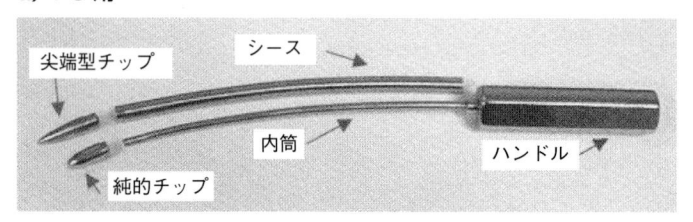

尖端型チップ／シース／内筒／鈍的チップ／ハンドル

b) ePTFE用

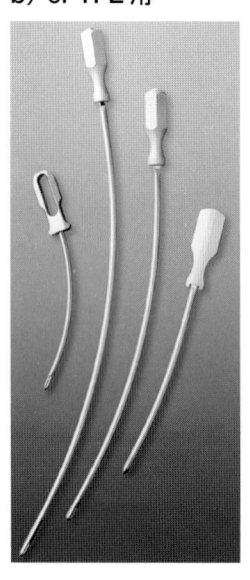

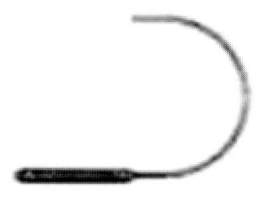

c) ePTFE用スライダー型

図1　専用トンネラー

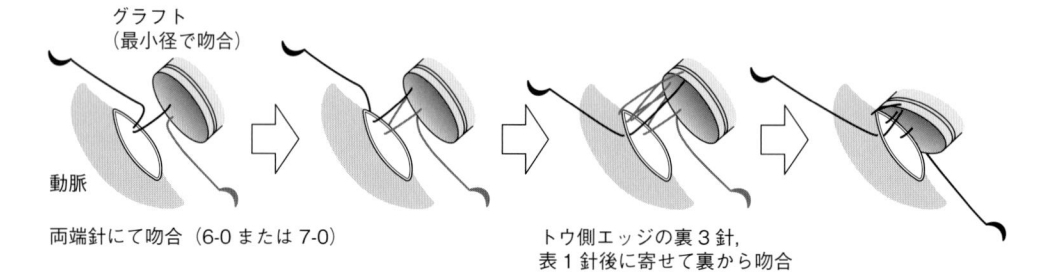

グラフト（最小径で吻合）
動脈
両端針にて吻合（6-0または7-0）
トウ側エッジの裏3針，表1針後に寄せて裏から吻合

図2　パラシュートテクニック変法

4　グラフトの植込み方法

　　　グラフトの植込み方法は，①部分置換，②ストレート型，③ループ型に大別される．
　　図3のようにグラフトを穿刺部位としても使用するようにグラフト部位を長く置換留置する症例では，早期穿刺と浮腫の軽減のため，従来型のePTFEグラフトではなくPUグラフトないし，ハイブリットePTFEグラフトを用いる．
　　図4a，図4bなどの前腕からのストレート型留置は，技術的には比較的

PU グラフト

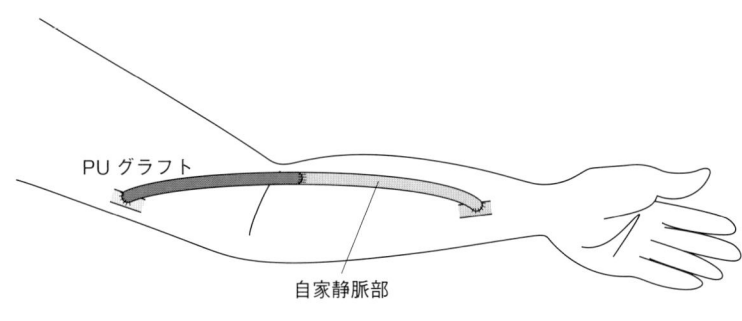

自家静脈部

図3 バイパス的使用

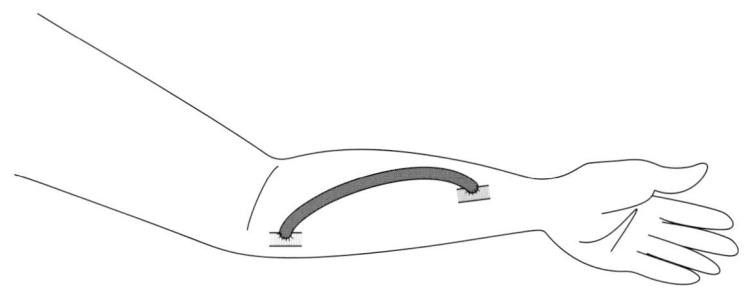

a) 前腕内ストレート型

b) 前腕−上腕内側ストレート型

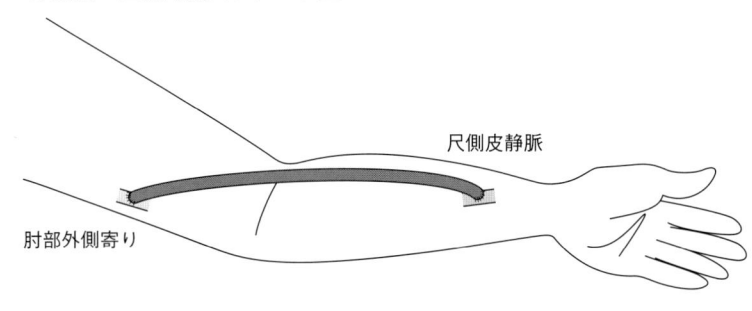

尺側皮静脈

肘部外側寄り

c) 上腕内ストレート型

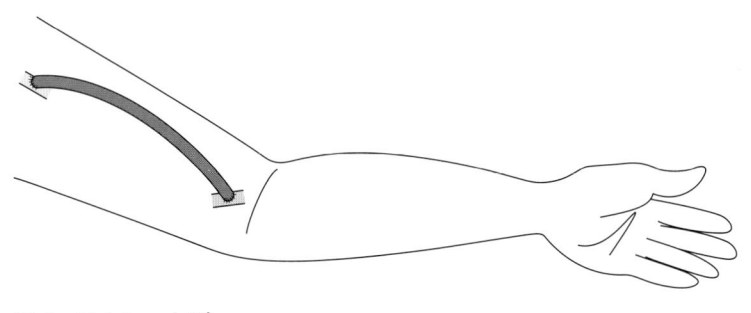

図4 ストレート型

単純であるとされている．しかし，グラフトとの吻合には橈骨動脈の径がある程度（4.0 mm 以上）必要となるため，超音波で術前に評価し，橈骨動脈の内腔を計測する．また，作製後のスチール症候群の発症も考慮して，尺骨

動脈の流れが十分あることも術前に超音波で評価，確認しておく．ePTFEグラフトに用意されている 4.0〜6.0 mm のテーパー型などが流量もコントロールでき使用しやすくなっている．ストレート型留置の場合でグラフトが肘部を越える例では，肘部外側寄りから尺側皮静脈に植え込む方法（図 4b）が穿刺部位も多く，使いやすい．PU グラフトや PEP グラフトは，動脈側吻合径が大きくなりやすく適応になりにくい．

上腕内でのストレート型（図 4c）は，上腕動脈の径が大きいため，いずれのグラフトでも作製可能である．しかし穿刺範囲が限られるため，PU グラフトや PEP グラフトを用いて動脈吻合の形状と径が最少になる 90 度角の吻合にすることは容易でないため注意が必要である．仮に上腕外側に連結する静脈があり，静脈側を端々吻合しても過剰血流のために bridging vein 狭窄などの問題が将来的に生じる．上腕側では，ループ型で尺側につなぐ方法のほうが適しているといえる．

ループ型留置では，表 2 のいずれのグラフトも適応であり，穿刺範囲も広く選択されやすい方法である．前腕内完結型（図 5a）もしくは上腕完結型（図 5b）と，前腕内動脈吻合＋上腕内静脈側吻合（図 5c）の 3 タイプに加えて下肢の大腿部ループ型が可能である．前腕内完結型では，動脈吻合を橈骨動脈に置く場合と上腕動脈に置く場合に大別され，術中または術前の超音波で確認しておく．

外来手術などで，早期穿刺を目標とできるような症例では，コンポジット型（図 6，動脈吻合側を ePTFE，静脈吻合部側を PU グラフトで術前に結合させたもの）で作製する．翌日穿刺も可能な観点からは使用しやすく，良好な成績が報告されている[4]．PU グラフトや PEP グラフトは前腕の太さや長さによって使用できないケースもある．動脈吻合径は 90 度角で吻合しても 5.0〜6.0 mm あるため，術後のスチール症候群を考慮した動脈径の見極めが重要である．過剰血流となりやすいグラフトの利用は，動脈吻合径に注意し 90 度角で吻合できないようであれば，キンクなどが生じない ePTFE グラフトを使用する．

一般にグラフトでは，動脈吻合部側における血清腫以外の動脈吻合部狭窄などの合併症は生じにくいので，血流コントロールを考慮してグラフトの選択，使い分けを行う．前腕から上腕にグラフトが留置される場合，穿刺部も広く取られ上腕尺側皮静脈も拡張しやすいため，グラフトの使い分けはあまりない．PU グラフト，PEP グラフトには吻合にある程度の熟練が必要であるが，開存成績は ePTFE と同等以上とする報告もある[2,5〜7]．また，皮下組織が多くあるような症例では，ePTFE グラフトと比べて穿刺が容易で，グラフト自体が皮膚を皮下から押した形状による優れた止血性，穿刺ミスも減らせるなど良好な面もある．

最も多く作製されるループ型グラフトでは，静脈圧上昇や止血時間の延長によってトラブルを早期に察知しやすくなっている．また，高流量による静脈側の狭窄もできやすいので，超音波による管理を行う必要性がある．

a) 前腕内完結型

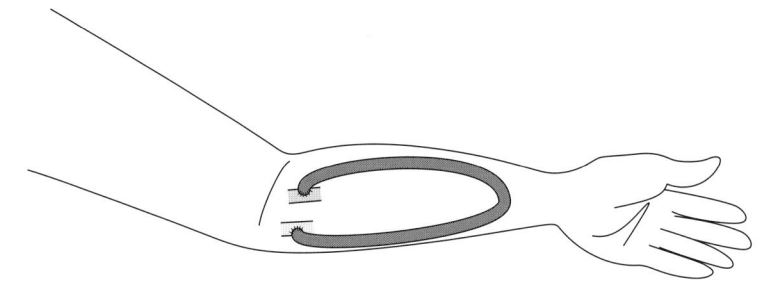

b) 上腕完結型

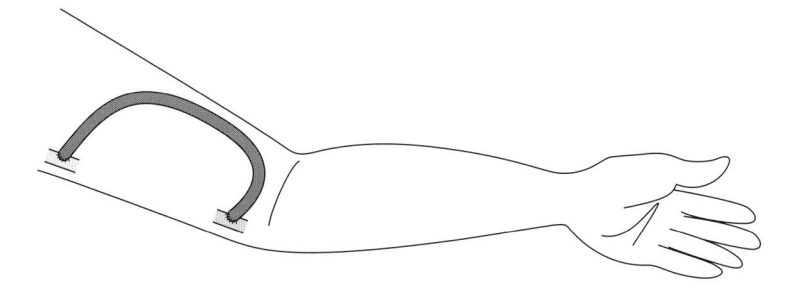

c) 前腕内動脈吻合＋上腕内静脈側吻合

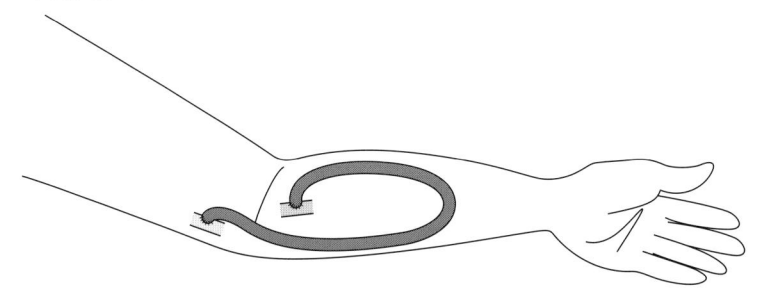

図5　ループ型

e-PTFE

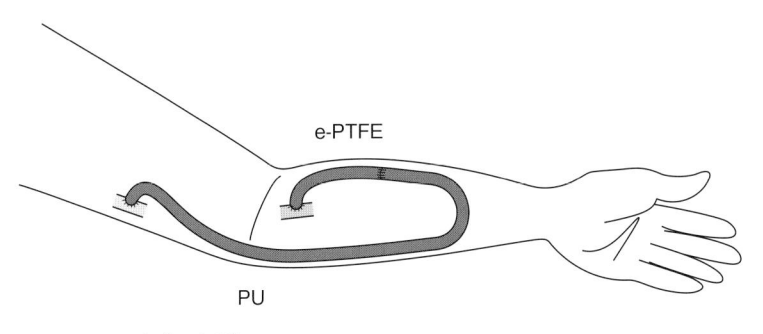

PU

図6　コンポジット型

表3 人工血管作製後の問題点

早期の問題点	術後血栓形成の有無 術後感染の管理 創部の浮腫による縫合不全 初回穿刺の時期
晩期の問題点	穿刺部感染 静脈圧の上昇（狭窄部位の早期発見）への対応 閉塞時にグラフト別の取扱い

5 人工血管作製後の問題点

人工血管作製後早期と晩期の問題点を表3に示した．早期を作製後，4週間以内とする．早期では閉塞してもインターベンション治療は，回避すべきと考えられる．グラフトの種類によっては，浮腫も残っており血管吻合部のmaturationも十分ではないのが理由となる．

晩期の合併症では穿刺部感染症が問題となる．ePTFEグラフトでは，感染早期で感染部位が限局している場合は部分置換が可能である．PUグラフトでは，感染の広がりが早く全抜去になりやすい．感染率はいずれのグラフトも変わらない[8]が，全身感染となれば，十分な抗生剤と全グラフト抜去による対応が必要なことが多い．

グラフトの狭窄・閉塞改善では，インターベンション治療が主流の現状において，ePTFEグラフトが他のグラフトと比べてインターベンション手技が容易である．これは，閉塞時の血栓吸引時にPUグラフトではグラフト内が陰圧になり凹んでしまうため，それと比較するとePTFEグラフトのほうが容易なためと考えられる．

ePTFEグラフトでは，閉塞時に使用する血栓吸引用のシースのサイズ（6.0 Fr以上）によっては止血に時間を要するため，シース孔を縫合する場合がある．日常のモニタリング（静脈圧，血管エコー）を確実に行い，狭窄の段階でインターベンション治療を行うべきである．閉塞時にインターベンション治療による血栓除去を行う際に血栓が，グラフトから末梢動脈へ流入してしまった報告などもあるため，十分な注意が必要である．これを予防するにはグラフト内に血栓溶解剤を注入する際に，動脈側吻合部を手指にて圧迫しておくなどの注意が必要である．またグラフト閉塞のインターベンションアプローチとしては，グラフトへ両方向からクロスさせてシースを挿入することを推奨する．

6 グラフトの開存成績

2011年版（社）日本透析医学会『慢性血液透析用バスキュラーアクセスの作製および修復に関するガイドライン』のステートメントの目標値は，「一次開存率は術後1年60％，二次開存率（assisted patency）は術後1年80％，3年60％，5年40％を到達目標とする」となっている[9,10]．インターベンション治療の介入によって，二次開存率は自験例でも図7の成績（1年：

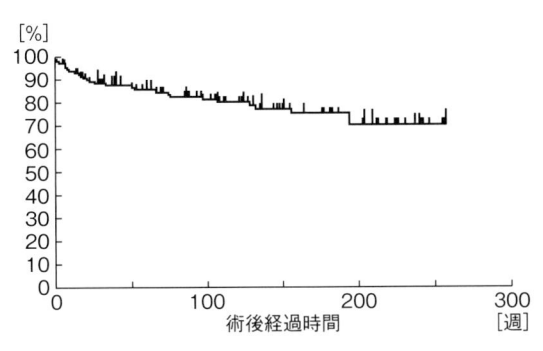

図7 福岡赤十字病院におけるAVGの二次開存成績(文献11より一部改変転載)
観察期間：2003年4月〜2008年3月
グラフト留置：125症例，PTA回数：245回（平均1.97回）
二次開存：1年87％　3年70％

87％）であり良好となっている．自験例でのグラフト閉塞時の手術的介入はわずか7.7％であり[11]，再建術による血管の損失はより縮小の傾向である．

　グラフトに対するインターベンション治療が確立し，主流となった現在，外来治療によって血管の損失なくグラフトによるバスキュラーアクセスを救済できる，方向性が高まったといえる．患者本位で考慮すれば高コストではあるが，多数の抗血小板薬を内服し外科的治療のリスクが高い状況ともいえるので，インターベンション治療がグラフトのトラブル救済策の第1選択であろう．

7　おわりに

　グラフト留置における最近の傾向は，PUやPEP以後，ePTFEの改良型が出た以外には新たな素材のものは出現していないことと，今までは透析療法の現場にいた医師がグラフト植込み作製者であったものが，高齢者透析の増加に伴って人工血管留置数の増加をカバーできずに，透析療法従事者以外の血管外科医による植込みが増加したことである．長期透析患者に限らず動静脈瘻は心負荷の重大な課題であるため，今後はカテーテル留置を含めた透析患者の長期予後の観点からも慎重に植込みを考えるべきである．

[文献]
1) (社)日本透析医学会：2011年版(社)日本透析医学会「慢性血液透析用バスキュラーアクセス作製および修復に関するガイドライン」，日本透析医学会雑誌 44(9), 2011
2) 平中俊行, 中村順一：ブラッドアクセスのための人工血管としてのポリウレタングラフトとePTFEグラフトの比較 – prospective randomized study –，腎と透析 58(3): 379-381, 2005
3) 萩原雅彦, 鎌田竜彦：Grasil™を用いたAVG植え込み術のpitfall，腎と透析 66（別冊 アクセス2009）：199-200, 2009
4) 柳清洋佑, 村木里誌, 小柳哲也ほか：当院における早期穿刺可能な透析用人工血管の開存成績比較：THORATEC® vs. ADVANTA，日本血管外科学会雑誌 20(1): 1-6, 2011
5) 池田　潔：管理面からみたグラシル，腎と透析 65（別冊 アクセス2008）：36-37, 2008
6) 池田　潔, 水政　透, 四枝英樹ほか：バスキュラーアクセス パラシュートテクニック変法を用いた当院での腎臓内科医によるバスキュラーアクセス手術の実際，腎と透析 66（別冊 腎不

全外科 2009): 87-89, 2009
7) 向井資正, 木村英二, 鍵谷聡介ほか:透析用ポリウレタン製人工血管を用いたコンポジットグラフト手技, 日本血管外科学会雑誌 20(3): 641-646, 2011
8) 平中俊行, 中村順一, 中山祐治:人工血管内シャントの感染と対策, 腎と透析 59(別冊 アクセス 2005): 24-26, 2005
9) 酒井信治:過去5年間に経験したゴアテックス E-PTFE グラフト 161 症例の成績とその評価, 腎と透析 13: 409-415, 1982
10) 平中俊行:人工血管内シャントの長期成績, 日本透析医学会雑誌 36(7): 1259-1264, 2003
11) 池田 潔:PTA か?外科的再建か?－選択の分水嶺を見極める－, 腎と透析 66(別冊 アクセス 2011): 2011

[著者] 池田 潔 *IKEDA, Kiyoshi* ／池田バスキュラーアクセス・透析・内科クリニック 院長

I-3 バスキュラーアクセスの評価

I-3-1. 超音波を用いたバスキュラーアクセスの評価

⚠ VAIVTの3カ月ルールへの対応策

VAの狭窄病変には，きわめて高速の血流により引き起こされる乱流，ジェット流が関与しているといわれている．このため，外科治療もしくは血管内治療後いずれも，きわめて早期に再狭窄がきたされる可能性が出現することとなる．現在，再狭窄を予防する確実な方法はなく，対策としては，適正な時期に低侵襲かつ安全なインターベンションまたは外科的再建を行うことが基本となる．シャント血流量のモニタリングは，シャント狭窄の進行を予測するうえで重要である．実際，3カ月以内に狭窄をきたす急速進行例では1〜数週に一度という高頻度のチェックが必要となる．超音波によるモニタリングはスクリーニングとして年1回〜数回の頻度で検査をする際には有力な方法であるが，高品質の超音波機器を多数もち，かつ再現性の高いデータをとれる熟達した検査者が常に多人数存在しない限り，現実的には困難なことが多いと考えられる．一方，治療に関しては，低侵襲かつ安全確実な手技を実現し得る超音波ガイド下の手技は，頻回治療必要症例にとってきわめて有用な方法と考えられる．VAにおける超音波の扱い自体を，モニタリングおよび検査という立場と，治療における超音波の扱いという立場がまったく異なる次元にあることを念頭において，超音波の利点を上手に活用するよう心がけるべある．特に，検査における超音波の乱用は，PTAの適応を過剰に判断してしまう危険性をもつことに注意すべきである．インターベンションが必要になった際に超音波を上手に活用し，質の高いインターベンションを実現することが望ましい．

1 超音波の特徴

超音波では，形態的な評価のほか，機能的な評価を行うことが可能である．連続した断面から立体像を把握するため，形態的には，きわめて詳細な像を把握できるということが特徴としてあげられる．さらに造影では確認できない血管，周囲組織の構造を正確に把握できるということも超音波ならではの点である．

造影では撮影対象となる血管内腔とフィルムの距離が離れている場合，拡大表示されてしまうことを考慮しなければならない（図1）．

体格のよい患者の表在血管では，血管からフィルムまでの距離が長くなり，注意が必要である．必要に応じて補正をかけなければならない．一方，超音波では，血管の深度に関係なく血管内腔径だけでなく，血管壁を含んだ外径を正確に計測できるといった利点がある（図2）．

これは狭窄径，血管内治療におけるバルーン径を正確に判断，決定するためにきわめて重要な事実である．また，超音波では血管内腔だけでなく，周囲の観察も可能であり，微細な血管外血液漏出，内膜内への漏出をとらえ

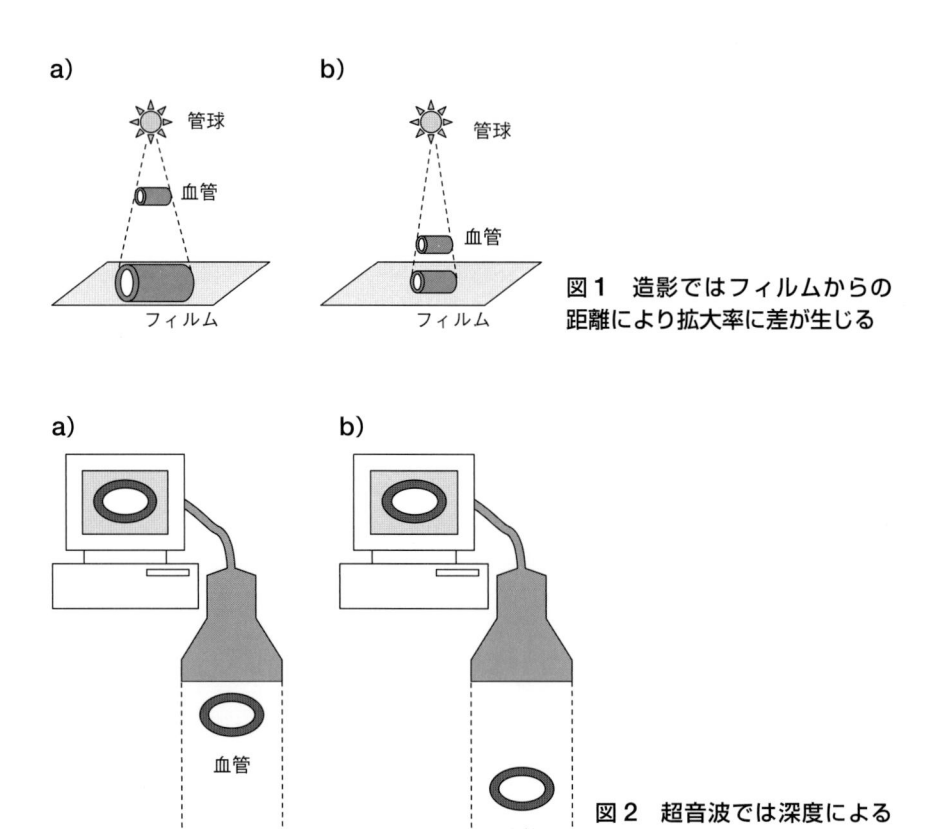

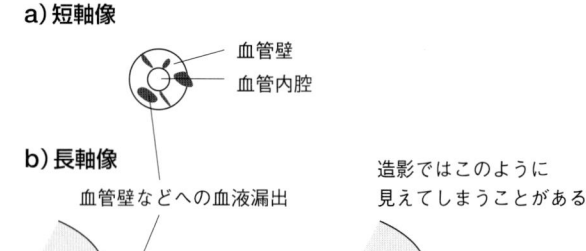

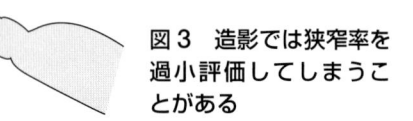

図1 造影ではフィルムからの距離により拡大率に差が生じる

図2 超音波では深度による拡大率の差がない

図3 造影では狭窄率を過小評価してしまうことがある

ことができる．造影では血管壁への漏出をとらえることが困難なことが多く，血管内径を過大評価（狭窄率を過小評価）しやすい（図3）．

このように従来の形態的評価法では得られない重要な情報を得られる大きな利点を有するが，欠点として莫大な情報量とも相まって，全体像を把握しにくい，情報量に振り回されがちであることが多く指摘されている．機能的評価においては，再現性に問題があるほか，現場では，機器や検査人員が十分確保しにくいなどの問題点があげられる．バスキュラーアクセス（vascular access：VA）の管理においては，超音波のこのような特徴，利点，

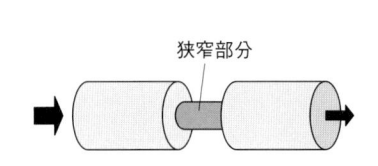

$$Q = \frac{\pi}{8} \cdot \frac{1}{n} \cdot \frac{r^4}{l} \cdot \varDelta P$$

Q ：流量
n ：粘稠度
r ：管の半径
l ：管の長さ
$\varDelta P$：入口・出口の圧力差（内圧較差）

図4　Hagen-Poiseuille の法則
円管の中を層流で流れる粘性流体の流れ方に関する厳密解．流量は内圧較差と径の4乗に比例し，粘稠度と管の長さに反比例する．

欠点を把握したうえで上手に活用していきたい．

2　バスキュラーアクセスにおける超音波活用

VAは体表に存在するため超音波の視認性がきわめて良好なことが多い．VAインターベンションにおける超音波の活用の場としては，①スクリーニングとしてVAの機能を評価する場合，②モニタリングとして適正PTA（経皮経管的血管形成術：percutaneous transluminal angioplasty）時期を把握するために用いる場合，③インターベンションをより安全，確実に行うために治療の際にガイドとして用いる場合に分類できる．おのおのの有効性と問題点について述べる．

■2-1　スクリーニングとして
2-1-1　機能的評価法

VAの流量は同部の上腕動脈流量とほぼ一致し，その低下は再循環，閉塞をはじめとするアクセス不全を予測する因子として重要である．

シャントを円管の中を層流で流れる粘性流体の流れと仮定すると，ハーゲン－ポアズイユ（Hagen-Poiseuille）の法則（図4）により，流量と内圧較差から狭窄の程度（径×長さ）を算出することができる．

1）血流量測定

超音波を活用したVAの機能評価としてシャント血流量（flow volume：FV）とRI（resistance index）を用いる方法がある．これはFVの計測により上記狭窄度を類推するものである[1]．

① FV

上腕動脈血流量は厳密にはFVと一致しないが，シャント以外の血流量は少ないため上腕動脈血流に近似する．

［測定手順（図5，図6）］
・リニア型プローブにてシャント側上腕動脈を描出する．
・ステアード調整を行う．
・サンプリングボリュームを血管径の2/3以上の幅で設定する．
・血流と超音波ビームのなす角度が60度未満になるよう調整する（図6）．
・ドプラゲインを調整，血流量波形をトレースし，RIなどを算出する．
・上腕動脈径を算出し，FVを算出する．

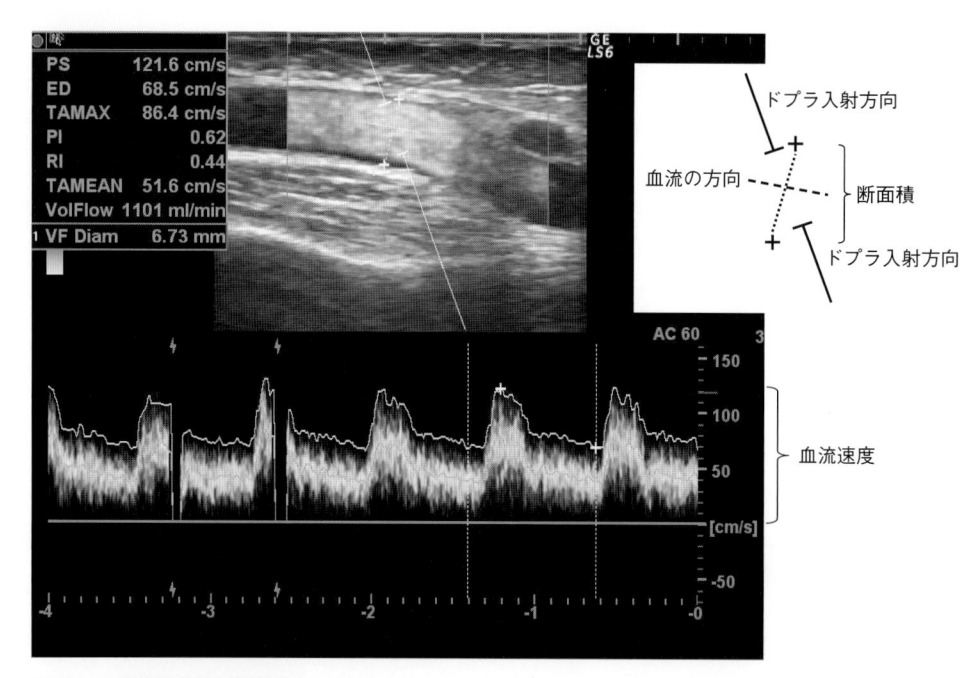

図5 上腕動脈血流量測定
血管断面積×血流速度より血流量を算出する

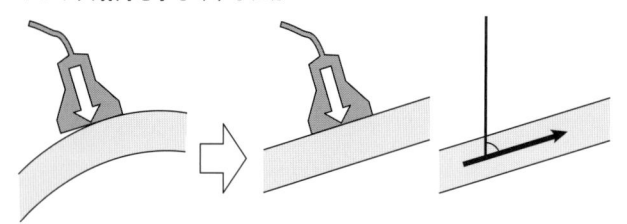

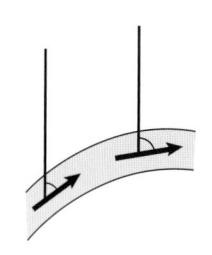

図6 ドプラ入射角の調整

② RI

RIは以下の式で表され，RI＞0.6をスクリーニングのカットオフ値とすることが一般的とされている．

$$RI = \frac{収縮期最高血流速度（pressure-support\ ventilation：PSV）- 拡張終末期血流速度（end-diastolic\ volume：EDV）}{PSV}$$

2）内圧評価

透析の現場で簡単にモニタリングできるVAの流体力学的機能評価法として静的静脈圧測定を含む内圧測定法がある[2)~4)]．これは従来の血流量測定法のようにシャント全体を評価する方法でなく，穿刺針からみたシャント機能評価であり，測定部位は大きく穿刺針の上流側（動脈側），下流側（中枢側）

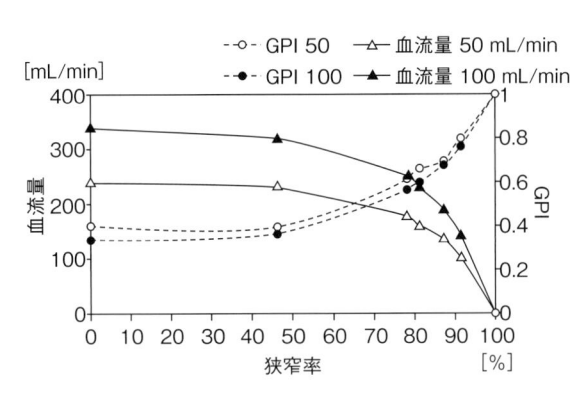

図7 血流量と狭窄率，GDIの関係

に分類することができる．

穿刺部より上流側の $\dfrac{脱血時内圧}{動脈圧}$（suction pressure index：SPI），下流側の $\dfrac{静的静脈圧}{動脈圧}$（graft pressure index：GPI = static pressure ratio：SPR，$\dfrac{\text{intra-access pressure}}{\text{mean arterial pressure}}$）を計測することによりVAの全域の評価が可能となる．SPIは，ある流量を設定（ポンプで脱血）することでその内圧変化から狭窄度を類推するものである．

2-1-2 形態的評価法

ハーゲン−ポアズイユの法則によれば，ある狭窄病変を形態的に評価するには，細小断面積だけでなくその狭窄病変の長さの評価も必要となる．実際，複雑な様相を呈する狭窄病変を立体的に評価することは非常に煩雑な操作となる．詳細は「I-3-2．形態的評価」（59〜70ページ）を参照．

■2-2 モニタリングとして

VAはきわめて高速の血流が血管壁を刺激することにより，ごく短期間に狭窄を繰り返すことがしばしばある．短期間に繰り返す狭窄に対してモニタリングとして超音波を活用するには多くの課題が存在する．方法としては，上記機能的評価法と形態的評価法がある．機能評価として血流量測定モニタリングを行う場合，図7のような血流量と狭窄率の関係があることを認識しなければならない．図7は落差を用いたシャントモデルに疑似狭窄を設置し，血流量変化と狭窄の上流側（VAであれば動脈吻合側）内圧の変化を記録したものである．狭窄率が高いほどカーブは急峻となる．

すなわち，FVの低下は狭窄度がかなり進行した時点で初めてきたされるということである．狭窄末期の急峻なカーブをとらえられる検査の精度と測定頻度が求められるのである．各施設における検査者と超音波機器の確保を考えるとモニタリングとして超音波を活用することは事実上困難である場合が多い．形態的評価によるモニタリングも同様である．本法をモニタリングとして活用できるのは，計測の煩雑さ，再現性の問題をカバーできる熟達した検査者と機器の確保ができる施設に限られてしまうのが現状である．

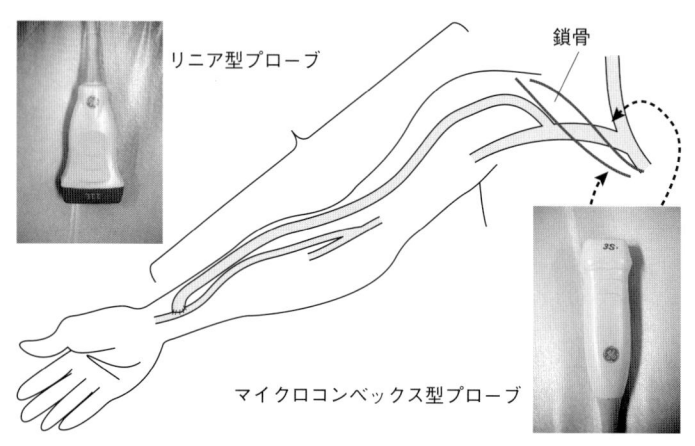

図8 部位によるプローブの使い分け

リニア型はスキャン面が長方形で、近距離（浅部）の観察に適している。マイクロコンベックス型はスキャン面が扇形（三角形に近い）で、肋間等ビームの入射部の狭い部位から深部の広範囲を観察するのに適している

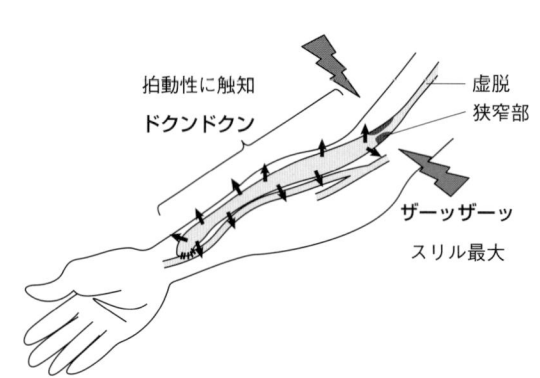

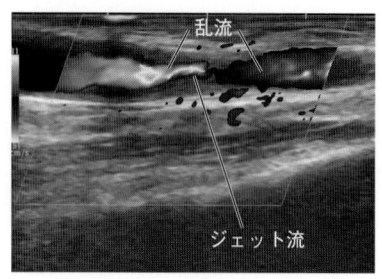

図9 狭窄に伴う所見

超音波上は乱流、ジェット流が認められる

■2-3 血管内治療に際して

血管内治療の際、適正なアプローチ部位（穿刺部位）、適正なデバイス選択（バルーンサイズ、ガイドワイヤーの選択）、血管外血液漏出などインターベンションに伴う合併症の評価に超音波は有用である。血管内に確実にデバイスが通過していることを確認できるほか、血管内治療における重篤な合併症である血管破裂、血管外血液漏出をリアルタイムに描出できるなど、安全確実で質の高い血管内治療を実現するための強力な武器となり得る[5]。

2-3-1 プローブの選択

血管の深さによるが、一般的にリニア型プローブで 10〜15 MHz 前後の周波数のものがよい。鎖骨下静脈より中枢の病変に対しては、マイクロコンベックス型プローブで 8 MHz 前後の周波数のものを用い、鎖骨下もしくは鎖骨上から描出するのがよい（図8）。

2-3-2 目標病変の同定

吻合から離れた病変部位は触診で容易に同定できる。図9のように狭窄の末梢側が拍動性に触れ、主病変部（最狭窄部）でスリルが最大となる。

超音波ドプラでは、狭窄に一致して乱流がみられる（図9）。

また、プローブを当てると、狭窄（主病変）の末梢側（上流）は内圧が高いためつぶれにくいのに対し、狭窄の中枢側（下流）は内圧が低く簡単につぶれる（図10）。

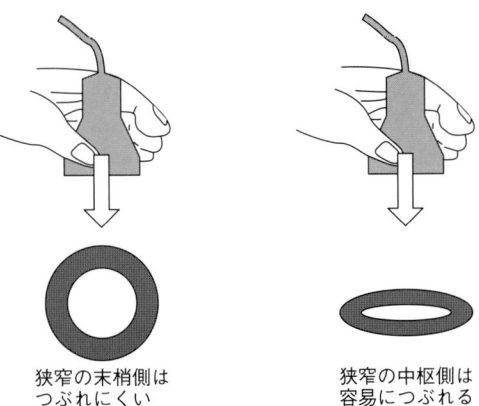

図10 プローブによる血管の圧迫

狭窄の末梢側はつぶれにくい
狭窄の中枢側は容易につぶれる

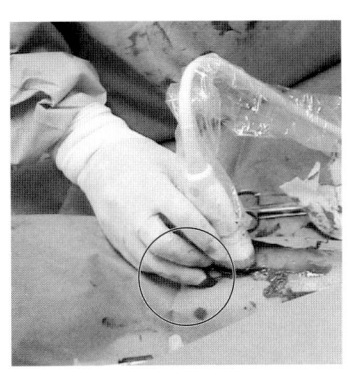

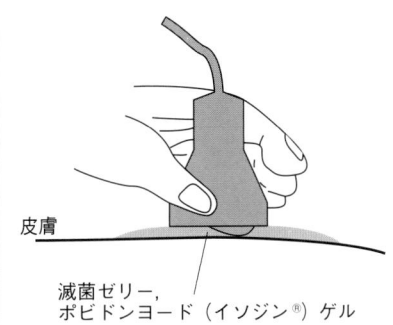

皮膚
滅菌ゼリー，ポビドンヨード（イソジン®）ゲル

図11 プローブの持ち方

　血管の内圧の微妙な変化，相違をプローブの圧迫で感じとることは，狭窄病変の同定の際，きわめて重要である．内圧を感じとれるように常日頃から訓練を行う必要がある．図11のように第5指または第4，5指を皮膚上に添え，プローブをやや浮かすように操作するとよい．
　吻合部付近の狭窄は，触診上判断しがたいことが多く，機能的評価（FV，脱血時内圧），形態的評価（造影，超音波）を活用し，総合的に判断するべきである．

2-3-3　穿刺部位の選定
　目標病変が同定できれば，次にできるだけ確実にデバイスが到達できるように穿刺部位，止血性のよい穿刺部位を選定，吟味することとなる．

2-3-4　デバイスの選択
　超音波では血管の内径，外径とも正確に計測することができる．そのため血管径に応じたバルーンサイズを容易に決定することができる．さらに，穿刺部位から目標病変までの血管走行を立体的に把握できるため，あらかじめ通過性予測することができ，通過性に応じたバルーン，ガイドワイヤーの選択が可能となる．

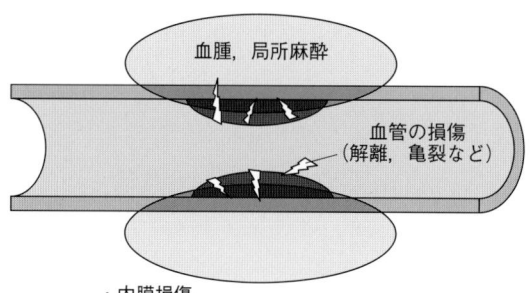

図12 PTA後の血管内腔の変化

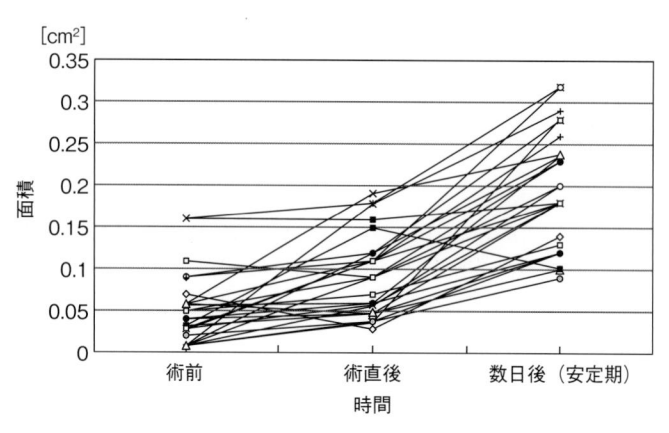

・内膜損傷
・血管れん縮
・血腫や局所麻酔などによる壁外圧迫

図13 PTA前後における最狭窄部内腔断面積の変化

2-3-5 拡張効果の判定

　バルーン拡張による刺激は，血管，周囲組織にさまざまな影響を及ぼす．拡張に伴うれん縮，血管壁，血管外浮腫のほか，局所麻酔による壁外圧迫も関連し，一時的に拡張部の狭小化，血流量の減少が認められることが多い（図12）．

　通常，数時間〜1日でこの影響は解消される．当院にて施行したVAインターベンション例の術前，術直後，数日後（安定期）の最狭窄部内腔断面積の推移を示す（図13）．

　拡張の効果判定に際しては，図14のようにバルーン自体の拡張性（強固病変による不完全拡張か否か）については，術直後に詳細に判定できるが，バルーン抜去後の判定に関しては，数時間以上おいてから判定すべきである．

　しかし，実際そのように数時間〜1日後に改めて超音波による判定を行い，方針を決めることは困難であることが多い．そのため，治療のエンドポイントの決定，追加治療の必要性の判定には，透析中の内圧評価あるいは他の評価法を活用するべきであろう．

2-3-6 合併症の有無の確認

　血管内治療の重篤な合併症に血管破裂，血管外血液漏出がある．これらは，血腫拡大によるショック，仮性瘤形成，シャント閉塞を引き起こすことがある．超音波ではリアルタイムに血管内，血管外の状態を把握することができ，

a) 強固病変による不完全拡張像　　b) 軽度不完全拡張像

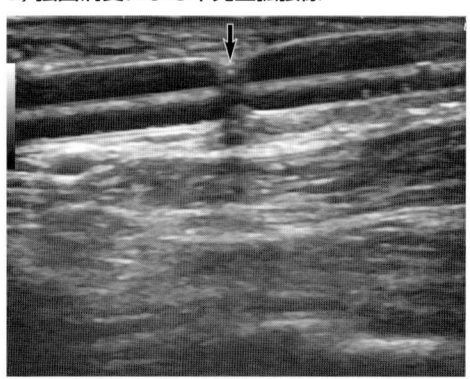

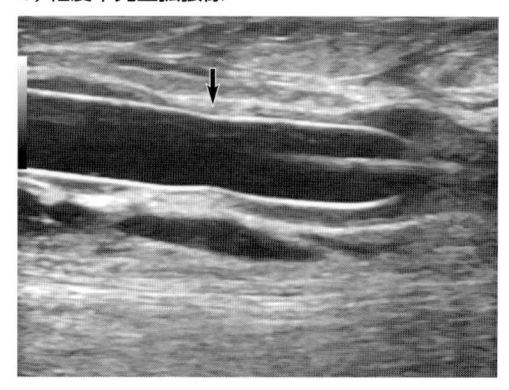

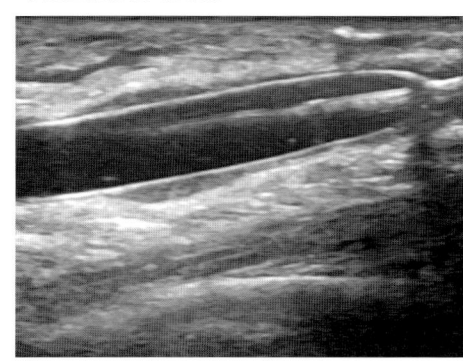

c) 完全拡張像（長軸）　　d) 完全拡張像（短軸）

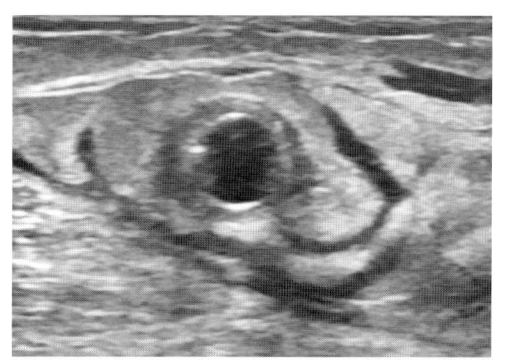

図14　バルーン拡張像

破裂の際も素早い対応が可能となる．

2-3-7　血管内超音波（intravascular ultrasound：IVUS）について

表在超音波による描出が困難な深部静脈病変では，IVUSが有力なデバイスである．ただし，短軸像のみとなるため，全体像の把握が一層困難となる．現在使用できるIVUSが冠動脈などを対象とした高周波のものが多く，VAのような径の大きい血管に対しては広範囲の描出が難しいという問題点がある．図15は鎖骨下静脈のシャント閉塞例に動脈側からIVUSを挿入し，血管内治療を行った症例である．動静脈が近接し，血管径も全体に小さい症例であったため描出が可能となったまれな例である．

3　各病態に対する超音波による評価

■3-1　狭窄

VA管理において対象となる狭窄とは，透析や日常生活に支障をきたす，あるいはそれが予測される進行性の狭窄である．狭窄の程度はある程度シャント血流量で予測することができるが，頻回PTA必要症例のように狭窄の程度をモニタリングする必要のある症例では，超音波による血流量モニタリングを行うことに多くの課題を有するのが現状である．そのため，内圧モニタリングやそのほかの簡易なモニタリング法を上手に活用していくことが

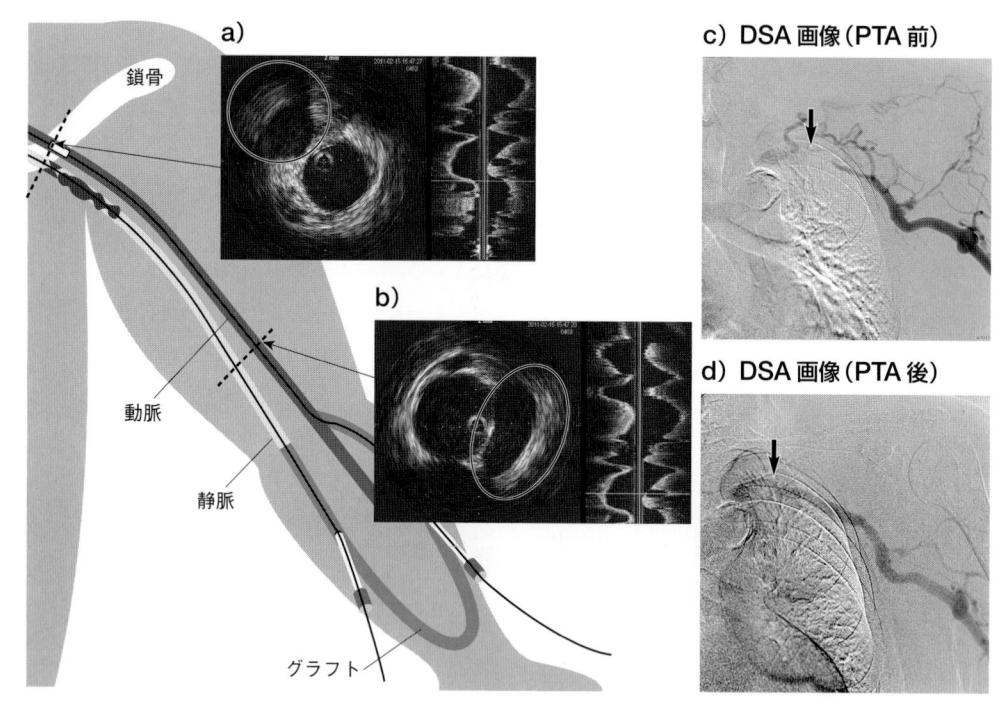

図15 IVUS

経伴走 IVUS ガイド下 PTA．動脈側に挿入した IVUS から伴走する静脈を観察．a，b は長軸方向断面図を表示しているが，動脈内に優位な狭窄はない．静脈閉塞部を動脈側から観察（a），静脈閉塞部末梢側を動脈側から観察（b）．c，d は PTA 前後の DSA（digital subtraction angiography）画像

必要である．

2011年版（社）日本透析医学会『慢性血液透析用バスキュラーアクセスの作製および修復に関するガイドライン』によれば，シャント血流量が AVF（arteriovenous fistula）で 500 mL/min 未満，AVG（arteriovenous graft）で 650 mL/min 未満，あるいはベースより 20％以上の血流低下が認められた場合，狭窄の存在を疑うものとされている．

パルスドプラ波形では狭窄が高度になると波形は先鋭化し，PSV の上昇，EDV の低下が認められる．その結果 RI は高値となり，FV は低下する．

形態的には（図16～図18）のように見ることができる．

■3-2 閉塞

理学的所見やスリルの消失から，超音波を活用するまでもなくその存在は明白である．さらに超音波により，血栓量，血栓の性状を確認できる．プローブによる軽い圧迫でつぶれる血栓はデバイスの通過や吸引による除去が容易なことが多い．プローブによる触感はインターベンションの適応決定，デバイスの選択，アプローチ部位の選定に応用できる（図19）．

■3-3 血管外血液漏出

血管外血液漏出は，おもにバルーン拡張の際の血管壁損傷により生じる．バルーンサイズと血管径のミスマッチ，高度石灰化病変，強固病変の拡張の際に認められることが多い．また，内圧の高い部位からのアプローチ，外径の大きいシースを使用している場合には穿刺部周囲の血液漏出がみられる

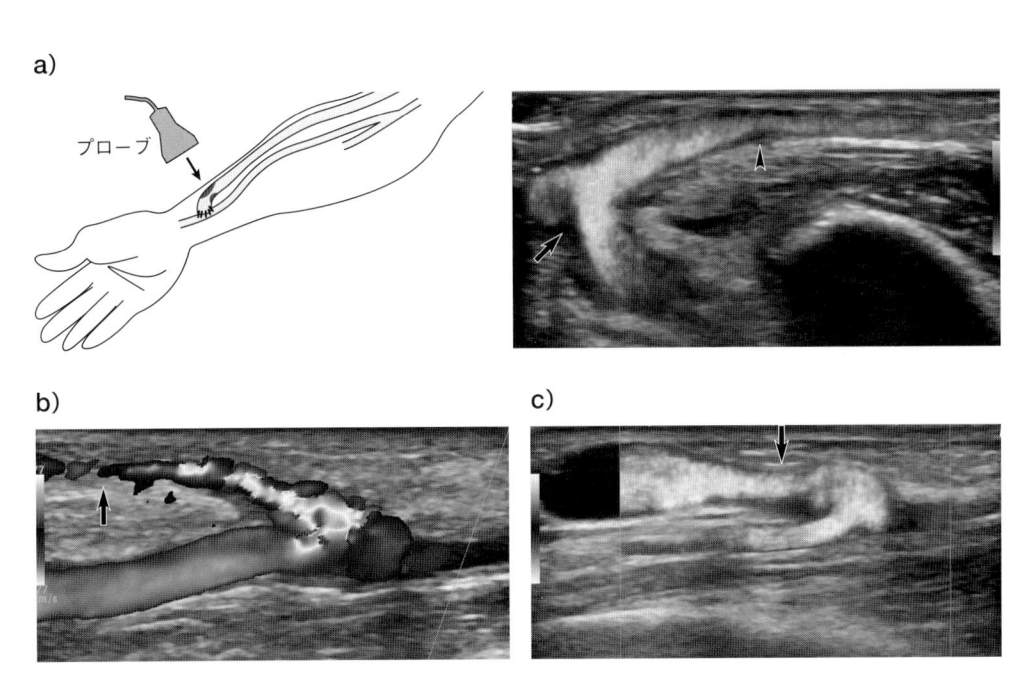

図16 自家静脈内シャントの吻合直上狭窄
吻合部(→),狭窄(▸)

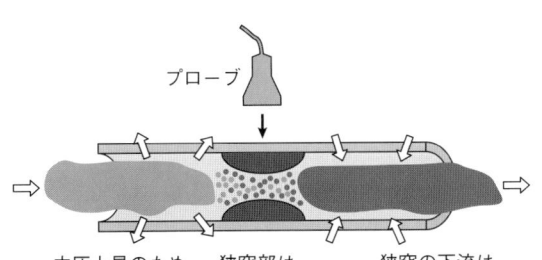

図17 狭窄部における乱流像
触診上圧較差を有するスリル最大点にプローブを当てると乱流を伴う狭窄病変が確認できる

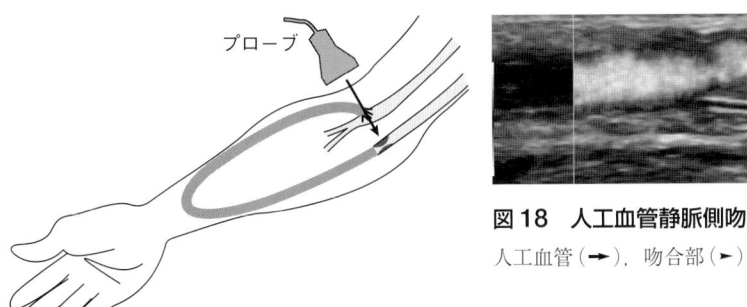

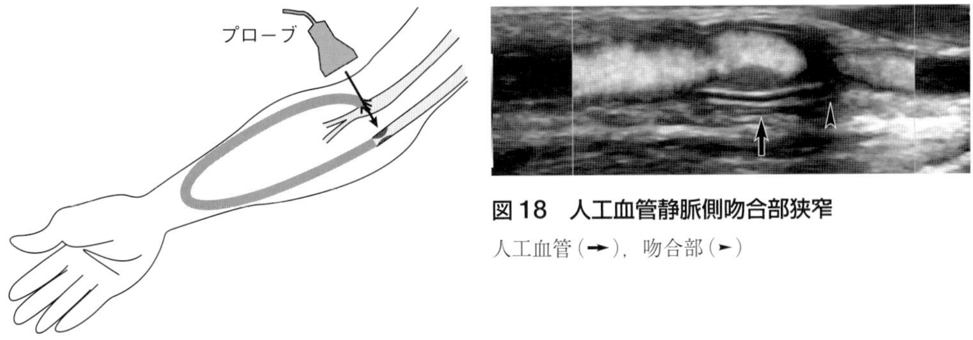

内圧上昇のため硬く触れる
狭窄部はスリルが大きい
狭窄の下流は内圧低下にて虚脱

図18 人工血管静脈側吻合部狭窄
人工血管(→),吻合部(▸)

ことがある.超音波では血管内から漏出する液体を低エコー領域として確認できる(図20).

■3-4 内膜損傷,内膜解離

バルーン拡張に伴い,特に強固な病変に高圧をかけて拡張した場合,内膜

図19 人工血管閉塞

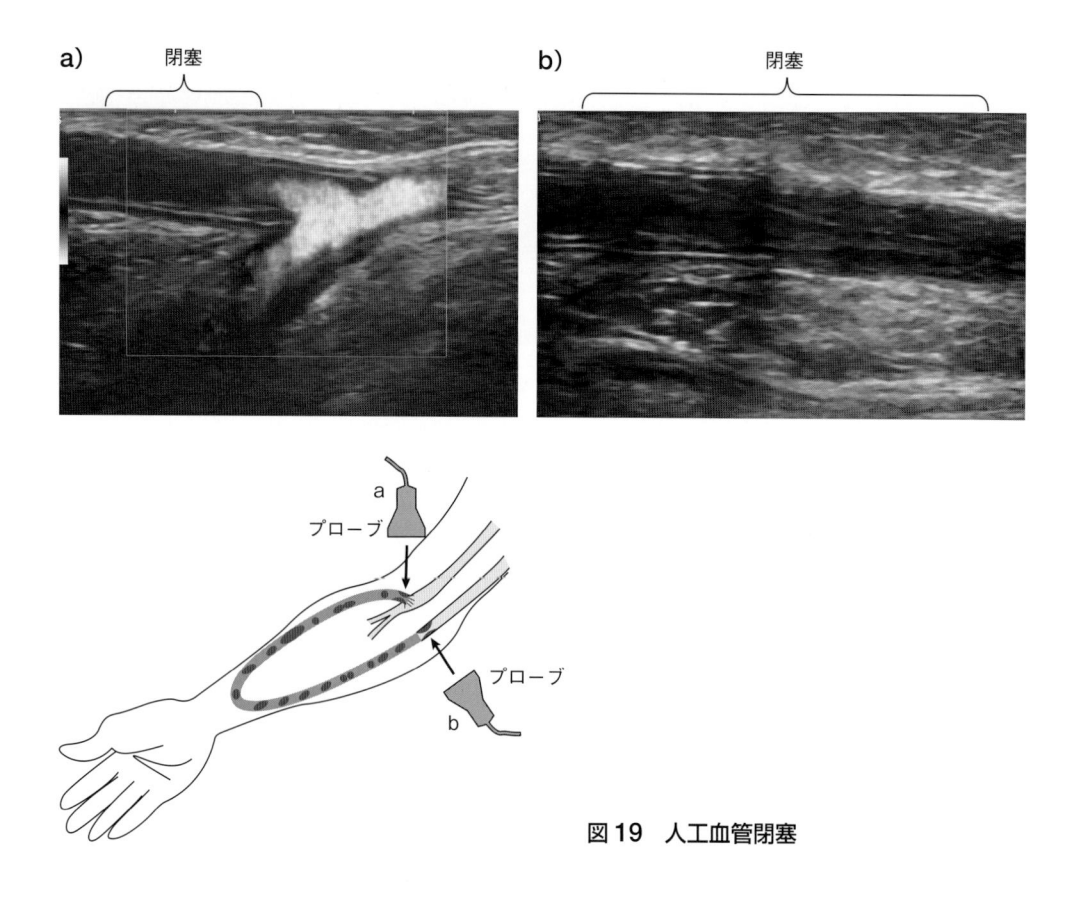

の損傷，解離を生ずることがある．超音波では，内膜の一部が内腔側に突出して見える．不安定な状態であれば，内腔を泳ぐようにヒラヒラとした損傷内膜の一部が確認できる．

■3-5 仮性瘤
仮性瘤は薄い被膜に覆われた拍動性の腫瘤として確認できる．穿刺や高圧拡張に伴う血管外血液漏出がおもな原因となる．超音波上は，血管に隣接した腫瘤内へ噴出するジェットが確認できる（図21）．

■3-6 静脈高血圧
静脈高血圧は中枢の閉塞または高度狭窄を合併していることが多く，血管は拡張，緊満していることが多い．プローブによる圧迫で容易につぶれないため，血管内圧が高値であることが確認できる．

■3-7 感染
典型的な感染例では液体の貯留像が感染部に一致して見られる（図22）が，感染の初期，回復期では感染部に一致した浮腫像のみ，あるいは明らかな所見が見られないことがある．感染により血管は脆弱な状態となるため，血管外血液漏出，血栓形成，仮性瘤形成を伴うことが多い．

■3-8 血清腫
血清腫は人工血管移植後の合併症である．人工血管の改良により，近年減少傾向である．人工血管に隣接した充実性腫瘤として確認され，腫瘤が大きければ人工血管自体を圧迫し，血流を妨げることがある．腫瘤自体には拍動

図20 血管外血液漏出
血液漏出（→）

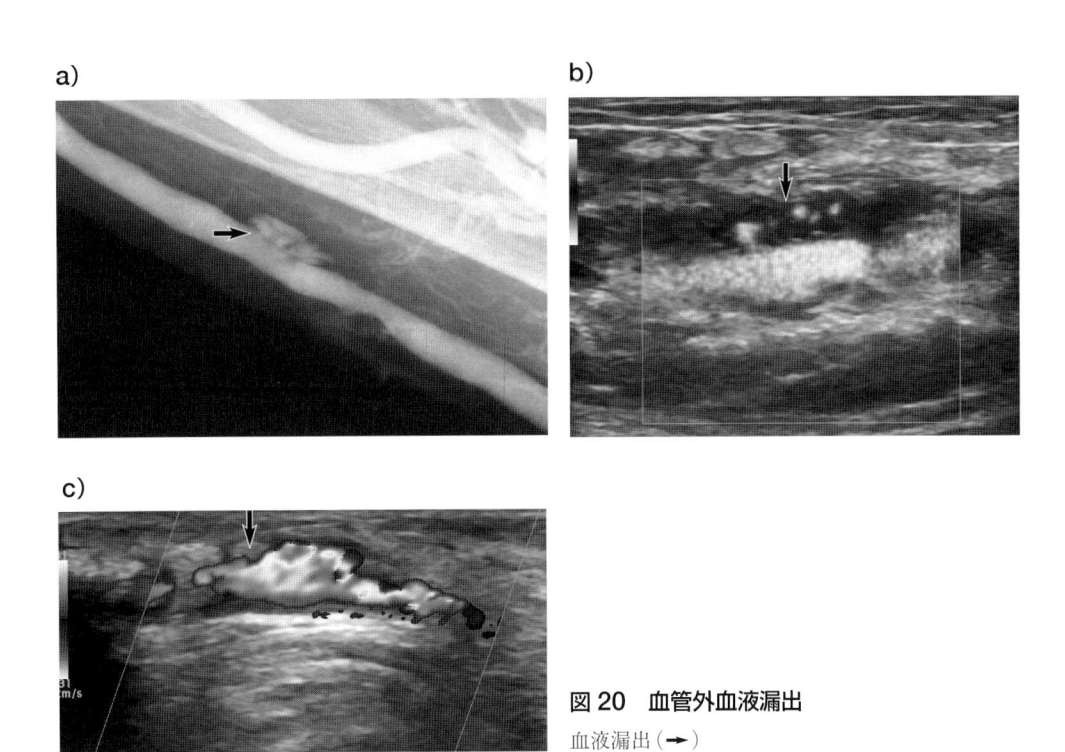

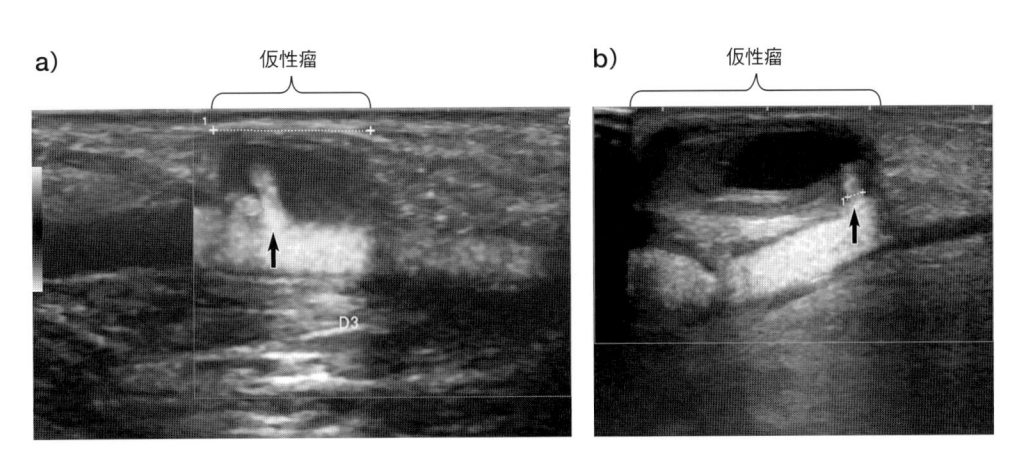

図21 仮性瘤
瘤内へ噴出するジェット流（→）

がないが，近接する人工血管，動脈の拍動が腫瘤の上から触知されることがある．超音波で内部に血流がないことを確認できれば容易に鑑別できる．

■3-9 スチール症候群

　スチール症候群の原因は，過剰血流に伴う末梢動脈血流のシャントへの流入が原因である．ドプラ上，末梢から中枢に向かう動脈血流と，吻合部より末梢側の動脈の委縮，虚脱が特徴的である．上腕動脈の血流量を計測すると，過剰であることが多い．

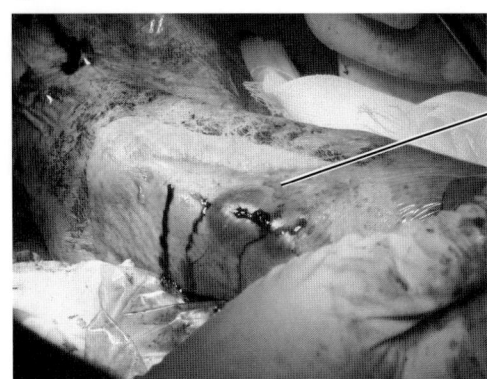

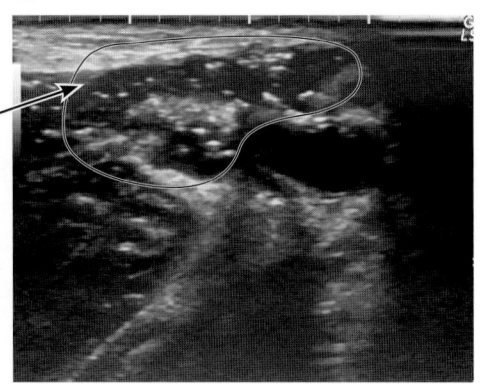

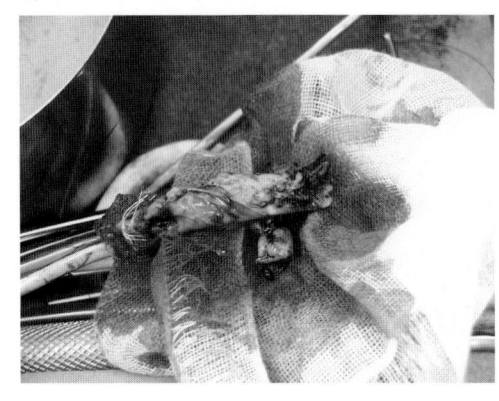

図22 人工血管感染
a), b) 人工血管周囲に液体貯留が認められる
c) 摘出標本

4 おわりに

　本項では，VA管理における超音波の意義とその位置付けについて解説した．VAトラブルに対しては，最善の治療法の選択と，それをいかに適切なタイミングで行うかが重要である．超音波の特性を十分考慮し，VA管理の質向上のため上手に活用してゆきたい．

[文献]
1) 村上康一ほか：血管抵抗指数 resistive index (R.I)を指標としたシャント管理について，腎と透析 63（別冊 アクセス 2007）: 184-188, 2007
2) 大石成省，若林正則：GPI (graft pressure index)値測定の有用性の検討，腎と透析 71（別冊 アクセス 2011）: 225-227, 2011
3) 若林正則：GPI, SPI計測によるバスキュラーアクセス機能評価，バスキュラーアクセス診断学，春口洋昭（編），大平整爾（監），p94-100, 中外医学社, 2012
4) (社)日本透析医学会：2011年版 慢性血液透析用バスキュラーアクセスの作製および修復に関するガイドライン，日本透析医学会雑誌 44(9): 855-937, 2011
5) Wakabayashi M, Hanada S, Nakano H, et al：Ultrasound-guided endovascular treatment for vascular access malfunction: results in 4896 cases, J Vasc Access (in press)

[著者]　若林正則　*WAKABAYASHI, Masanori*／望星第一クリニック　院長，血管外科

I-3 バスキュラーアクセスの評価

I-3-2. 形態的評価

> **⚠ VAIVTの3カ月ルールへの対応策**
>
> 平成24（2012）年4月から，K616-4経皮的シャント拡張術・血栓除去術の保険点数が18,080点になった一方，VAIVTの保険請求が可能なのは3カ月に一度までの制限がつくことになった．これは2005年版，2011年版（社）日本透析医学会『慢性血液透析用バスキュラーアクセスの作製および修復に対するガイドライン』のなかにある，「3か月以内に狭窄治療としてのPTAを2回以上必要とされた症例においては，その後の対応策として外科的再建術も選択肢の一つとして考慮されねばならない」との文言を引き継いだものである．PTAは3カ月に一度までという施行回数の提案は，ガイドラインにおいては治療法の推奨であるが，保険制度からは，事実上治療法の制限になっている．不要に頻回なVAIVTは規制されてしかるべきだが，手術では解決し得ないバスキュラートラブルを抱えている患者も，長期透析患者が多いわが国においてはそれほどまれなわけではない．我々医療者は今後ともエビデンスに基づいた診断治療を行い，その結果を必要な機構・機関に報告しつつ，患者が不利益を被らない医療体制を構築し続ける責任がある．

1　バスキュラーアクセスとは

　バスキュラーアクセス（vascular access：VA）とは，血液透析を行う際の血液の取り出し口，返し口のことを意味し，内シャント，人工血管，上腕動脈表在化，短期・長期留置カテーテルの総称である．

　このうち内シャントは，筋層下の深いところを走行する高圧の動脈血流を，皮下の浅いところを走行し血管壁が伸展しやすい低圧の静脈に流入するよう造設したものである．内シャント造設後は徐々に静脈が成長拡大し流量も増加するため，透析針の穿刺が安全に行え脱血返血の血流も十分量とれ，有効な透析治療ができるようになる．

　内シャント造設可能な皮静脈が荒廃している症例には，人工血管移植が行われる．これは動脈と静脈の間に人工血管を間置し，内シャントにおける自己静脈の役割を人工血管に代行させるものである．

2　VAが形態変化するのは宿命

　内シャントも人工血管も透析を行うには便利な小循環であり，いわば透析を効率よく行う目的で体内に設置した「装置」である．この「装置」は，本来低圧の静脈に高圧の動脈血が流入するという非生理的血行動態であるため，静脈はシェアストレスを受け，また少なくとも週に6本の針を刺されるという穿刺刺激をも受け続けることになる．すると血管の細胞にとっては一種

の自己防御反応，生体反応として，内膜増殖，血管壁の肥厚，あるいは菲薄化が起こり，徐々に血管形態が変化してくる．VAが形態変化するのは宿命ともいえるものである．

3 VAの形態評価・検査法

　後天的かつ人工的に作製した「装置」であるVAには正常な形態というものはないが，理想的・適正な形態というものはある．それは透析治療の際には安全有効に使えて，閉塞せず破裂せず，感染せず心不全を併発しない．つまり内シャントのもち主に最大限のメリットを提供し，デメリットは最小限にする，これが理想である．その理想的状態を保つために，変形することが宿命の内シャント・人工血管に対しては，その機能形態を常にモニタリングし，大きなトラブルに陥らぬよう先回りをして対策を立てる必要がある．

　VAの形態評価法としては，理学的所見，エコー，血管造影，CT（computed tomography），IVUS（intravascular ultrasound），OCT（optical coherence tomography）などがあげられる．

　理学所見，つまり視診，触診，聴診などの基本的診察で使用するのは駆血帯や聴診器程度であり，それ以上の機器装置は必要としない．これらの検査は機器を使用した検査を行う前に，まずはじめに行うべきである．

　次にエコーである．エコーは放射線被曝や造影剤投与などの侵襲はなく繰り返し行えるものであり，客観的な画像や数値も記録することができるので，VAの診断には欠かせない検査である．エコーは診断のみではなく，エコー下PTA（percutaneous transluminal angioplasty）などの治療手技としても有用である．

　CT，特に3D-CTA（three-dimensional computed tomography angiography）はエコーでは見えない骨に隠れた血管走行や，血管造影では読影しにくい立体的に重なり合った血管走行を読み取るのに有用である[1,2]．しかしこの検査法は，描出するデータ（例：治療対象となる病変部位の血管），および積極的に消去するデータ（例：周囲の側副血行路）で画像を構成するものなので，画像作成前に診断のポイントを理解把握していないと，有用な画像を作成することができない．別の言い方をすれば，画像作成者の意図を理解せずにできあがった画像を見ただけでは，誤った解釈をしてしまうこともある．3D-CTAは画像を構成すること自体がすでに診断なのである．

　IVUSは血管内腔から行うエコーであり，血管内膜剥離，乖離，石灰化などが詳細に観察できる[3]．特に中枢静脈狭窄に対し，安全有効な拡張術を行う際に威力を発揮する．

　近年，堀田らによりOCTでのシャント血管内腔評価法が紹介されている[4,5]．OCTの解像度はIVUSの10倍であり，より鮮明で詳細な観察が可能である（なお，OCTは冠動脈の観察に対し保険請求できるものである）．

　上記の検査のうち，本項では3D-CTAによるVAの形態評価ついて解説する．

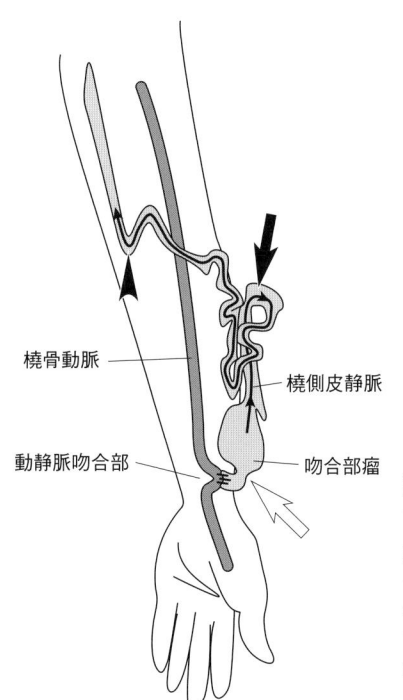

図1 症例1 橈骨動脈と橈側皮静脈で造設された左内シャント

吻合部から1.5 cmのところに軽度狭窄（⇨）あり，そのすぐ中枢に瘤が形成されている．シャント血管本幹は前腕中央のところで閉塞し，その後はいったん末梢に逆流，そして中枢にUターンして流れている．➡で脱血，▻で返血し透析は問題なく施行できている

4 3D-CTAによるVAの形態評価

　3D-CTAは，CTで撮影した対象を小さな立方体の集合とみなし，立方体の平均CT値ごとに任意に設定した色と不透明度で画像を構成する検査法である．検査の目的は，VAIVT（vascular access intervention therapy）と手術のどちらの治療法が適切であるのかを判断するため，および手術に際しては詳細な手順を事前に検討するためである．2次元の画像ではあるが，対象を回転させたり任意の面でスライスしたりとバーチャルな視野での血管走行の観察が可能なので，3次元的情報を得ることができ，最善の術式を検討するのに有用である．漠然と病変部位を探すことを目的としているならば，それは3D-CTAの良い適応ではない．

　以下に症例画像を提示する．色彩による区別が提示できないので，そのかわりに網かけや斜線による情報を加えた．

症例1 橈骨動脈と橈側皮静脈で造設された左内シャント（図1〜図4）

　図1は，橈骨動脈と橈側皮静脈で造設された左内シャントである．吻合部から1.5 cmのところに軽度狭窄（⇨）あり，そのすぐ中枢に瘤が形成されている．シャント血管本幹は前腕中央のところで閉塞し，その後はいったん末梢に逆流，そして中枢にUターンして流れている．➡で脱血，▻で返血し，透析では問題なく使用できているが，このまま経過観察で問題ないだろうか，とのことで当院紹介になった症例である．現在の血管走行を確認し治療方針を立てるため，3D-CTAを撮影した（図2〜図4）．

　図2は，皮膚を表出した画像（図2a），皮膚脂肪を消去し筋肉上を走行するシャント血管が確認できる画像（図2b），血管と骨だけを描出した画像（図

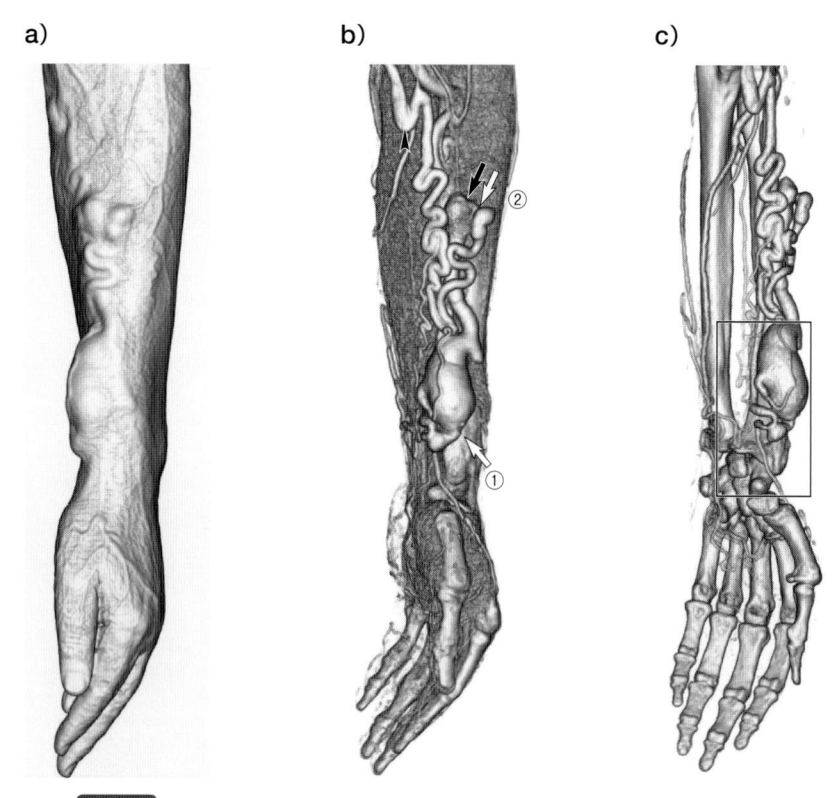

図2 症例1 3D-CTA 画像
a) 皮膚を表出した構成の 3D-CTA 画像
b) 皮膚脂肪を消去し，筋肉上を走行するシャント血管が確認できる 3D-CTA 画像．➡で脱血，▻で返血して透析を行うことができている．今後，⇨①，⇨②の狭窄が進行する可能性が予測される
c) 血管と骨だけを描出した 3D-CTA 画像（☐部分の拡大図は図3）

2c)で，30 度ずつ角度を変えている．

　図3は動・静脈吻合部近傍を拡大したもので，動脈を黒で，シャント血管をグレーで網掛けしたものである．吻合部には白線で縫合糸を書き加えてある．橈骨動脈は表層に吊り上がって内シャント血管と吻合されており，その後また末梢へ流れている様子がわかる．

　図4は，シャント血管の連続性が追いやすい画像である．シャント血管本幹（┅➤）は，前腕中枢で閉塞（➡），そこから折り返して先ほどのシャント血管本幹に乗り上げながら末梢に逆流する（➡）．そして吻合部瘤近くまで戻ってきたところでまたUターンして順行性に流れ（┅➤），肘正中皮静脈から尺側皮静脈につながっていく．

　このシャントは透析で使用できており，穿刺も止血も容易である．今後問題が起こりそうなところは図2bで示す⇨①，⇨②の2カ所の狭窄進行である．そのため現時点では経過観察，今後⇨①狭窄が進行し脱血不良の症状が出現，あるいは⇨②の狭窄進行によりシャント血管内圧上昇，脱血部位での止血不良が発生してきた時点で，VAIVT 治療を行うことが適切との結論に至った．

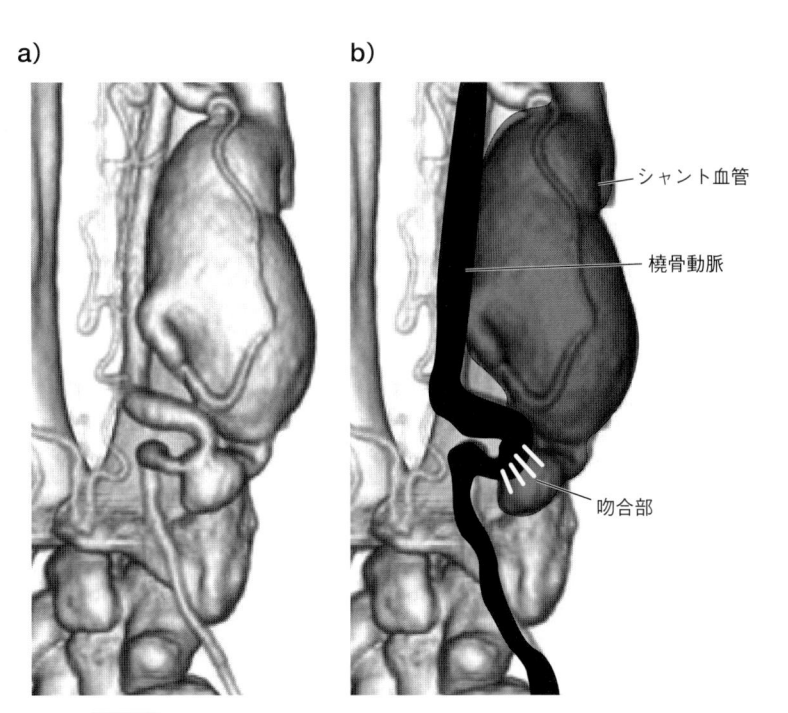

図3 症例1 動・静脈吻合部近傍を拡大
a) 動・静脈吻合部近傍を拡大している（図2c の □ 部分）
b) 橈骨動脈を黒，シャント血管をグレー網掛けで示している．吻合部には白線で縫合糸を書き加えてある．橈骨動脈は表層に吊り上って内シャント血管と吻合されており，その後また末梢へ流れている様子がわかる

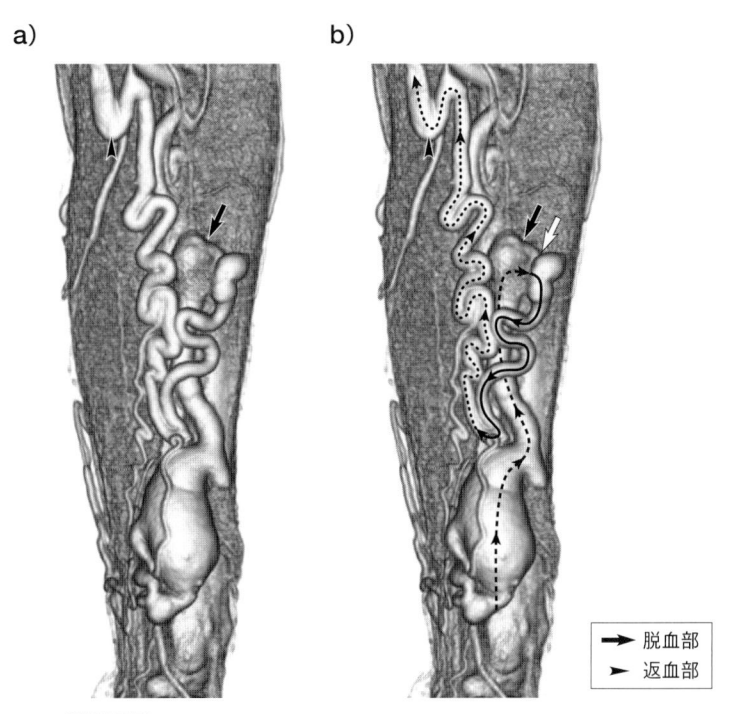

図4 症例1 シャント血が流れる方向
シャント血管本幹（→）は，前腕中枢で閉塞（⇨），そこから折り返して先ほどのシャント血管本幹に乗り上げながら末梢に逆流する（→）．吻合部瘤近くまで戻ってきたところでまたUターンして順行性に流れ（⇢），肘正中皮静脈から尺側皮静脈につながっていく

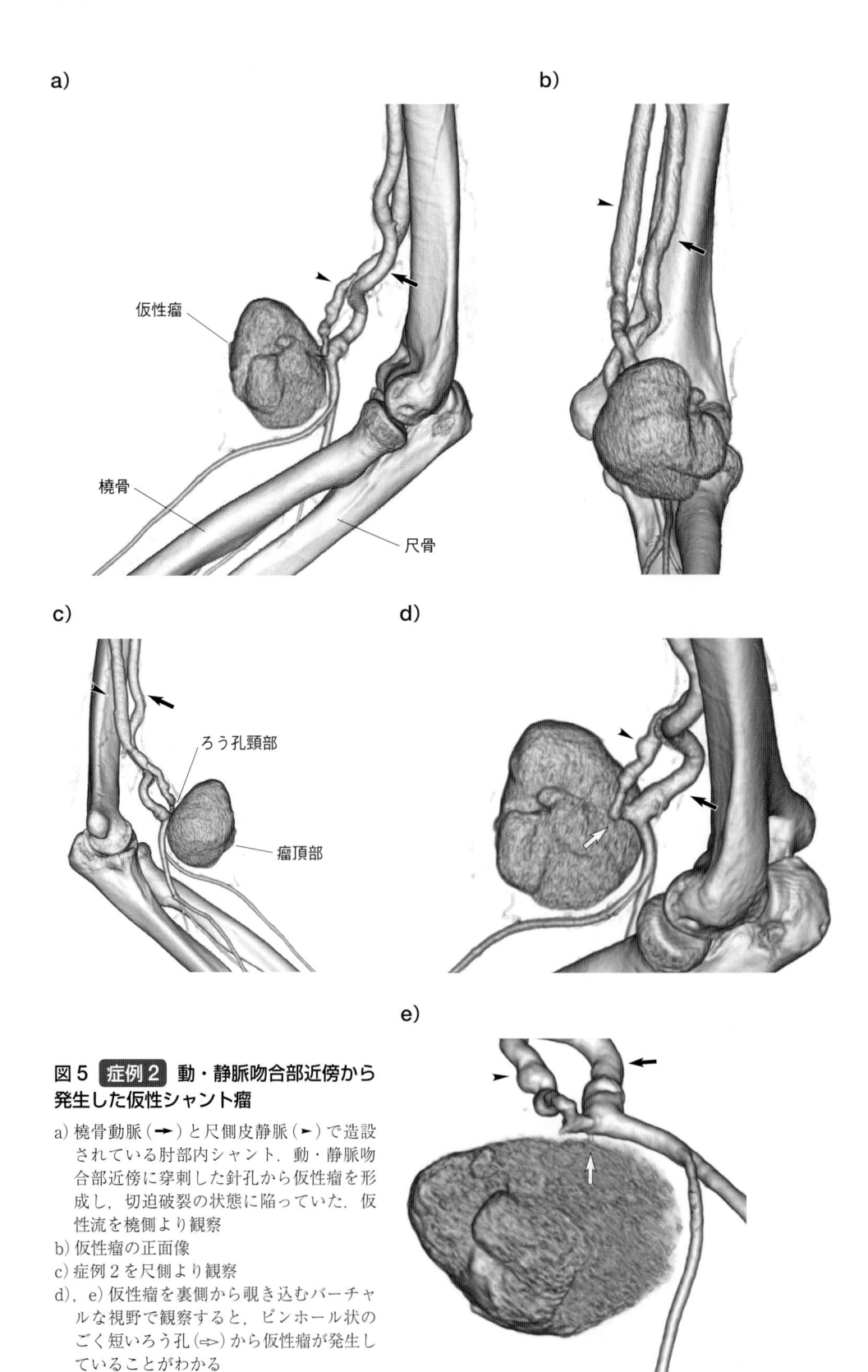

図5 症例2 動・静脈吻合部近傍から発生した仮性シャント瘤

a) 橈骨動脈（→）と尺側皮静脈（▶）で造設されている肘部内シャント．動・静脈吻合部近傍に穿刺した針孔から仮性瘤を形成し，切迫破裂の状態に陥っていた．仮性瘤を橈側より観察
b) 仮性瘤の正面像
c) 症例2を尺側より観察
d)，e) 仮性瘤を裏側から覗き込むバーチャルな視野で観察すると，ピンホール状のごく短いろう孔（⇒）から仮性瘤が発生していることがわかる

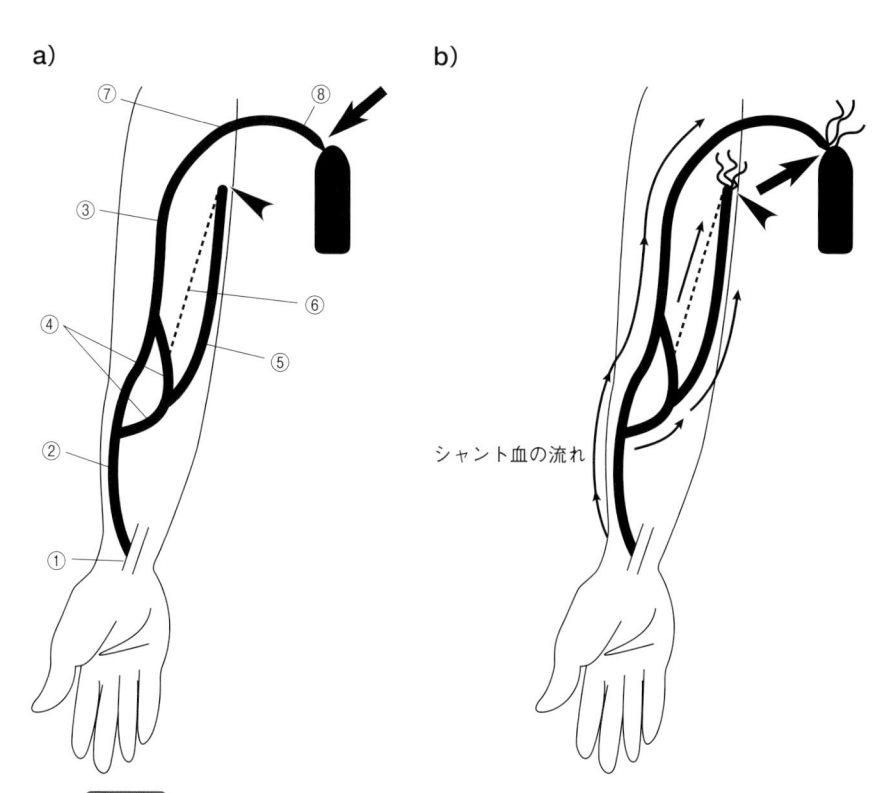

図6 症例3 中枢静脈が2カ所で狭窄・閉塞したことが原因の右上肢静脈高血圧症

a) ①動・静脈吻合部，②前腕橈側皮静脈，③上腕橈側皮静脈，④肘正中皮静脈，⑤上腕尺側皮静脈，⑥伴走静脈，⑦鎖骨下静脈，⑧右腕頭静脈．右鎖骨下静脈が腕頭静脈に移行する部位での狭窄（➡），尺側皮静脈と伴走静脈が合流した中枢側での右腋窩静脈本幹の閉塞（▶）が認められる

b) 右鎖骨下静脈が右腕頭静脈に移行する部位での狭窄（➡），尺側皮静脈と伴走静脈が合流した中枢側での右腋窩静脈本幹の閉塞（▶）が認められる．シャント血は狭窄・閉塞を迂回する多数の側副血行路に流出している

　この症例では非典型的なシャントの形態を3D-CTAで評価したことにより，現在の状態，今後起こる可能性のあるトラブル内容の推測，トラブルが発生した際のより適切な治療法はVAIVTであるとの治療方針を決定することができた．

症例2 動・静脈吻合部近傍から発生した仮性シャント瘤（図5）

　橈骨動脈（➡）と尺側皮静脈（▶）で造設されている肘部内シャントで，動・静脈吻合部近傍に穿刺した針孔から仮性瘤を形成し，切迫破裂の状態に陥っていた（図5a）．瘤を裏側から覗き込むバーチャルな視野（図5d）で観察すると，仮性瘤はピンホール状のごく短いろう孔（⇨）から発生していることが判明した．このような瘤に対する術式としては，上腕動脈，橈骨動脈，尺骨動脈，およびシャント血管を瘤から離れた安全な部位で剥離確保しテーピングして，瘤への血流を遮断したうえで，瘤外周を剥離してろう孔頸部に至るのが常套手段であろう．しかし瘤に覆われているごく短いろう孔をその外周から剥離しても，操作途中で脆い仮性ろう孔が崩れて同定できなくなる危険性が考えられた．そのため実際の手術では瘤外周からの剥離はせ

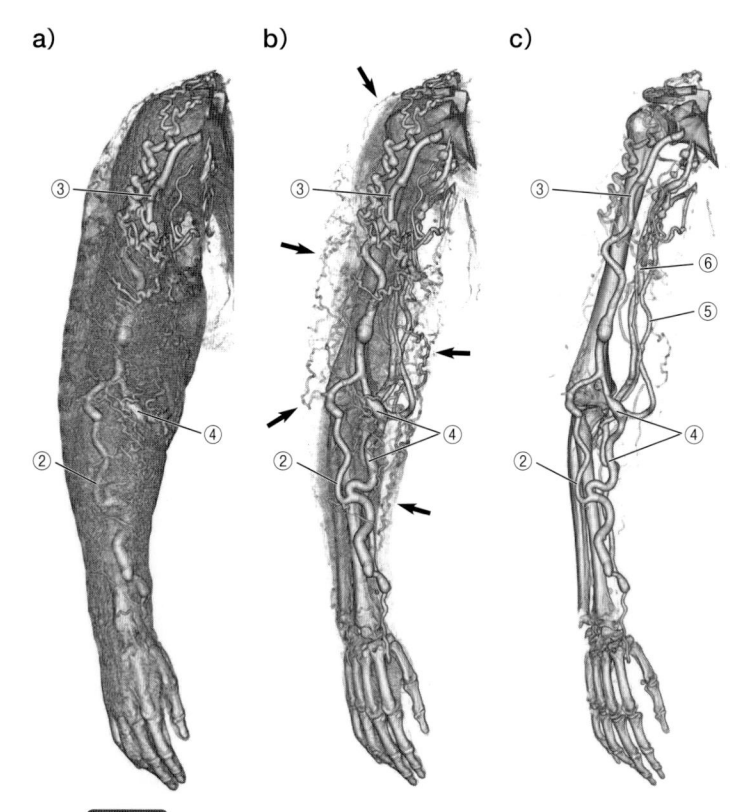

図7 症例3 3D-CTA画像
a) 皮膚脂肪を50％表出した．右上肢には著明な浮腫がある
b) 皮膚脂肪を消去した画像．通常の症例ではみられない，多数の皮静脈拡張（→）が観察される
c) 血管と骨のみ描出した画像である．血管の連続性が確認できる

ず，瘤頂部を切開し凝固しかけている血栓を核出，瘤内腔を覗き込んでピンホール状のろう孔を瘤の内側から縫合閉鎖した．この手順により出血少量，短時間で安全に手術を終了することができた．この症例は3D-CTAによる形態評価が，有効な術式決定に有用であった．

症例3 中枢静脈が2カ所で狭窄閉塞していたことが原因の右上肢静脈高血圧症（図6～図13）

右肘部内シャントがある，右上肢静脈高血圧症の患者である（図6a）．上肢全体は腫脹しており，肩から前胸部にかけて皮下静脈の拡大蛇行が著明に認められる（図7～図10）．

静脈高血圧症の原因は2つあり，1つは右鎖骨下静脈が右腕頭静脈に移行する部位での狭窄（図6a →）であり，もう1つは尺側皮静脈と伴走静脈が合流した中枢側で，右腋窩静脈本幹が閉塞（図6a ▶）しているためであった．そのため，シャント血は狭窄・閉塞を迂回する多数の側副血行路で右心に還流していた（図6b）．この画像を参考にして，静脈高血圧症の治療にはVAIVTと手術の2つの手法を用いることにした．

まず右鎖骨下静脈の狭窄（図11a）に対しては，8 mmバルーンで拡張術を行い（図11b），橈側皮静脈内シャント血が中枢に滞りなく還流するよう

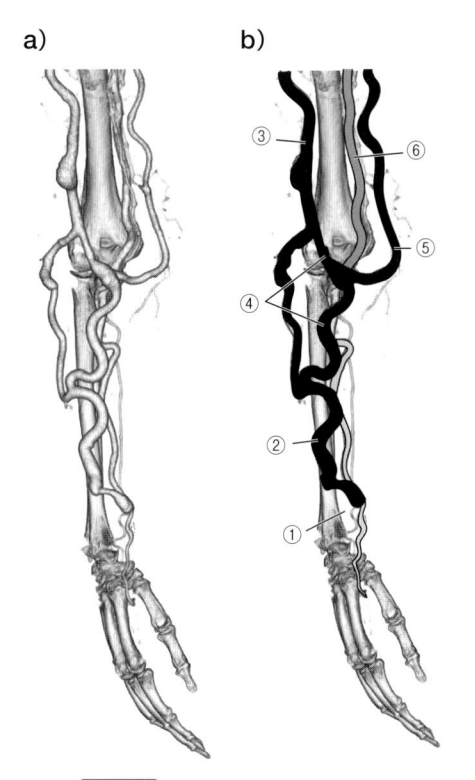

図8 症例3 右上肢シャント血管の走行

シャント血管を黒で，伴走静脈（⑥）をグレーで網掛けして示した

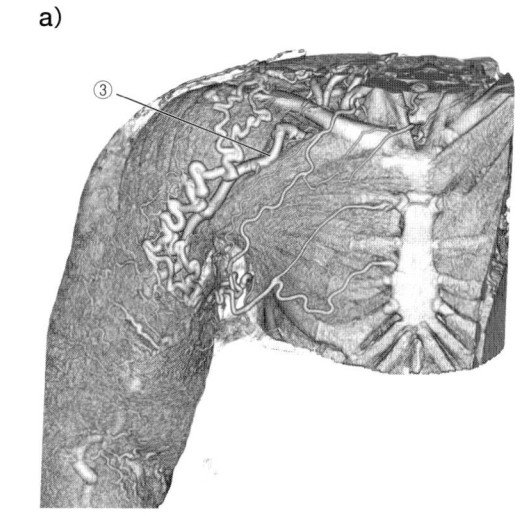

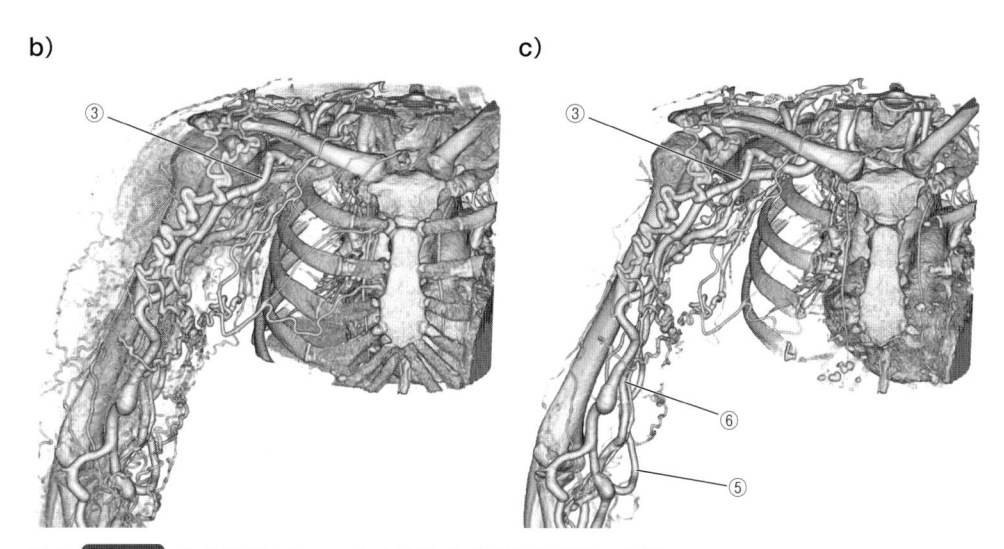

図9 症例3 右前胸部内シャント血管および側副血行路の走行

皮膚脂肪を50％表出した画像（a），皮膚脂肪を消去した画像（b），血管と骨のみ描出した画像（c）．いずれの画像でも右肩，腋窩，前胸部に側副血行路が認められる

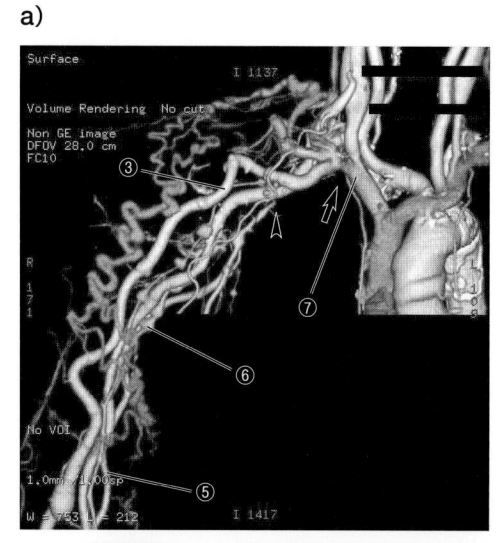

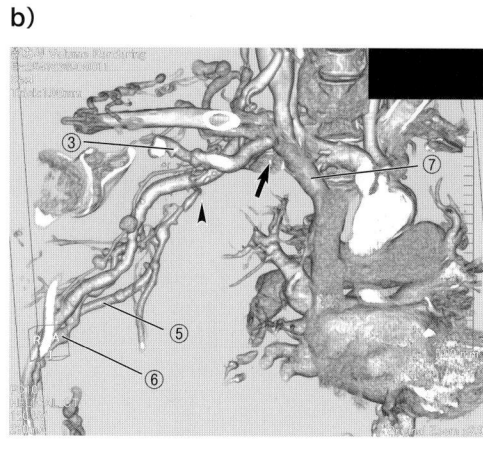

図10 症例3 2カ所の狭窄・閉塞が確認できる図

骨を消去した図(a),狭窄・閉塞を確認しやすい断面の図(b).右鎖骨下静脈が右腕頭静脈に移行する部位での狭窄(➡),尺側皮静脈と伴走静脈が合流した中枢側での右腋窩静脈本幹の閉塞(▶)が認められる

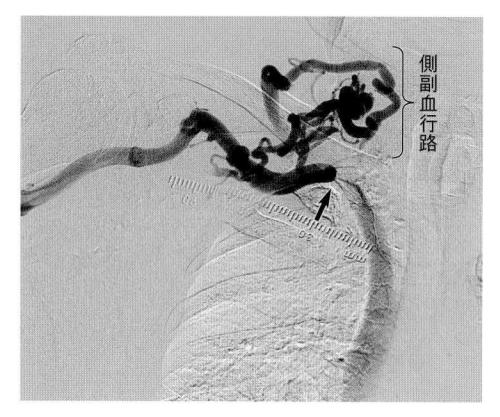

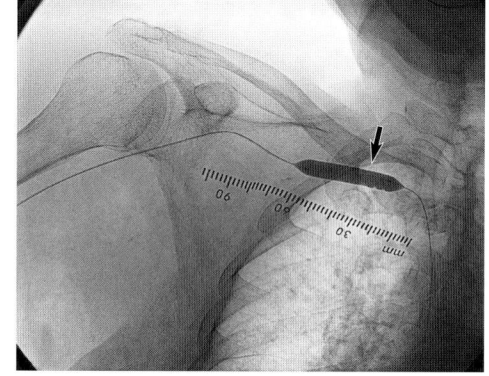

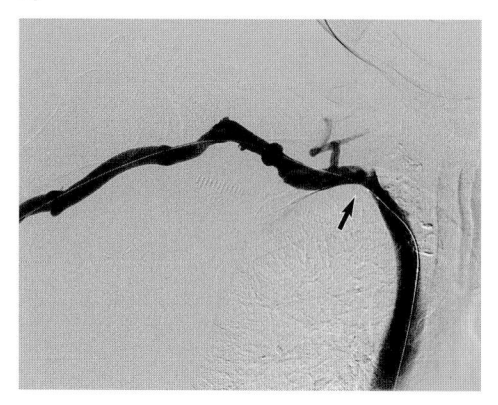

図11 症例3 VAIVT時の画像

a) 拡張前.右鎖骨下静脈の狭窄(➡)
b) 8.0 mmバルーンで拡張
c) 拡張後.シャント血は中枢に滞りなく還流するようになり,側副血行路はあまり描出されなくなった

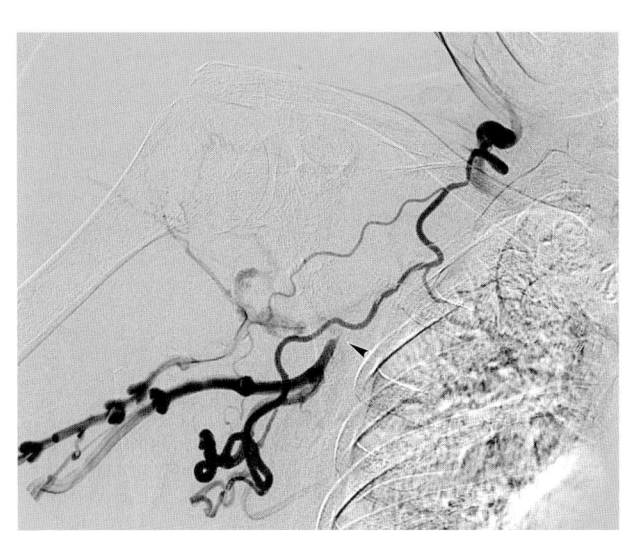

図12 症例3 右腋窩静脈本幹が閉塞し、側副血行路へ流出
右尺側皮静脈と伴走静脈が合流した中枢側で、右腋窩静脈本幹が閉塞している(▸)

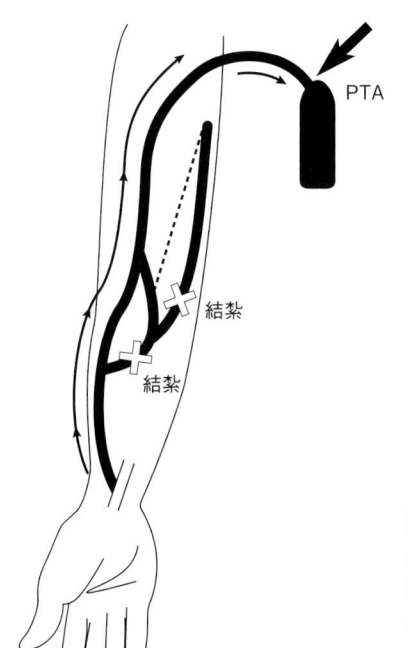

図13 症例3 VAIVTおよび手術的治療
右鎖骨下静脈狭窄に対しPTA施行し、肘正中皮静脈およびシャントとしては使用していない尺側皮静脈を手術的に結紮閉鎖した(✖)。VAIVTおよび手術的治療により静脈高血圧症状の治癒に成功し、かつ前腕〜上腕の橈側皮静脈内シャントは継続使用が可能な状態となった。

にした(図11c)。次に、肘正中皮静脈およびシャントとしては使用していない尺側皮静脈を結紮閉鎖し(図13)、閉塞している腋窩静脈に向かうシャント血流を遮断した。これら治療により静脈高血圧症状の治癒に成功し、かつ前腕〜上腕の橈側皮静脈内シャントは継続使用が可能な状態となった。

　この症例では、病変部位によりVAIVT、手術のいずれが適切な選択であるかを決定できた。

[文献]
1) 廣谷紗千子（著），春口洋昭（編著）：3D-CTA，バスキュラーアクセス診断学，大平整爾（監），p194-196, 中外医学社
2) 廣谷紗千子（著），春口洋昭（編著）：3D-CTA，バスキュラーアクセス診断学，大平整爾（監），p226-231, 中外医学社
3) 堀田祐紀（著），春口洋昭（編著）：IVUS, バスキュラーアクセス診断学，大平整爾（監），p138-153, 中外医学社
4) 堀田祐紀：VAIVT前後のOptical Coherence Tomography（OCT）画像−内膜損傷をOCTから評価する−, 腎と透析 71（別冊 アクセス 2011）：147-152, 2011
5) 池田　潔：超高耐圧バルーンによる低圧拡張の重要性と意義について, 医工学治療 25(1): 41-45, 2013

[著者]　廣谷紗千子　HIROTANI, Sachiko ／東京女子医科大学病院　腎臓病総合医療センター外科

I-4 アクセストラブル①
静脈高血圧症およびスチール症候群

> **VAIVTの3カ月ルールへの対応策**
>
> 当初，3カ月以内にPTAが必要な症例は，外科的再建術や血管形成術（パッチグラフトやグラフトバイパスなど）を行っていたが，最近は3カ月以内であっても，必要性に応じてPTAを行っている（場合によっては，3カ月の1日前でもPTAを施行する）．その結果，3カ月以内のPTAが全体の15%程度となった．インターベンション，外科治療にかかわらず，医学的に最良な治療法を選択することが重要と考えている．

1 はじめに

　バスキュラーアクセスのトラブルとして，静脈高血圧症とスチール症候群はしばしばみられる．いずれもシャント肢に異常を呈し，程度によって治療が必要になる病態である．静脈高血圧症は，何らかの原因で中枢へのスムースなシャント血流が障害され，シャント静脈内圧が上昇，一部の血流が末梢に逆流するために生じる．一方，スチール症候群は，シャント静脈へ動脈血流が流入することによって，末梢の動脈血流量が低下して生じる現象である（図1）．静脈高血圧症が静脈のうっ血で生じる病態であるのに対し，スチール症候群は動脈の虚血で生じるものであり，両者は，まったく異なった病態であるが，手指の色調不良や痛みなど，似た症状を呈するため，鑑別が重要である．図2はソアサム症候群の手指であり，図3はスチール症候群の手指になる．後述するが，ソアサム症候群は静脈高血圧症の1つの型となる．ここでは，静脈高血圧症とスチール症候群の病態と治療について解説する．

2 静脈高血圧症

■2-1 病態

　シャントを作製すると，静脈血流量が10〜20倍に増加する．中枢へスムースに流れる場合は特に問題ないが，シャント狭窄や部分的な閉塞によって，過剰なシャント血流が側副静脈に逆流してその末梢側に浮腫や腫脹をきた

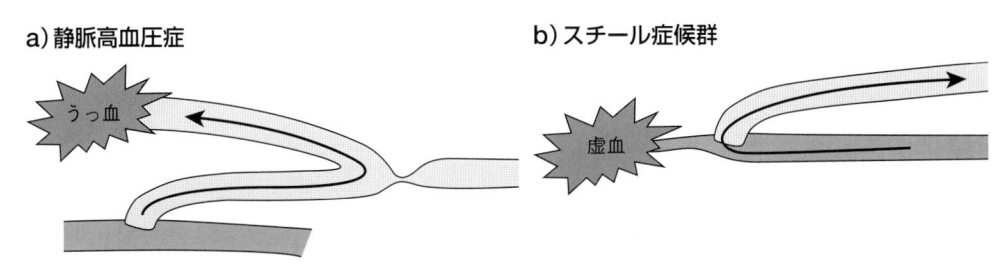

a) 静脈高血圧症　　　　　　　b) スチール症候群

図1　静脈高血圧症とスチール症候群

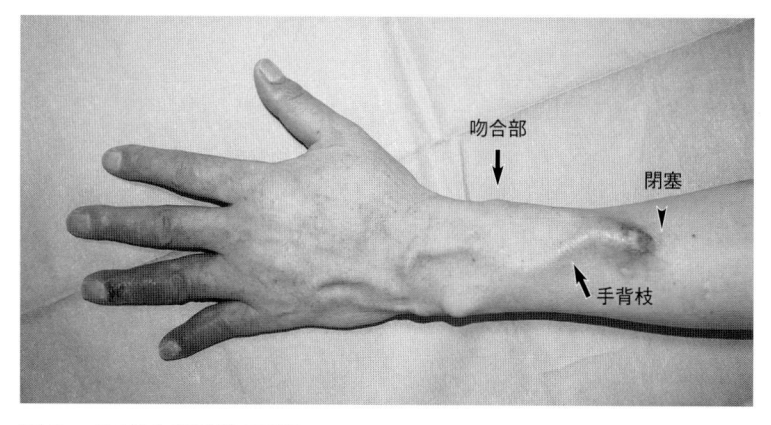

図2 ソアサム症候群の手指
手関節部で作製されたAVF．第3，4，5指に発赤と軽度の腫脹がみられる．第4指には，皮膚のびらんを認める

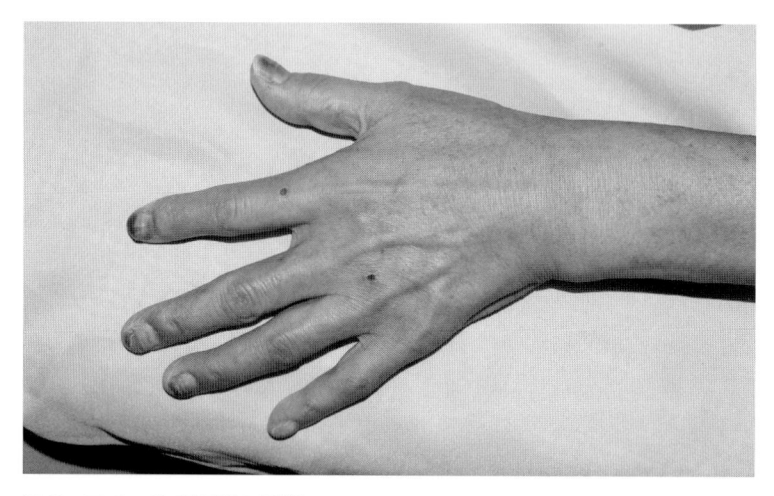

図3 スチール症候群の手指
前腕肘窩内シャント症例．爪が蒼白であり，第1，2指は変色し，皮膚壊死も認める

す．中枢側の血管床が十分あり，増加したシャント血流が逆流しなければ，静脈高血圧症は呈さない．静脈高血圧症は，流入するシャント血流量と中枢の狭窄（閉塞）の関係によって引き起こされるものであり，シャント血流量が過剰になると，有意な狭窄がなくとも静脈高血圧症を呈することがある．

■2-2 症状
　症状は狭窄部の末梢側に出現するという特徴があるので，腫脹した部位を見れば狭窄部を推定できる．腫脹する部位により，手指型（ソアサム症候群），前腕型，上肢型に分けることができる．

2-2-1 手指型（ソアサム症候群）
　前腕末梢で作製し十分発育したシャントで，手背枝が合流する部位のすぐ中枢に狭窄（閉塞）が出現すると，手背枝を逆流して手指のみの腫脹が出現する．これはソアサム症候群と呼ばれており，比較的多くみられる．このま

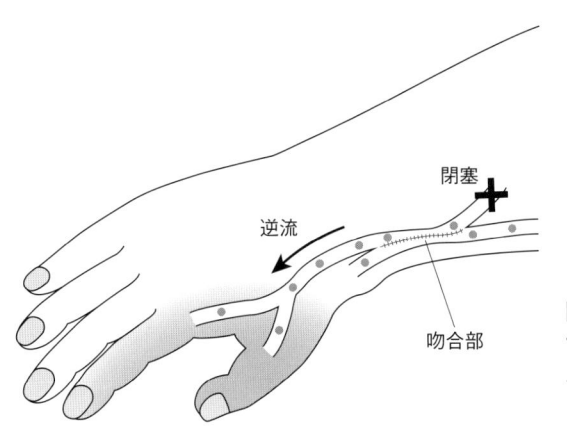

図4 側－側吻合におけるソアサム症候群の病態
側－側吻合の中枢側が閉塞して第1，2指を中心に腫脹が生じる

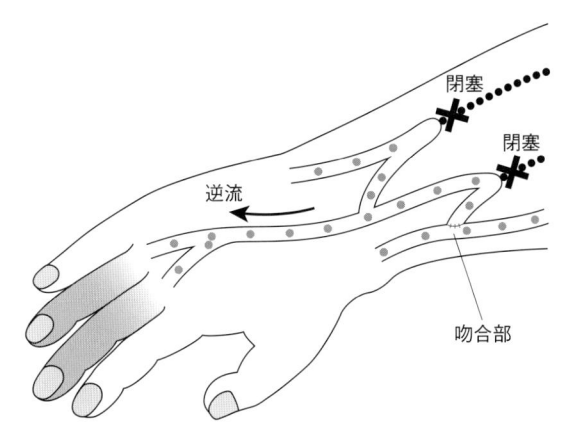

図5 側－端吻合におけるソアサム症候群の病態
手背枝に逆流して第3，4指を中心に腫脹が生じる

ま放置しておくと，皮膚のびらんや潰瘍を生じ難治性となる．本来のソアサム症候群は，動脈側－静脈側吻合（側－側吻合）で中枢の静脈閉塞のため，すべての血流が末梢に逆流することにより生じるものである．ソアサム（sore thumb）の"sore"は「痛み」のこと，"thumb"は「親指」のことであり，親指周囲の痛みが出現するものであった．内シャントが考案された当初は，動脈側－静脈側に吻合されていた．その後，動脈側－静脈端が通常の吻合法となったが，側－側吻合は，しばらくの間主流であった．この吻合法で作製されたAVF（arteriovenous fistula）の中枢側の静脈が閉塞すると，すべての血流が吻合部からすぐ逆流することになり，第1，2指の腫脹がみられる（図4）．しかし，近年のシャントはほとんどが動脈側－静脈端吻合（側－端吻合）となっており，むしろ手背枝を逆流して，第3～5指の腫脹がみられることが多い（図5）．

2-2-2 前腕型静脈高血圧症

前腕を中心にした腫脹・浮腫がみられる場合を，ここでは前腕型静脈高血圧症と呼ぶ．シャントは吻合部から5 cm程度中枢まで，鎖骨下静脈では1本の静脈に血流が集中するため，その静脈に高度な狭窄（閉塞）を生じると静脈高血圧症になりやすくなる．

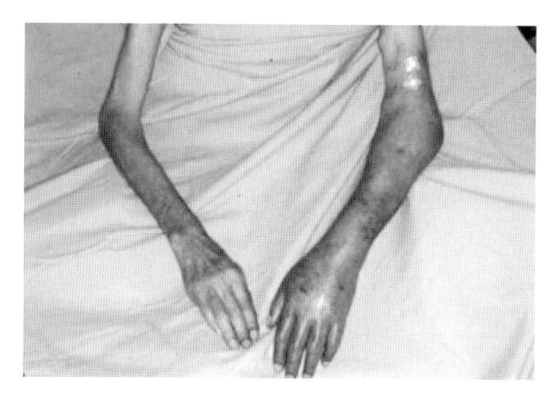

図6 前腕型静脈高血圧症

a)

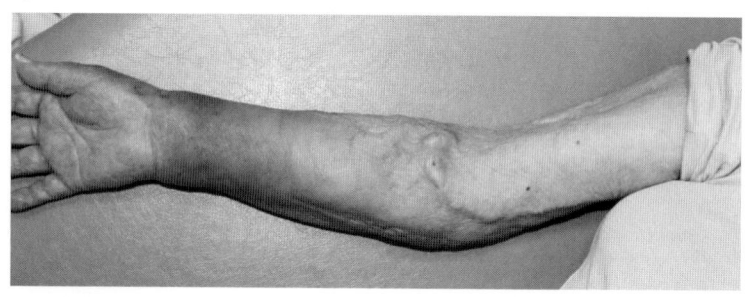

b) 血行動態

上腕尺側皮静脈
グラフト
狭窄
逆流

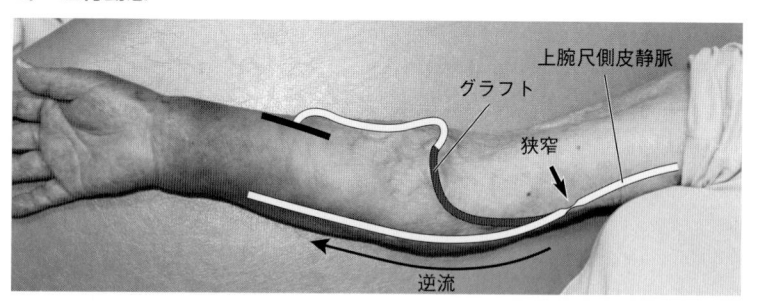

図7 前腕型静脈高血圧症（グラフトバイパス例）

　その一方，肘部近傍や上腕中央部までは，血流が表在，深部を含めて何本かの太い静脈に分散するため，1本の静脈狭窄があっても静脈高血圧症は生じにくくなる．たとえば，肘正中皮静脈が尺骨静脈に流入する部位に高度狭窄を生じても，橈側皮静脈や深部静脈交通枝を介した深部静脈が残存していれば，静脈高血圧症を呈することは少なく，この部位では複数の静脈に狭窄（閉塞）を生じて，初めて静脈高血圧症を呈することになる．

　図6の症例は，典型的な前腕型静脈高血圧症の症例であるが，この症例は表在静脈（上腕橈側皮静脈および上腕尺側皮静脈）に閉塞を生じ，すべての血流が深部の上腕静脈に流入．さらに上腕静脈の中枢に有意狭窄が出現して，上腕静脈を逆流してこのような前腕のみの腫脹が出現した．図7は，上腕尺側皮静脈に吻合したグラフトの流出路静脈に狭窄が生じて，尺側皮静脈を逆流して前腕型静脈高血圧症を呈した症例である．

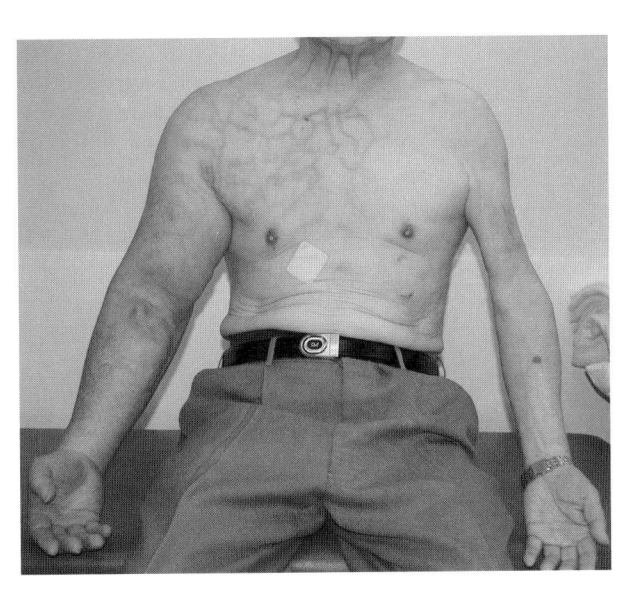

図8　上肢型静脈高血圧症

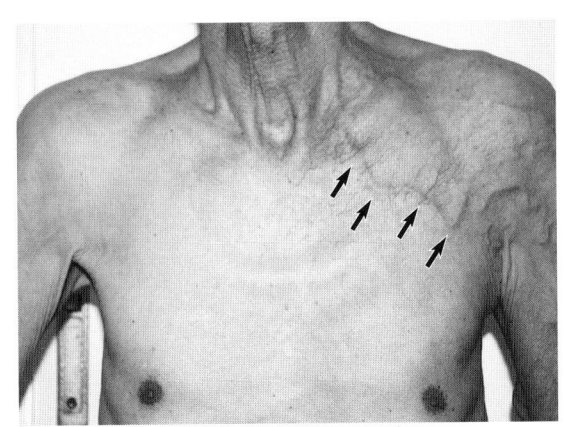

図9　一側だけの前胸部の皮下静脈拡張（→）

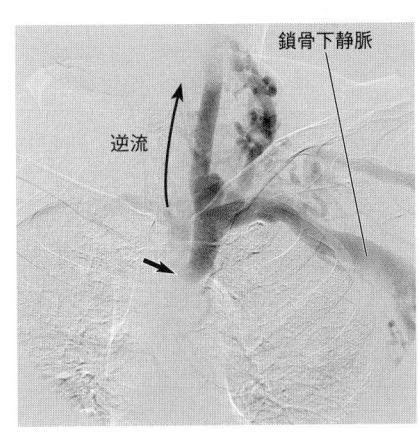

図10　内頸静脈の逆流（血管造影）
シャント肢の静脈から造影剤を注入して鎖骨下静脈を描出した．腕頭静脈が閉塞して（→），内頸静脈を逆流している所見がみられる

2-2-3　上肢型静脈高血圧症

　上肢全体に腫脹が生じるものであり，最も症状が強く表れる．鎖骨下静脈や腕頭静脈に狭窄を認めることが多い．特に左側の鎖骨下静脈から腕頭静脈は解剖学的にスペースが少なく，実際に静脈狭窄がなくとも周囲組織に圧迫されて相対的な狭窄が生じ，症状が出現することもある．すでにシャントが十分発育した後に，鎖骨下静脈に狭窄（閉塞）を生じると，上肢型静脈高血圧症を呈する（図8）．この場合，逆流は上肢だけではなく前胸部にも生じるため，一側のみで前胸部の皮下静脈の拡張がみられる（図9）．鎖骨下静脈よりさらに中枢，内頸静脈が合流する部位より中枢の腕頭静脈に狭窄（閉塞）を生じると，内頸静脈を逆流し（図10），顔面の半分に腫脹が生じることがある．

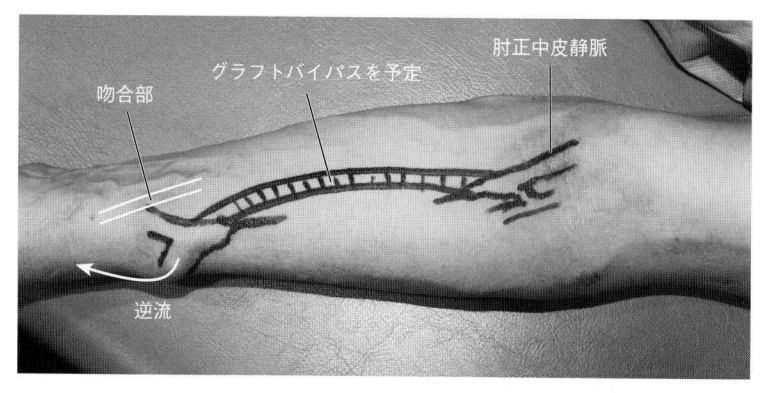

図 11 ソアサム症候群に対して，グラフト移植を予定した症例

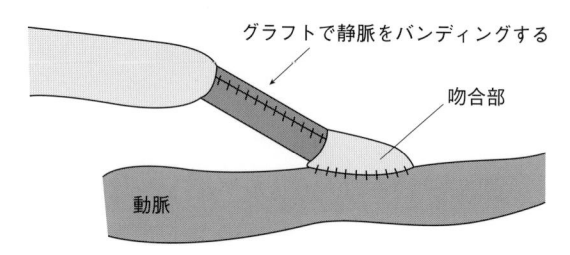

図 12 静脈バンディング

静脈高血圧症の患者では，前胸部や顔面も観察するようにすることが重要となる．

■2-3 診断

静脈高血圧症の診断は，まず視診で腫脹が強い部分を確認し，発赤や皮膚のびらん，潰瘍の有無，毛細血管の拡張などを観察する．次に腫脹部を触診し，熱感，皮下の硬さ，浮腫の有無を確認する．診断は視診によりなされるが，特に中心静脈狭窄がある場合は，視診では狭窄部を同定することができず，血管造影が必要となる．ソアサム症候群や前腕型静脈高血圧症は，超音波検査で狭窄部や逆流の有無をみることができる．

■2-4 治療

静脈高血圧症の治療は，その病態に応じて変わる．基本的な治療法は，①流出路の確保，②逆流の遮断，③血流量の調節の3種類になる．流出路の確保としては，PTA（percutaneous transluminal angioplasty）が第一選択となる．PTAが不可能な狭窄や，閉塞病変に対しては，グラフトバイパス術が有効になる（図11）．ソアサム症候群や前腕型静脈高血圧症では，静脈を結紮するだけで症状は改善するが，その場合は十分流出路が確保されていなければシャント閉鎖に陥るため，注意が必要になる．すでに血流過剰がある症例では血管のバンディング手術を行い（図12），シャント血流を低下させることが必要となる．静脈高血圧症が高度の場合は，シャントを閉鎖して反対側で新たにシャントを作製する．

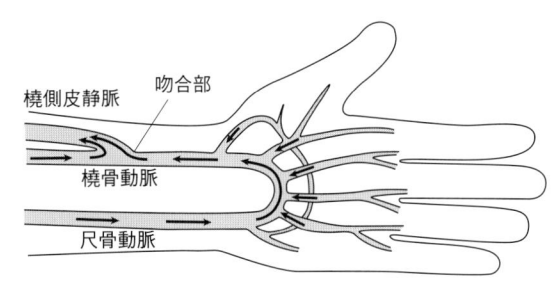

図13 スチール症候群の病態
橈骨動脈と橈側皮静脈で作製したシャント．橈側皮静脈には，橈骨動脈の順行性の血流と，尺骨動脈から手掌動脈弓を介した逆行性の血流が流入する．そのため，手指の血流がスチールされ，虚血症状が生じる

3 スチール症候群

■3-1 病態

　スチール症候群は，本来末梢の組織に供給される動脈血がシャントに流入し，末梢循環障害を呈するために引き起こされる病態であり，手指の冷感，しびれ，痛みなどの症状を呈するものである．シャントの血流過剰と動脈硬化による末梢循環障害が原因となっている．スチール症候群は盗血症候群とも呼ばれ，シャント静脈に動脈血が「盗まれる」ことによって生じる病態である．

　通常の radiocephalic arteriovenous fistula（RCAVF）におけるスチール症候群の病態をみてみよう．静脈は低圧であるため，シャント静脈に流入する橈骨動脈からの血流は，順行性のものに加えて逆行性のものが混在している．そのときに尺骨動脈から手指に供給されるべき血流が，手掌動脈弓を介してシャント吻合部に逆行性に流れ込む（図13）．その際，シャント静脈の抵抗が少なく末梢動脈の抵抗が高いと，手指に供給されるべき動脈血が低下する．特にシャント血流量が多いと，盗まれる血流が多くなる．

　すなわち，スチール症候群を呈するか否かは，シャント血流量と末梢動脈の抵抗の関係で決まる．動脈硬化などで，もともと末梢動脈の抵抗が強い患者では，シャント血流が少なくても末梢の血流が低下する．一方，過剰血流があっても，末梢抵抗が小さければ，スチール症候群をきたしにくい．

　実際は，肘などむしろより中枢にシャントを作製した場合や人工血管移植症例で頻度が高い．肘部や上腕では，必ずしも末梢からの逆流する血流があるわけではなく，上腕動脈の血流の多くがシャント静脈に流入して，末梢循環障害を呈すると考えられる．

■3-2 症状と診断

　スチール症候群では，末梢の循環障害による症状が出現するが，重症度によって症状が異なる（表1）．stage Ⅲ以上のものでは，何らかの外科治療が必要になる場合が多い．

　また，スチール症候群には，内シャントを作製後早期に出現するものと，術後しばらく経過してから，シャント血流増加や動脈硬化の進展に伴い末梢循環障害を呈するものがある．シャント作製後，早期に出現するスチール症候群は症状が時間単位で進行するため，早急な対応が必要になる．手術後24時間以内にシャント肢の不可逆的な手指の強い感覚運動神経障害をきた

表1 スチール症候群の症状とその重症度

stage Ⅰ	冷感
stage Ⅱ	透析中の除水による痛み・痺れ
stage Ⅲ	安静時の痛み・痺れ
stage Ⅳ	潰瘍・壊死

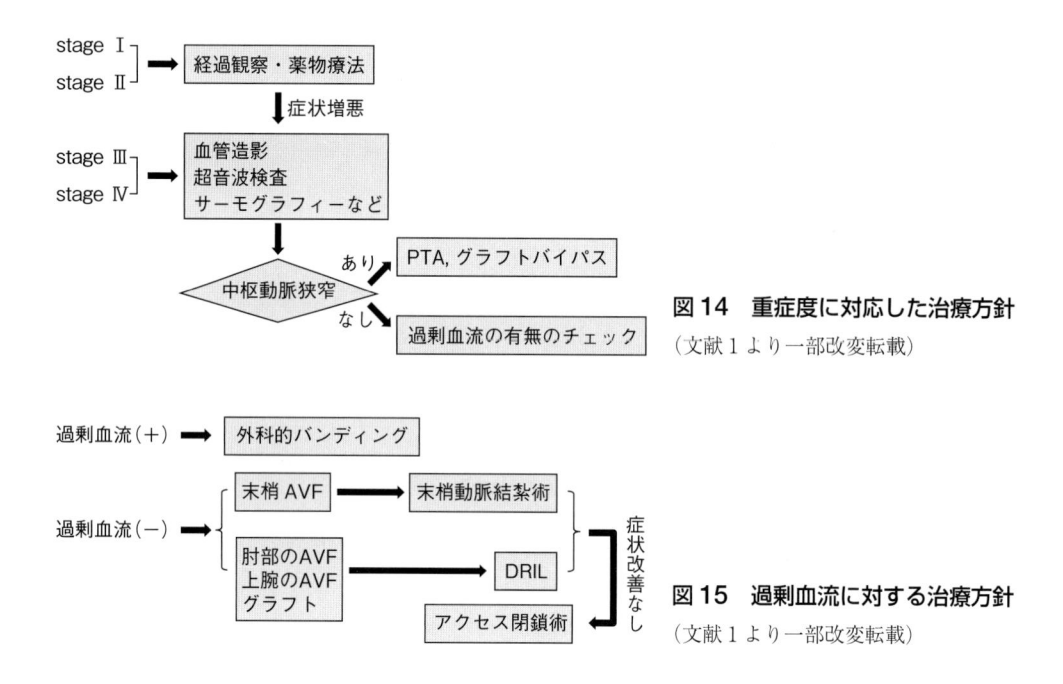

図14 重症度に対応した治療方針
(文献1より一部改変転載)

図15 過剰血流に対する治療方針
(文献1より一部改変転載)

すものを,特に ischemic monomelic neuropathy (IMN) と呼んでいる.まれではあるが,糖尿病の女性患者でみられることが多い.

末梢循環血流の客観的評価法としては,指尖脈波,SaO_2,サーモグラフィー,SPP (skin perfusion pressure) などがある.これらの検査は必須ではないが,治療効果を客観的に評価するものとして有用と考える.また,可能であれば血管造影が推奨される.その場合,シャントの責任動脈を穿刺して DSA (digital subtraction angiography) を行い,実際の循環動態を描出することが重要である.スチール症候群の多くは過剰血流を合併しているため,超音波ドプラ法によるシャント血流量測定が必要である.過剰血流があるか否かで治療法が変わるため,是非血流量を測定しておきたい.

■**3-3 治療**

スチール症候群の治療は,重症度と病態(過剰血流の有無)に応じて決める(図14,図15).stage Ⅰ,stage Ⅱ の比較的症状が軽度のものでは,保温や PGE1 (prostaglandin E1) 製剤などの血管拡張薬投与で経過をみるが,症状が増悪するようであれば病態把握のための客観的な検査を行う.stage Ⅲ では,過剰血流の有無によって治療法が異なる.過剰血流を有するものに対しては,外科的なシャント静脈のバンディング手術(図12)を行って血流を低下させるのが一般的である.また,シャントの血管抵抗を上げるために,4 mm 程度の人工血管を用いて静脈間のインターポジションを行う場合もある.

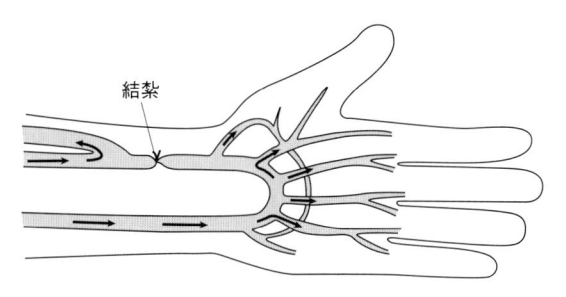

図16 遠位橈骨動脈の結紮

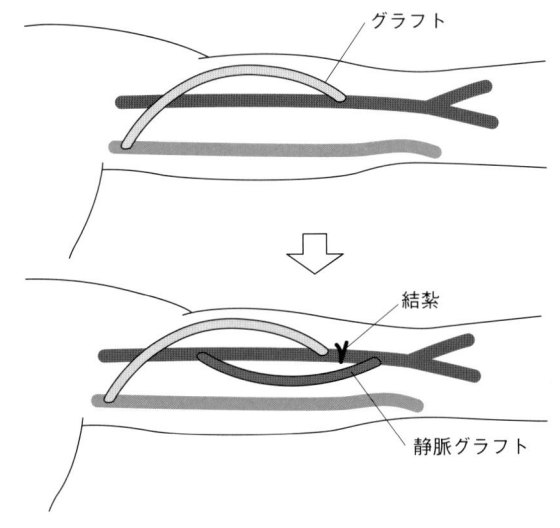

図17 上腕人工血管症例に対するDRIL
グラフト吻合部末梢の上腕動脈を結紮することで、逆流を防止し、静脈グラフトで動脈－動脈バイパスすることで、末梢循環を確保する

　stage Ⅲで過剰血流がなく、末梢のAVFで明らかな動脈逆流を認める場合は、シャント吻合部末梢の橈骨動脈の結紮術が有効なことがある（図16）．また、DRIL（distal revascularization-interval ligation）という手技が有効なことが多い．これは、吻合部動脈の末梢側を結紮して、吻合部より中枢の動脈と結紮した動脈の末梢部を静脈バイパスするものである（図17）．

　stage Ⅳの症例では、バンディングやDRILが無効なこともあり、シャント閉鎖術が余儀なくされる．ただ、動脈硬化が高度な症例では、シャントを閉鎖しても症状が改善しないこともある．またIMNを発症した場合は、可及的速やかにシャントを閉鎖することが推奨される．

　スチール症候群で忘れてはならないのが中枢動脈の狭窄である．上腕動脈のパルスドプラでピークまでの立ち上がりが悪い症例（accretion timeの延長）がみられたら、測定部位の中枢の動脈狭窄が疑われる．中枢動脈の狭窄に対しては、PTAやグラフトバイパス術が有効となる．

［文献］　1）慢性血液透析用バスキュラーアクセスの作製および修復に関するガイドライン，日本透析医学会雑誌 44(9): 855-937, 2011

［著者］　春口洋昭　　HARUGUCHI, Hiroaki ／飯田橋春口クリニック　院長

I-5 アクセストラブル② AVF・AVGの急性トラブル

⚠️ VAIVTの3カ月ルールへの対応策

2012年4月の診療報酬改定で，標準的内シャント作製と経皮的シャント治療の技術料が横並びとなったことは意外なニュースとして受け止めたが，別の視点からみれば，VA維持にかかる対価のシミュレーションが容易になったともいえる．電卓を持ち出すまでもなく，コストの観点での両者の優劣は明らかである．当院では今回の診療報酬改定が公布される以前より，まさしくこれと同じルールを自主的に掲げて診療を継続してきた．VAIVT後，3カ月以内に再治療が必要となるような症例は，もはやその維持に固執せずAVF再建に踏み切っている．例外は存在しない．

健全なシャントを再建することによってもたらされるメリットは，医療経済的な側面のみからではない．透析効率の改善，また何より患者の身体的・精神的負担の軽減は，その後のQOL（quality of life）の改善に大いに寄与することが期待される．またシャント作製手術は実にエコロジカルな医療である．消耗品はせいぜいガーゼや糸のみであって，もちろん放射線とて不要である．一方，VAIVTの手技を終えたのちに，先ほどまでは新品であったカテーテル，ワイヤー，インフレータ，それらを厳重に包んでいたパッケージなどが医療廃棄物用のごみ箱の中に惜しげもなく放られているのを目にするとつい，随分ぜいたくな医療をしているのだとしみじみと実感する．

VA再建の試みが十分に勝算あるものなら，潔い決断も可能であろう．しかし現実には身体的にあるいは技術的に困難だから，近隣に手術を請け負ってくれる施設がないから，患者が手術に前向きでないから，などVAIVT継続の方針を後押しする事情は多々あるに違いない．それが既成の事実となって，再建の可能性を検討することさえあきらめてはいないだろうか？

VAIVTは完結する治療手段ではなく，シャントの機能不全を一時的に解消して開存期間を延長する，いわば維持療法である．頻回に治療を行うほどにVA喪失のリスクは低減できるに違いないが，どこかで制限を設けなければモラルハザードすら起きかねない．それは，診療報酬のうえで大概の医療行為に回数の上限設定が設けられているのと同じである．いま，ようやくルールが追い付いてきたと感じる．再建手術かカテーテル治療か？ これからもバランス感覚を常にもち続けて，VA維持に取り組んでいきたい．重要なカギを握るのは対価だと著者は考えている．

1 はじめに

近年のVAIVT（vascular access intervention therapy）の進化・普及には目を見張るものがあり，実際多くのVA（vascular access）合併症がVAIVTによって解決に導かれるようになった．とはいえ外科医に委ねられる問題もなお多く，VAIVT全盛の時勢を背景に，かえってその役割は明確になってきたような印象を受ける．アクセストラブルの中には慢性的な経過をもって出現するものと，突発的にあるいは短時間の経過のうちに病状が切迫するものの2つがある．2011年版（社）日本透析医学会『慢性血液透析用バスキュラーアクセスの作製および修復に関するガイドライン』，第5章「バスキュラーアクセストラブルの管理」[1]には，具体的に9つのトラブルをあげてその対応を記載している．

本稿ではその中から急性トラブルとして「閉塞」,「感染」,「疼痛」の各項目について,さらに「出血」にも言及して外科的・内科的治療の実践を述べる.臨床の現場にはマニュアル通りの対応のみでは制御できない問題が少なくない.できる限り具体的な解決法を提示することを旨として既存の文献の引用にとどまらず,実臨床から得られた経験に基づいて稿を進めた.そのため内容に多少の偏りがあるとしたならばご容赦いただきたい.差し迫った危機を解決するために本稿がささやかな参考となれば幸いである.

2 閉塞

VAIVTの普及と専用のデバイスの開発によって,閉塞例に対するカテーテル治療の機会は著しく増加した.すっかり主役の座を奪われた感があるが,開放手術による血栓摘除はなお,以下のような多くの利点を有している.通常のVA手術と同様の環境で行うので清潔操作を維持しやすい,血流遮断下に操作するので出血が少ない,切開口からブロックで効率的に血栓を摘出できる(細かな血栓の流出が生じにくい),イントロデューサ(シース)を使用せずに直接血管内にカテーテルを挿入できるので,カテーテルシャフトのサイズに制限がない,血栓摘除後切開部は縫合するため圧迫止血の手間が不要である,などがあげられる.特にAVG (arterio-venous vascular access graft)閉塞症例については,VAIVT不成功のバックアップとしてこの手技は検討されるべきである.また,時間の経過により血栓が硬化した状況ならば,第1選択として試みるべき妥当性がある.人工血管には分枝も静脈弁も存在せず,そもそも内径が均一であるために,血栓の一部を取り残すことなく一塊にして摘出することが可能である.以下にその実技について述べる.

血栓はほぼ例外なく初めに静脈側の吻合部に形成されるが,時間の経過とともに2次的に動脈側吻合部にも生じ,最終的にグラフト内腔全体が血栓で満たされることになる.グラフト内に死角なくカテーテルを進めることを前提として,アプローチはグラフトの中間点,あるいはループ状に留置されたグラフトならその頂点が都合よい.この手技はガイドワイヤーが必ずしも介在しないので,カテーテルをなるべく直線的に操作することによってシャフトに与えられたトルクを十分に活用したい.当院では上腕においてのみAVGを造設しているが,将来のPTA (percutaneous transluminal angioplasty)手技あるいは開放血栓除去を想定して,シンメトリックでアングルのないデザインを重視している(図1,図2).以下,手技の実践について述べる.まず2 cmほどの皮膚切開をグラフト長軸に沿って加え,グラフトの周囲を剥離し前後で血流を遮断できる状態にする.グラフトの長軸に沿って5 mmほどの切開を加え,以後のカテーテル操作を直接血管から行う.X線透視を併用することが望ましい.血流遮断に用いるのはブルドッグ鉗子でもかまわないが,小さいサテンスキー鉗子があれば任意の作業をより安全に行うことができる(図3,図4).

血栓除去カテーテルは「フォガティーカテーテル」で行う.静脈血栓除去用にはシャフト6 Frないし8 Fr,バルーン径は12.0〜19.0 mmに規格さ

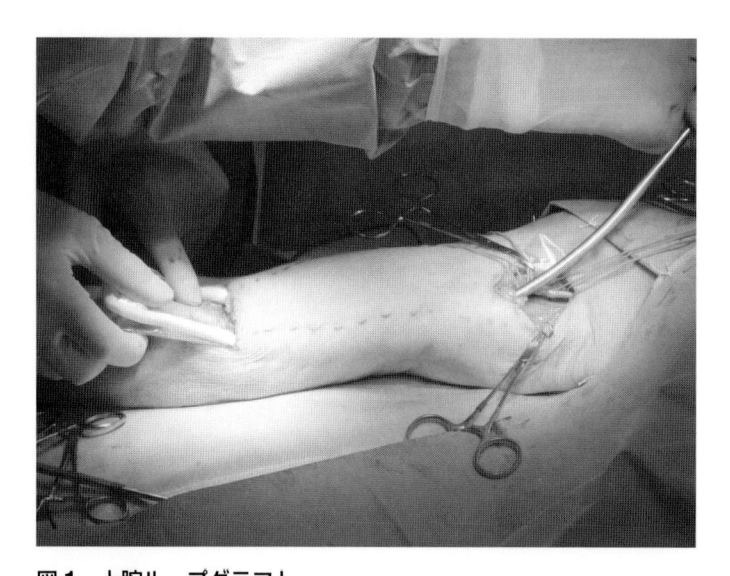

図1　上腕ループグラフト

動脈側の皮下トンネルに誘導している．「ADVANTA™ PTFE グラフト」
4～6 mm × 45 cm

図2　腋窩動静脈との吻合

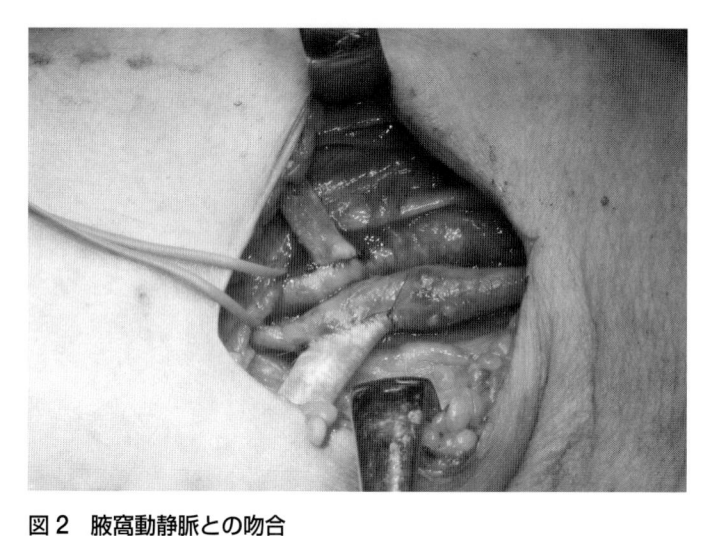

動脈側（上方）にも吻合にやや角度を付けている．静脈は吻合部の末梢を開放したままにしている．いずれも AVG の開存期間を延ばすための工夫である

れているが，いずれも VA を対象にしてはオーバースペックである．推奨されるのはシャフト径 3 Fr/ バルーン最大径 5 mm となる動脈塞栓除去用カテーテルである．このカテーテルは先端にコイル状のステンレスワイヤーが編みこまれており，柔軟ではあるがコシが弱いことが難点である．血栓突破ができれば問題ないのだが，半固形化していたり，隙間なく血栓が充満している状況ではガイドワイヤーの併用が前提となるので「スルールーメンカテーテル」を使用するべきである．「スルールーメンカテーテル」にも多様な

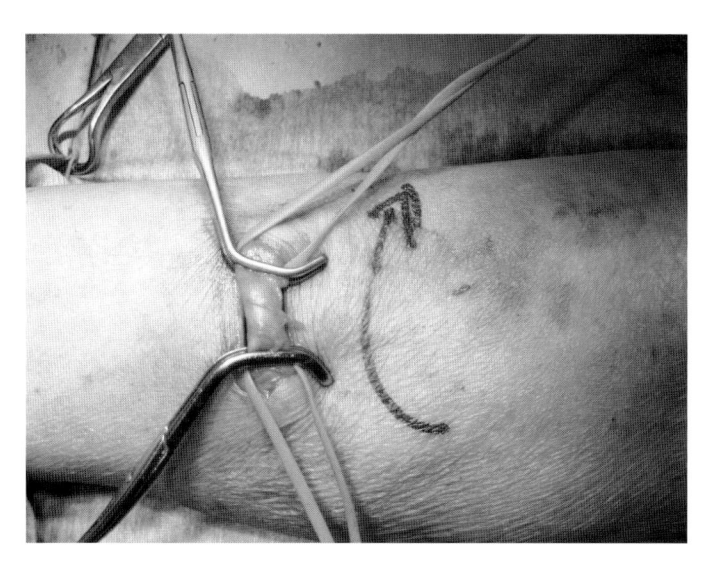

図3 グラフト血栓除去-1
ループの頂点で3cm程度グラフトを露出し、2ヵ所での止血を確実にする

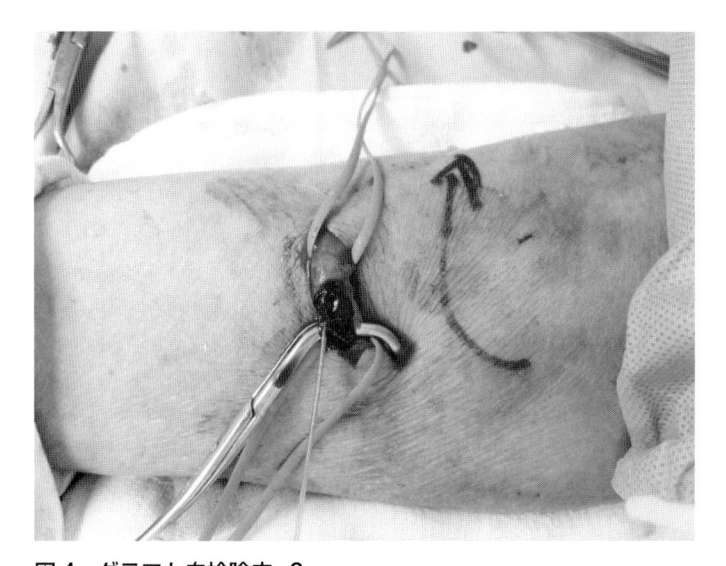

図4 グラフト血栓除去-2
グラフト静脈側を開放し、「フォガティーカテーテル」によって血栓塊を排出する

製品規格があり、シャフトは3～7Fr、バルーン径は5～14 mmにわたるが、シャント血栓除去の用途に限っては5 mm径バルーンが最適であると考える．血栓除去用のカテーテルは血管拡張用のものとはまったく形状が異なり、バルーンがリンゴの実のような形状をしていて膨化させるほどこの形状は明らかになる（図5）．ほかには硬化した血栓を想定して、らせん状に硬いワイヤーを編んだ「フォガティーグラフト血栓除去カテーテル」（図6）や、このワイヤーをさらにラテックスで被覆してワイヤーの間に血栓を挟みとる「フォガティー器質化血栓除去カテーテル」（図7）などの製品があるが、

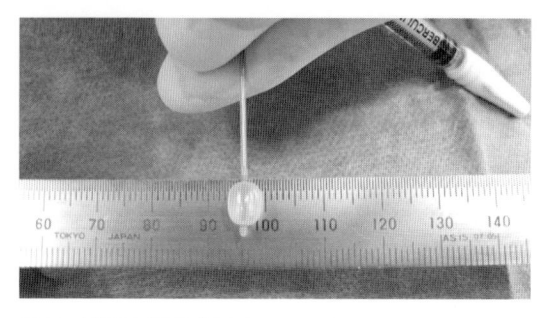

図 5 動脈塞栓除去用カテーテル

「フォガティーカテーテル」（E-080-3F）．AVF 静脈血栓用に転用して，汎用されるものである

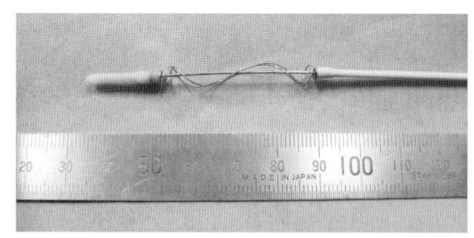

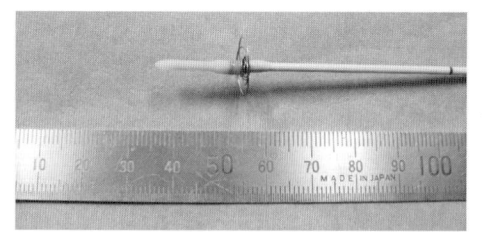

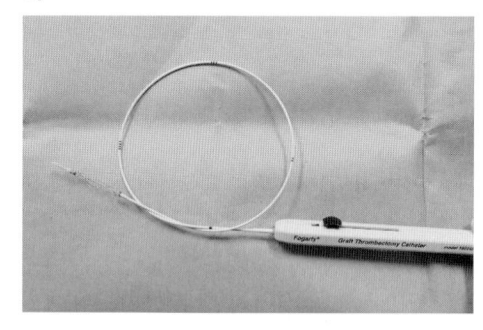

図 6 グラフト血栓除去用カテーテル（写真提供：エドワーズライフサイエンス（株））

「フォガティーグラフト血栓除去カテーテル」（16-024-5F）．ワイヤーの開閉操作はハンドルのスライドによって行う

a) らせん状ワイヤー伸長時径 5.0 mm
b) らせん状ワイヤー拡張時径 16.0 mm
c) カテーテルボディ径 5 Fr，カテーテル有効長 50 cm

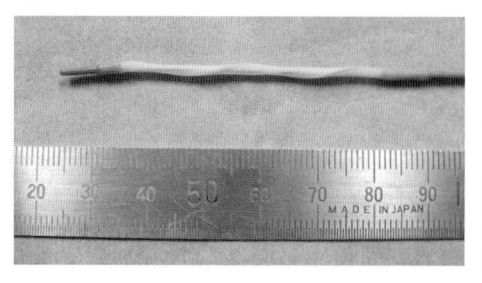

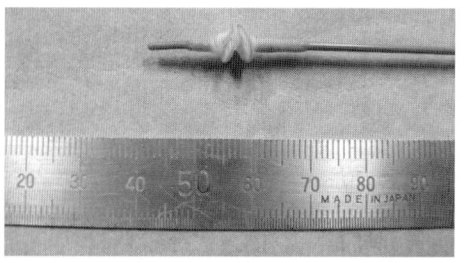

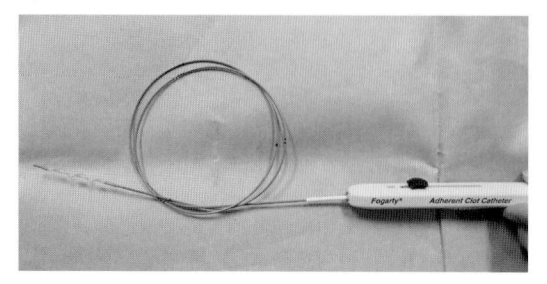

図 7 器質化血栓除去用カテーテル（写真提供：エドワーズライフサイエンス（株））

「フォガティー器質化血栓除去カテーテル」（14-080-06）

a) メンブレン部伸長時径 2.7 mm
b) メンブレン部拡張時径 6.0 mm
c) カテーテルボディ径 4 Fr，カテーテル有効長 80 cm

手に取るとシャント血管に対してはかなり仰々しい印象を受ける．特に前者はワイヤーの拡張径が 16 mm 以上に設定されているため，VA を対象にしてはマッチングが悪い．いずれも使用経験はあるものの，これらのデバイスのみで血栓除去に成功した症例をもたないので，それ以上のコメントは差し控えたい．

　AVF（arteriovenous fistula）にせよ AVG にせよ，急性のシャント閉塞のほとんどが血栓によるものである．ただし閉塞機転の主因は血管内狭窄であって，血栓を摘除しても狭窄が放置されていれば再閉塞のリスクは高いままとなる．開放手術によって完全に血栓を摘除した後，引き続いて狭窄に対して拡張が行われるべきであるが，これは経皮的インターベンションによって達成される．

3 出血

　VA からの出血はきわめて深刻な状況下においてのみ発生する．一度，皮下血腫を生じた部位は癒着によって補強され，再度生じた血腫の拡大はおのずと限局されるものである．皮膚あるいは皮下組織は十分な進展性をもつが，内出血にとどまらず「外」出血に至るのは最終的に皮膚そのものの連続性が破綻することにほかならない．隔壁としての皮膚を脆弱にする因子は何か？　これには感染，血行不良あるいは過伸展などがあげられる．具体的には頻回に穿刺を繰り返して薄くなった部位，さらに感染を併発した状況下，あるいは突出した吻合部瘤に穿刺を行った際などに高いリスクが潜在している．

　このような病的な皮膚は独特のツヤを有しており，真皮ならびに皮下がきわめて菲薄になっている（図 8，図 9）．健常な皮膚に覆われている限り，相当な出血も辛抱強く圧迫して事なきを得るものだが，先の状況ではそれは容易な作業ではない．止血専用のセルで圧迫したり，はては皮膚の縫合を試みたりとまで至れば，もはや無謀な賭けともいえよう．直下のシャント静脈が大量の動脈血を絶え間なく環流する状況にあっては，時間の経過がそのまま出血量の累積に比例していく．最初に行うべきは，十分な輸血の手配である．緊急手術以外に確実な解決策はない．

　手術は出血部位を圧迫したまま，その中枢側と末梢側で動脈を剝離して任意に血流遮断できるようにする．この作業は迅速に行わなければならない．血流の制御が得られていないうちに，出血部位には決して手を加えるべきでない．圧迫してもあふれ出てくるような出血はもはや「孔」のレベルではなく，実は数 mm 以上にわたって血管が裂けているのである．上下の動脈を遮断してもなお拡張した静脈から出血は持続するが，まだ出血部位には手を付けない．圧迫したままその中枢側と末梢側でシャント静脈を剝離して，これらも遮断可能な状態にする．病変部から少し離れたレベルで行えば，この作業もそれほど時間を要するものではない．

　こうして主たる入出路を断ち切って核心にアプローチするが，発達したシャントにはまだどこからか血液の流入は続くもので，完全な止血が得られるのはもう少し先である．ことを急いで裂傷を直接縫合する手立ては現実的

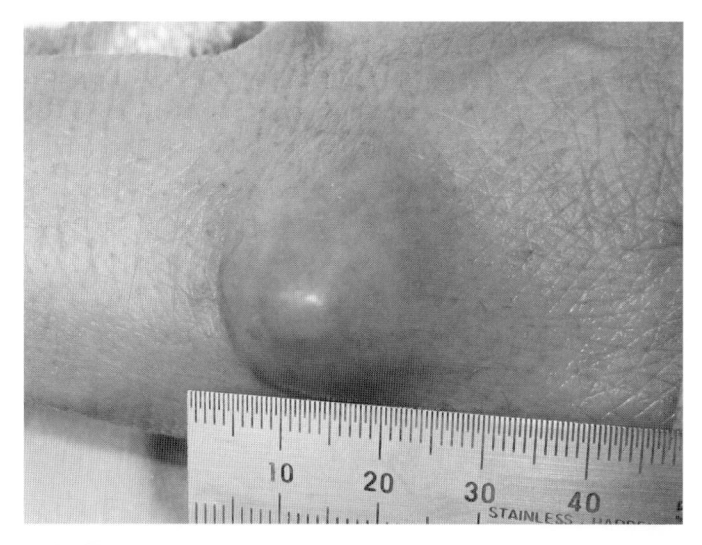

図8 Tabatiere吻合に生じた瘤
皮膚のしわが消失し,ツヤを帯びているのが見て取れる.不用意な外傷を受けるおそれがあり,こののちに切除となった

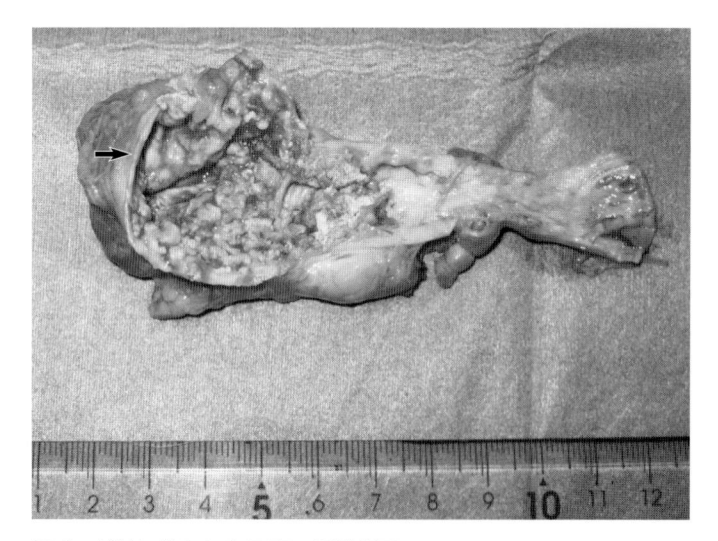

図9 前腕に生じたある瘤の切除割面
瘤の頂点(→)が相当に薄くなっているのがわかる.切迫破裂の診断により予防的に切除したもの

ではない.なぜなら破綻した部位のみならず,その周囲の血管壁まで変性が及んで脆弱となっているからである.病変部に皮下組織,皮膚を付けたままブロックに切除する方法が,最も確実で安全な手法だと考えている[2].長い間シャントに供用していた動脈ならば,延長して蛇行していることが多い.切除によって多少欠損が生じても,端々吻合を行って血行再建を図りたい.

4 感染

　　VA感染の相対的危険度はAVFに比較してAVG，さらに留置カテーテルの順に高くなる．カテーテル感染は本稿の主旨と異なるのでAVF，AVGあるいは表在化動脈を想定して稿を進める．

　　感染の発生頻度は施設によって多少異なるが，当院では年間約2万7千回の透析すなわち5万4千回の穿刺機会を対象に，AVF感染は数年に1例生じるか否かの程度である．患者に対して透析直前に予備的に腕全体を広範囲に消毒したり，殺菌性の石けんで手洗いをさせる施設もあるが，著者はこのような予防処置を講じていない．穿刺部を個別にパッケージされたアルコール綿で清拭するのみである．ただし人工血管については，ポビドンヨードによる念入りな消毒と滅菌手袋の着用を徹底している．シャント周囲の皮膚は皮下静脈のうっ血に加えて，テープや消毒薬によって痒みやかぶれを生じやすい部位である．また，それらを理由にステロイド含有軟膏やローションを日常的に使用している患者が見受けられ，皮膚の抵抗性に間接的に影響がないのか気がかりではあるが，実際のところあまり影響がないような印象である．

　　感染はひとたび生じれば，実に深刻なトラブルである．その理由はまず敗血症に進展するおそれを少なからず伴うこと，さらには結果的にそのアクセスを失うことになりかねないからである．bloodstream infectionという概念はわが国ではあまりなじみがないが，透析患者においては内因性に加えて外因性の感染機序があって，なかでもVAにかかわるものを，きわめて予後の悪いaccess-related bloodstream infectionとして重視する考え方である[3]．

■4-1　起炎菌

　　起炎菌の多くをグラム陽性球菌が占めることは周知されているが，当初から耐性菌が検出されることも常に想定しておくべきである．副嶋らの記載によれば，AVG感染の起炎菌のうち黄色ブドウ球菌と表皮ブドウ球菌のみで全体の92％を占め，MRSA（methicillin-resistant *Staphylococcus aureus*）のみでも27％と報告している．さらに敗血症化したAVG感染に限ってはその88％が黄色ブドウ球菌であり，かつその約半数がMRSAであった[4]．通常のクリニック診療では，初期対応としてセフェム系あるいはペニシリン系の内服剤が処方されるか，あるいはそれらの点滴静注が行われることが一般的であろう．運悪くメチシリン耐性菌への配慮がなされないと，2日後に来院した際には思わぬほど病状が悪化していることとなる．当院の検討でも透析患者に発生した敗血症の起炎菌について，耐性球菌が47％とほぼ半数を占めていたことを報告した[5]．加えて腸球菌に対しても，配慮すべきとのオピニオンもある[6]．敗血症の想定の下に初期治療としてバンコマイシン塩酸塩を選択することは，適切な治療といって差し支えないだろう．

■4-2　感染機序

　　感染機会を原因によって分別すると，最も頻度が高いのは透析室，すなわち日常のVA使用に伴うものであるが，そのほかにVA手術やIVR (interventional radiology) 手技に伴う感染も少数ながら認められる[7]．さらに注目すべきは「特発的な」感染が機能を喪失したグラフトに発生するもので，文献7によれば全体の23％と少なくないことに驚かされるが，これはAVGの頻度が高い地域であっての事情であろう．これらとは別に，実に不可解な感染に遭遇することがある．穿刺エリアとまったく離れた部位に，突然血管に沿って腫脹・熱感・発赤を認めるものである．血栓による局所所見とも異なっており，患者に尋ねても思い当たることがないという．念のため血液検査を行ってみると，炎症反応が思わぬほど高い．このようなケースに対しては積極的に血液培養を施行して菌の同定に努めている．以前，この結果からバンコマイシン耐性腸球菌(vancomycin-resistant enterococcus：VRE)が報告されて慌てたこともあった．おそらく他部位から血液循環に侵入した菌が2次的にシャント血管周囲に皮下感染をもたらしたものと推測される．腸腰筋膿瘍や腎膿瘍の成立機序と同じである．

■4-3 治療

AVF感染については，保存的治療として原則6週間の抗菌剤投与が勧められているが[3,5]，いうまでもなく以後の展開は個々の状況次第である．感染が拡大，遷延することによって血管そのものが病変に取り込まれた状況では，もはや保存的治療の限界である．そのアクセスを閉鎖するか，血管を含めた病巣のブロック切除が根本的な解決策である．

AVG感染については，グラフトそのものが感染の温床となるがゆえに，基本方針として抜去が望ましい[1]．吻合部にまで感染が波及することは著者の経験上まれであるが，念のためA側，V側ともにその近傍までを含めて抜去する．抜去後の皮下トンネルも可及的に搔把し，執拗に洗浄してドレーンを置き創は1次閉鎖している．これはPD (peritoneal dialysis) のトンネル感染に対する処置と同様である．手術後は一時的にアクセスを失うこととなっても，全身の炎症反応が完全に消褪するのを待ってVA再建に臨んだほうがよい．著者の経験では敗血症を合併したシャント感染症症例について，その66％の症例が外科的処置によって救命されている[5]．

表在化動脈についても感染の深刻性は例外でない．このアクセス自体がわが国固有のスタイルともいえるので，感染にかかわる報告は海外にも例をみないが，一度成立するとむしろ始末が悪い．動脈の周囲は手術によって癒着しており，血管周囲への感染の波及が生じにくくなっている．また動脈自体も被膜を取り払われたむき出しの状態になっており，防御の手立てをもとより欠いている．よって，感染巣が穿刺部周囲すなわち血管直上に限局しやすい．破裂の予兆をみて取ったら速やかに外科処置の手配を行うべきである[1]．手術は感染巣を含めた動脈部分切除と動脈血行再建である．

5 疼痛

■5-1 透析時の痛み

アクセス関連疼痛にはさまざまな原因が含まれるが，大きく2つに分けて考えるのが妥当である．アクセス使用時に限っての疼痛と，それ以外すなわち非透析時の疼痛である．正しい診断を得るためには「アクセス関連疼痛

に類似した疼痛」も鑑別されるべきである[1]．しばしば「血管痛」という言葉を特にスタッフから耳にするが，血管そのものに物理的な痛覚は存在しない．刺激性のある薬剤や高濃度の点滴を，末梢血管から投与した際に訴える痛みは血管自体の化学的な知覚によるものである．透析患者の血管痛とはむしろ皮膚痛，皮下痛，筋肉痛の複合的な原因で，ほとんどが透析処置そのものに伴った特有の愁訴である．

当座の対処としては局所麻酔薬を散布する，温める，あるいは冷やす，鎮痛剤を投与する，などが一般的に行われている．これらの処置は必ずしも科学的な根拠に基づいているとは言い難く，実際患者の要望に応じて経験的に行われていることが多い．しかし，何であれ苦痛緩和に働くのであれば，その処置は意義をもつものであろう．透析中の「血管痛」については，カニューレの位置によって時に生じるものである．脱血不良に伴って発生することもよく経験される．その機序は，カニューレの先端の陰圧が静脈壁を直接引き込んでしまうために生じる局所的なスパスムと考えられる．微妙な位置調整で収まりが付けばよいが，部位を変えて再穿刺を行うこともやむを得ない．

一方，耐えがたい痛みとして電撃痛があげられる．肘部で動脈穿刺を行った際に患者が一瞬体を硬直させ，「電気が走ったような」激痛を訴えることがある．手術時に観察すると，正中神経は肘関節をまたいで分枝直前のレベルに至るまで上腕動脈にきわめて近接して走行している．この神経はやや扁平だがとても太い．都合の悪いことに，この神経は動脈とほぼ同じ深さに局在している．それゆえ誤って，神経そのものに針を接触させてしてしまうことが起こりかねない．同様の現象は前腕シャント静脈穿刺でも生じ得る．皮下には径1 mm未満の，しかしながら視認可能な知覚神経枝があまねく分布している．運悪くその一部に穿刺ルートが重なれば，患者は反射的に耐え難い痛みを叫ぶ．こういった場合は無理にその状況を引き延ばさず，少し離れたところへ再穿刺を行ったほうがお互いのストレスを減弱できるかもしれない．

■5-2 非透析時の痛み

次に非透析時の痛みについて，スチール症候群のような虚血性の疼痛，中心静脈狭窄やソアサム症候群に代表される静脈高血圧症などがシャントそのものに関連する疼痛であるが，これらは慢性的な症候であり，また「I-4．アクセストラブル①－静脈高血圧症およびスチール症候群－」(71～79ページ)に詳細に述べられているので割愛する．

では急性に発症する非透析時の疼痛とは？　1つは炎症である．血管周囲の炎症は，それが細菌感染か否かにかかわらず痛みの原因となる．非感染性の炎症の多くは穿刺に伴う血腫によるもので，消褪を待つより仕方ない．感染性の炎症については前述の通り速やかに適切な治療を施さなければならない．次に血栓形成によるものである．血栓によるAVFの閉塞はほとんどの例で痛みを伴うものだが，時に患者が認知しない程度の軽い痛みに過ぎないこともある．よくよく問うと，「そういえば前回透析が終わった後に，いつもより腕がだるかったような……」といったことを聞き出すことがある．以前はウロキナーゼやヘパリンナトリウムを投与しながら懸命にシャント

を揉み続けたものだが，すでに環境は大きく変化した．経皮的血栓溶解，経皮的血栓除去が率先して行われるべきである．この実技の詳細は 95 〜 119 ページ「I-6．アクセストラブルの治療法」を参照されたい．

6　症例提示

症例 3 年間にそれぞれ異なる部位で 3 回の動脈破裂を繰り返した事例

エピソード 1

患者は 60 歳台男性，認知症を有する．2008 年 9 月，都内 A 病院にて血液透析導入．左前腕内シャント作製．同年 12 月より近隣 B 病院に転院，以後入院透析を継続している．2009 年 9 月 A 病院にて左肘部にシャント再建，こののち MRSA による創部感染を合併したが保存的に治癒したとのことである．このシャントがまもなく仮性動脈瘤となったが，A 病院にて手術対応できず同年 12 月，隣県 C 病院にて動脈瘤切除ならびに右前腕内シャント再建を行った．約 1 カ月後その動脈瘤切除部から大出血し，患部を圧迫したまま他県 D 病院に救急搬送され，何とか一命をとりとめた．

エピソード 2

その後，B 病院に戻ったが，やがて右前腕内シャントが機能不全となり 2010 年 6 月当院を紹介される．PTA を行ったが甲斐なく閉塞．以後，VA 再建目的にて当院入院となる．まずは右前腕で AVF を再建したが，この AVF は間もなく閉塞，2 週間後右肘部尺側で AVF を再建した．念入りに止血を確認して終了したにもかかわらず少量の出血が続き，2 週間後に大出血した（図 10）．吻合部に一致する右上腕動脈からの出血であり，周囲の組織は広く融解して前回手術時とはまったく変わり果てた姿であった（図 11）．一期的な VA 再建をあきらめ，動脈を止血修復するにとどめてこの手術を終えた．前後して局所から MRSA 陽性が報告された．竹製の耳かきをガーゼの間から忍ばせて，患者が創部を掻きむしっていたという事実は後日耳にする．結局 3 カ月間の入院で 4 回の手術を行い，VA 再建の手立てを失って 2010 年 10 月，B 病院に差し戻した．その後は唯一残されたポイントとして左上腕動脈を直接穿刺し，何とか維持透析を継続していた．

エピソード 3

しばらくのち，動脈穿刺部位が徐々に瘤化してきているとの状況が伝えられた．「瘤の周辺を避けて」とアドバイスしたものの使用できる範囲が短く，直近を穿刺する状況は変わらなかったようである．そして 2012 年 3 月のある朝，動脈瘤は期していたかのように三たび破裂した（図 12）．入れ代わり立ち代わり患部を強く圧迫し続けたが収まるものではない．待機手術であれば本来全身麻酔化に行うほうが安全だが，待てる状況ではないことはすぐに理解できた．あるだけの輸血の手配を追加して，局所麻酔下に手術を強行した．ターニケットの装着を許容するスペースがなかったため，助手が引き続き患部を不潔な状態で圧迫したままである．まず急いで腋窩を開放してここで動脈を把持し阻血した．次に瘤末梢にて上腕動脈を確保すべく剥離を進めたが，過去の手術の影響でひどい癒着に直面し作業は難航した．これをあきらめてここまでの剥離で作られた皮下スペースを利用して，サテンスキー鉗

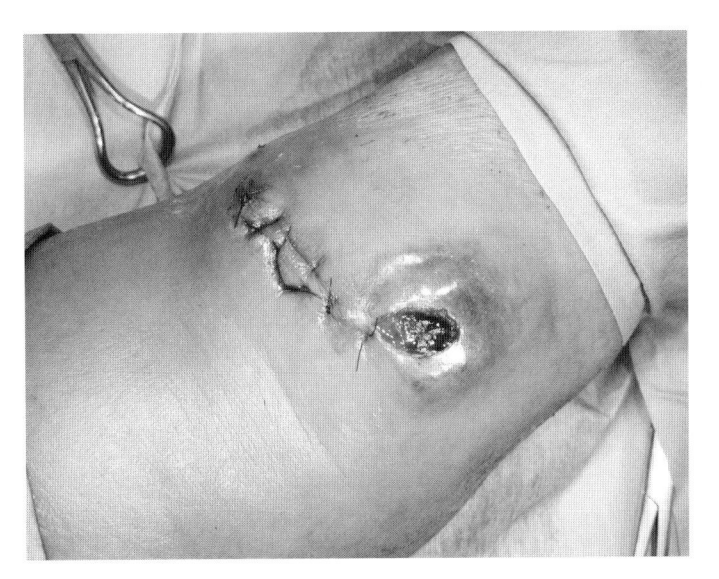

図10 エピソード2-1
すでに相当の出血をきたしたのち,ターニケットで圧迫し一時的に止血している

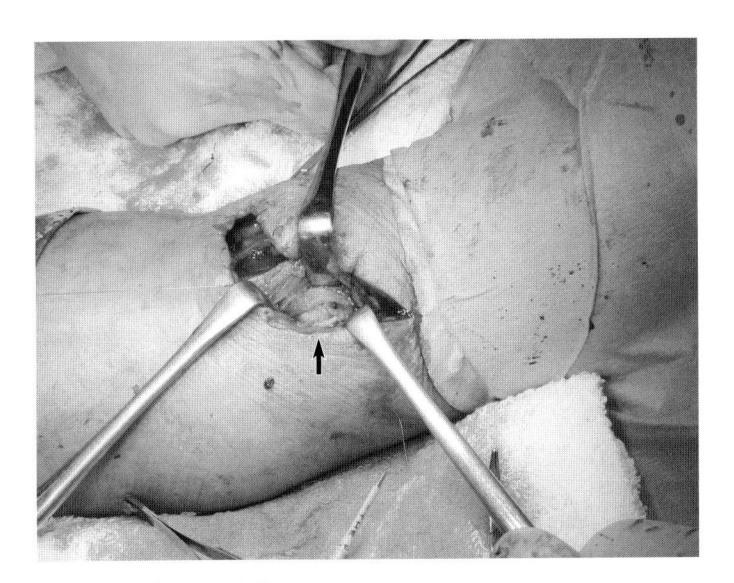

図11 エピソード2-2
吻合部に至って愕然とした.吻合糸は跡形もなく消失し,そのまま上腕動脈の内腔が露出している(→)

子で破裂部を一括して狭み上げ,とりあえず手を放せる状況にした.さらに瘤の周囲の剥離を進め,上下で上腕動脈を同定しおのおのを制御可能として,ようやく無血野での操作が可能となった.上腕動脈は見るからに変性が及んでいて,瘤とともに長く切除せざるを得なかった.人工血管を用いて欠損した動脈を再建することはきっと可能であったが,創内には広く汚染が及んでおり2次感染を及ぼすことは明らかであった.家族には「腕を1本失う

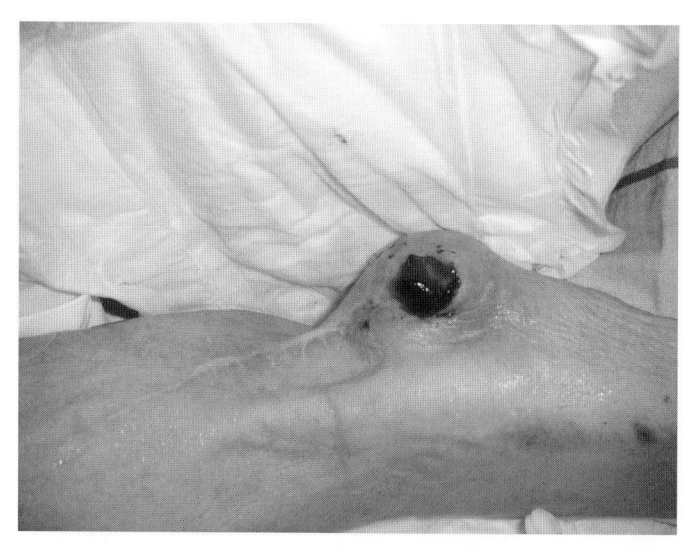

図12　エピソード3(写真提供：松井病院透析循環器内科　樫木辰次先生)
手術直前，上腕を強く圧迫し一瞬の止血状態に撮影したもの．この直後に再び噴出した

ことになるかもしれないが，命は何とか保全できる見込み」と説明し，了解を得て創は1次閉鎖した．皮膚は広範に切除されて欠損しており縫合はまったく信頼できるものではなく，これから待ち受けている長い道のりを覚悟して手を下ろした．手術時間141分，術中出血量は1337 mLであった．Hb(hemoglobin)値は5.8 g/dLまで低下し，一両日で16単位の輸血を行った．

エピソード4

翌日，患肢には至るところに大きな水泡が生じ，やがて表皮は広範囲に壊死したが，幸いなことにいずれの指先にもわずかな血流が保持されていた．数日後，術中に提出した創部の検体からMRSA陽性が報告された．創は治癒するはずもなく数カ所から浸出が続いていたため，ためらいなくこれを全抜糸して開放した．上腕2頭筋の筋膜は融解して跡形も残っておらず，マグロのサクのようにパックリと筋腹があらわになっていた．バンコマイシン塩酸塩を含むすべての抗生物質の投与を中止し，ひたすら日々洗浄とヨードホルムガーゼのパッキングを続け，一方で栄養状態の改善を図り，創の治癒機転に賭けた．創はその後一度も縫合することなく徐々に縮小し，3カ月を要したが完全に閉鎖した．これを待って長期留置型のカテーテルを内頸静脈に留置した．それから1年が経過したが，患肢は指1本失うことなく穏やかな療養生活を続けている．…そろそろ下肢に人工血管を留置してもらえないかと主治医は希望しているのだが．

この症例から実に多くのことを学んだ．いずれのアクシデントにもMRSA感染が深くかかわっており，黄色ブドウ球菌の組織破壊力を改めて思い知った．皮肉なことに最終的にこれを鎮火させたのはバンコマイシン塩

表1 外科に紹介すべきアクセスの条件(文献8より引用)

When to refer an access for surgery
1. Thrombosed access [*]
2. Abnormal duplex Doppler or fistulogram (i.e.,stenosis > 50 %) with symptoms and poor dialysis (low BFR or kt/V) [*]
3. Aneurysms or pseudoaneurysms with skin changes
4. Access complication not amenable to interventional radiology repair [*]
5. Access thrombosis or other complications within 2-3weeks of open repair [*]
6. Steal, rest pain or finger ulcerations

[*] Depending on local protocols and availability of interventional services including chemical thrombolysis

酸塩などの化学療法ではなく，病巣切除と洗浄，ヨードホルムガーゼという前近代的な療法であった．しかし振り返ってみると，もっと重要なメッセージがそこに込められていたように思う．「あり得ない」ことが「あり得る」のが臨床なのだと．そして，決して開けてはならぬ箱というものが本当にあるのだと．

7 おわりに

　VAを巡る急性トラブルは，かように多種多様である．なかでも閉塞は，VAの存続に直結するアクシデントである．また出血，感染は生命そのものを脅かす合併症にほかならない．高い解決手段をもたない施設であるならば，何より上級施設への早めの紹介が望まれる．通院患者の次の診察の機会は44時間後，場合によっては68時間後となり，そのときには思いもかけぬほど病態が悪化している可能性が潜んでいるからである．最後にテキスト[8]から「外科に紹介すべきアクセスの条件」を引用して供覧したい（表1）．常日頃より信頼できる外科医とよい関係を構築しておくことは，いざという際の大きな保険にも相当するものである．VAを「創る」ことと「閉じる」ことは，これから先も外科医の変わらぬ仕事であるのだから．

[文献]
1) (一社)日本透析医学会：2011年版 慢性血液透析用バスキュラーアクセスの作製および修復に関するガイドライン，日本透析医学会雑誌 44(9): 855-937, 2011
2) 浅野　学，中原徳弥，小口健一ほか：動静脈吻合部瘤に対する手術療法，腎不全外科 2009: p98-100, 2009
3) Sexton DJ：Vascular access infections in patients undergoing dialysis with special emphasis on the role and treatment of Staphylococcus aureus, Infect Dis Clin North Am 15(3): 731-742, 2001
4) 大平整爾，久木田和丘，天野　泉ほか(編著)：バスキュラーアクセス－その作製・維持・修復の実際－，p160-167, 中外医学社, 2007
5) 岩渕　仁，中原徳弥，小口健一ほか：血液透析患者に発生した敗血症についての検討，日本透析医学会雑誌 44(7): 617-622, 2011
6) III. NKF-K/DOQI Clinical Practice Guidelines for Vascular Access: update 2000, Am J Kidney Dis 37(1 Suppl 1): S137-181, 2001
7) Schild AF, Simon S, Prieto J, et al：Single-center review of infections associated with 1,574 consecutive vascular access procedures, Vasc Endovascular Surg 37(1): 27-31,

2003
8) Davitson IJA : Access for Dialysis: Surgical and Radiologic Procedures, 2nd edition, p285, Landes Bioscience, 2002

[著者]　　小口健一　*OGUCHI, Kenichi* ／池上総合病院　腎臓医療センター長

I-6 アクセストラブルの治療法

> **VAIVTの3カ月ルールへの対応策**
>
> 当院での3カ月ルールへの対応策を簡潔に述べると，①基本的には，3カ月ルールに引っかかる症例は，バスキュラーアクセスガイドラインに従い，バルーンを使用しない治療を選択する場合もある．シャント再建術，ステント留置，他の手段での拡張手術，次VAルートへの移行などである．②次のアクセス確保が容易でない症例では3カ月以内でも，PTAを継続が，やむを得ない症例が存在する．
> その根拠は，のちに述べるが，最近の5年間のバルーン拡張391症例（延べ1195件）を検討すると，次のバルーン拡張術までの期間が一度でも3カ月以内となった133症例（34％）の5年間での拡張回数は2回から22回であり，133症例のうち拡張期間が3カ月以内へと固定してしまった症例はわずかに15例のみで，他病死3例を除く，他の115症例は3カ月ルールから脱却している．5年間で3カ月問題に一度以上引っかかるのに，バルーン拡張処置のみで，バルーン拡張期間が再び3カ月以上へと延びる症例は133症例のうち，実に67症例（58.3％）も存在した．拡張期間が一時的に3カ月以内となっても，やむを得ないすぐにバルーン拡張をあきらめるべきではないという事実がある．

1 はじめに

アクセストラブルは，突然発症するものもあるが，多くは緩徐な変化の結果であり，手術や処置のタイミングを誤らないことは重要である．また，バスキュラーアクセス（vascular access：VA）不全の陰に，心不全や感染がないかを日々観察する必要がある．「まだ，いいかなぁ」と思っているうちに，大きな問題へと発展していくことがある．臨床工学技士を含むアクセスチームで正確な情報伝達を行い共有することが重大トラブルを防ぐ一番の力となる．アクセストラブルの発見のためのスクリーニングには視診，触診，聴診はもちろん，患者負荷が少ない血液流量，再循環率，静脈圧，実血流量，クリアランスギャップなどの計測が重要である．さらにエコー，CT（computed tomography），IVUS（intravascular ultrasound），血管造影にて確定診断を行い，トラブルの治療に臨むことが必要である．アクセストラブルは，見逃せば命を失う場合があることを念頭に入れ，日々の業務を行いたい．

2 狭窄と閉塞

■2-1 狭窄と閉塞のメカニズム

VAトラブルの約60％が狭窄である[1]．自己血管および人工血管の内シャントにおいては動脈血流が静脈へと流れ込み，血流と乱流により「動脈化された静脈血管」には内膜肥厚が起こり，内膜狭窄へ進展し[2]，やがては閉塞に至る．好発部位は吻合部近傍の静脈[3]であり，穿刺位置を変えつつ，まんべんなく穿刺を継続しても，またボタンホール穿刺においても，狭窄と閉塞

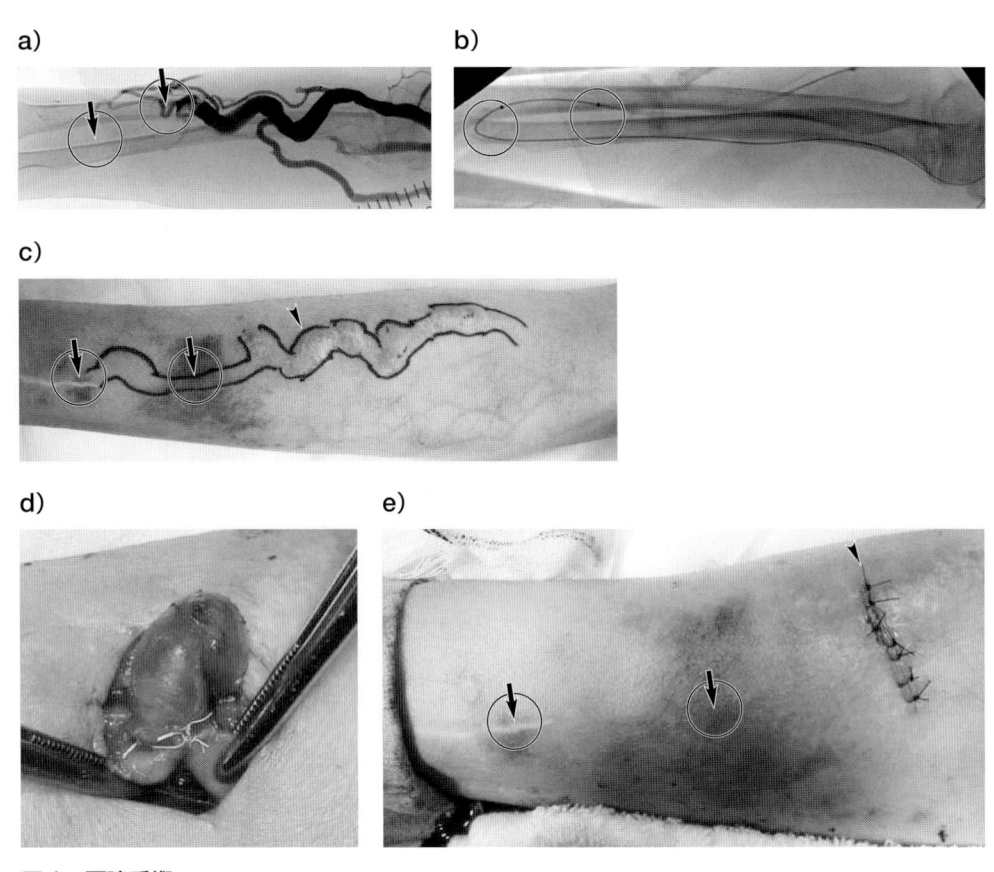

図1 再建手術

繰り返す狭窄・閉塞には再建術を行う．右前腕内シャントの吻合部と近傍静脈の狭窄(a)．PTAから次回の再狭窄までの期間が2カ月となった(b)．シャント音とエコーにて再建位置を決定(c)．2つの狭窄部よりやや中枢にて側-端吻合し，シャント再建術を施行した(d，e)

は起こり得る．適切な時期のメインテナンスが必要となる．

■2-2 狭窄に対する手術

　PTA（経皮経管的血管形成術：percutaneous transluminal angioplasty）はシースを用いることにより，短時間で簡便に狭窄を修復ができるのが大きなメリットであるが，拡張には破裂の危険が伴う．拡張は治療であると同時に，次なる狭窄の原因にもなる血管内膜損傷を引き起こす可能性がある．個々の症例により異なるが，PTA施行後に次の狭窄が発生するまでの期間は徐々に短縮することが多いが，薬剤の使用や腔内照射[4]により，再狭窄までの期間が延長するとの報告もある（詳細については「Ⅱ-2．VAIVT」（127～238ページ）を参照）．再狭窄までの期間が1（～3）カ月となってしまった症例においては，PTA以外の再建術などの手段が必要となる（図1）．また，狭窄はおもに静脈側に発生するが，人工血管の静脈側吻合部の拡張時に動脈側吻合部を同時に拡張すべきかどうかの判断は難しい．当院では透析モニター「HD02」（ニプロ（株））で計測したリサーキュレーション率が著しく変化する場合に動脈側吻合部の拡張を行っている．また，静脈狭窄病変のうち6～20%は中枢静脈に発生する．血管収縮型中枢静脈狭窄にはステント

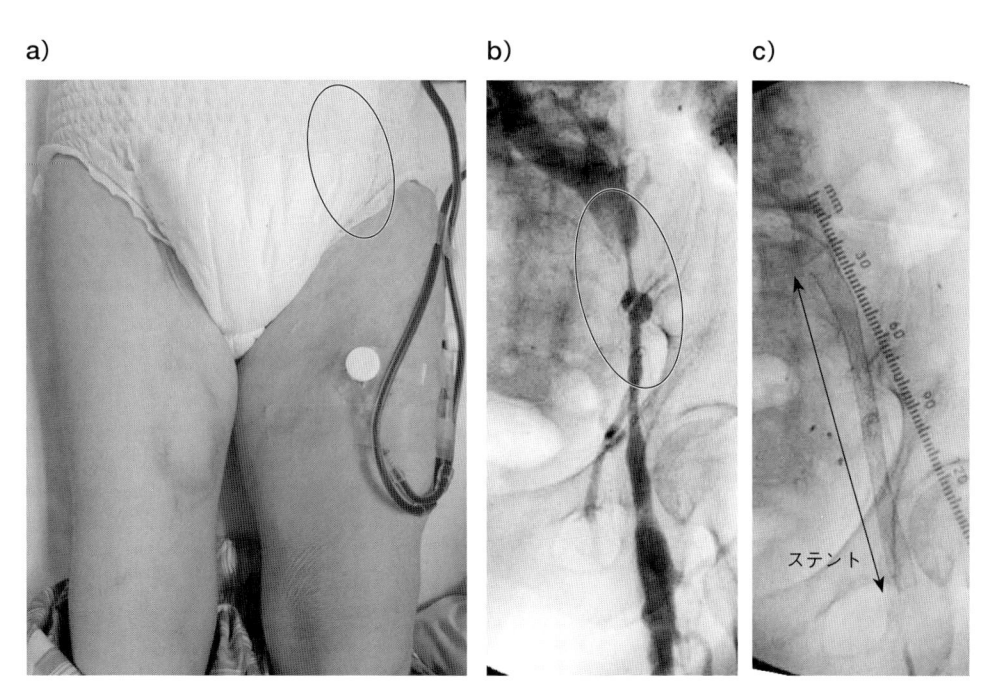

図2 ステント留置
血管収縮型中枢静脈狭窄には適切なステント留置が長期開存に有効である．〇は狭窄部
a) 右大腿人工血管移植後4年で右下肢全体の浮腫が出現
b) 11 cmにわたる数珠状狭窄はPTAを施行しても繰り返す狭窄であった
c) 13 cm長のステントを行い，その後3年間以上，追加治療は要していない

留置が長期開存に有効であり[5), 6)]（**図2**），内膜肥厚型中枢静脈狭窄には人工血管バイパス術などの外科的治療を要す場合がある（**図3**）．

■2-3 閉塞の種類

血栓性閉塞は狭窄がおもな原因で，非血栓性閉塞は血圧低下，脱水，圧迫，感染などが原因である．

閉塞の原因は血圧低下または狭窄であることが多い．血圧低下の原因が，降圧剤や除水目標体重が不適切，透析間体重増加が著しい，または心機能低下の進行である症例がしばしばみられる．常に，広い視野で患者状況を把握する必要がある．

■2-4 閉塞に対する手術

比較的新しい血栓形成時には，血栓溶解療法とカテーテル使用による血栓吸引除去法が可能であるが，時間とともに血管壁に血栓が遺残しやすい傾向となる．

著しい狭窄時期をすでに過ぎてしまい，シャント静脈途絶に至っている症例では，自己血管もしくは人工血管でのバイパス術が必要になる．

閉塞の原因が狭窄である場合は，まず，カテーテル吸引または外科的血栓除去にて血栓除去術を行い，さらに「2-2 狭窄に対する手術」で述べた狭窄に対する処置や手術を行う．血栓除去時に血栓除去用バルーンカテーテルが通過しても，T字型の静脈部や太くて分枝の多い静脈では，血栓が隠れてしまい，血栓遺残により早期に再閉塞する場合があるので，血栓除去術の折に

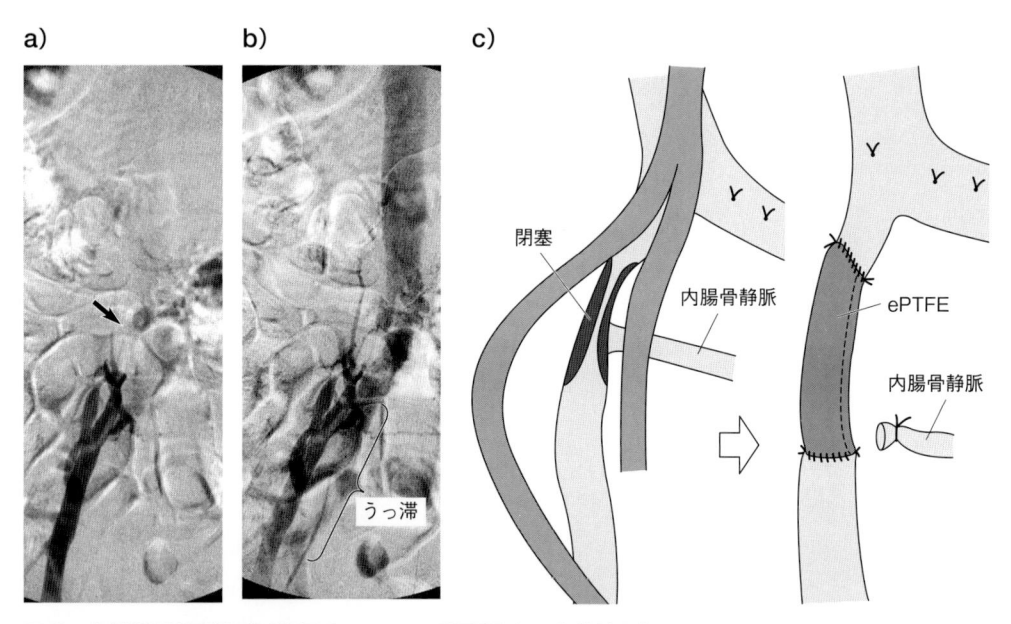

図3 左総腸骨静脈閉塞（直径6 mmのePTFE人工血管使用）

内膜肥厚型中枢静脈閉塞に対して，後腹膜経路にて人工血管置換術を施行
a) 左外腸骨静脈が完全閉塞（途絶，→）し，左下肢全体が腫脹している
b) 迂回経路から下大静脈への還流のため，静脈血がうっ滞している．左総腸骨静脈に至る40 mmの全周性内膜肥厚による閉塞である
c) 内腸骨静脈を結紮離断し，直径6 mm×長さ60 mmのePTFE人工血管置換術施行すると浮腫は消失した

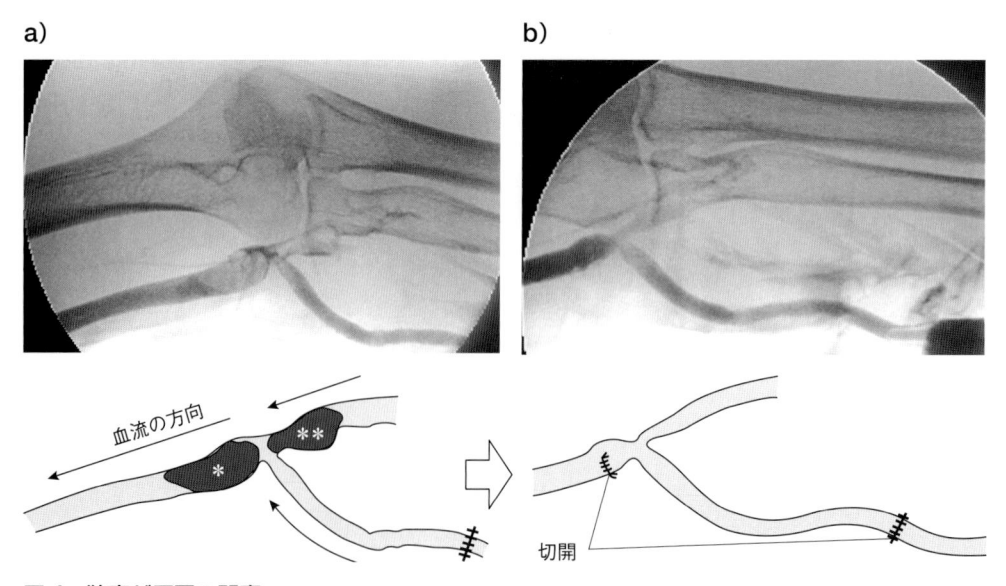

図4 狭窄が原因の閉塞

静脈の分岐の陰に血栓が逃げ込み，血流再開とともに流れに乗り，術直後の再閉塞の原因となる．人工血管と静脈との端側吻合部はT字型であるため，狭窄拡張後でも血栓溶解療法やカテーテルを使用した血栓吸引除去法により，血栓を除去しきれない．そのため，静脈切開し血栓除去する必要があった
a) ＊の血栓は＊＊へと逃げやすい．＊＊の血栓は除去しづらい
b) この症例では，カテーテルと皮膚外からの圧迫では完全な血栓除去ができず，2カ所で静脈切開し血栓除去した

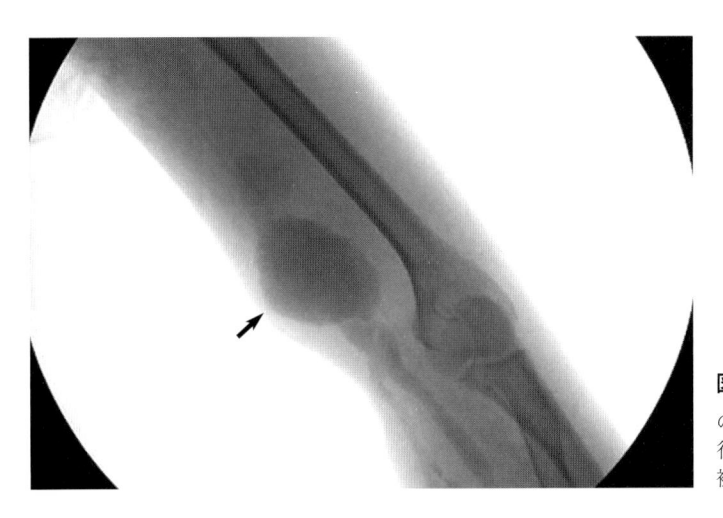

図5 PTA血管破裂症例
のちに人工血管バイパス術を施行した．仮性瘤はバイパス後消褪した

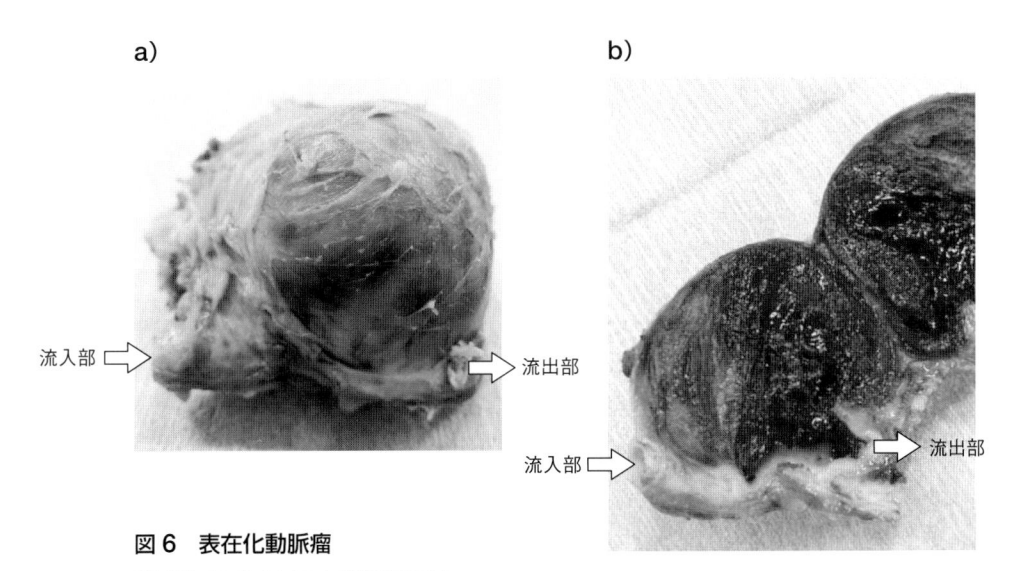

図6 表在化動脈瘤
真正瘤であり3層の血管構造がある
a) 直線状の表在下左上腕動脈に透析時脱血側穿刺を繰り返したことが原因で動脈瘤となり，瘤が増大したため，摘出した
b) 正中で割を入れると，真正瘤内に血液が貯留していた

は，造影を併用すべきである（図4）．

3 瘤

■3-1 瘤の成因による分類

穿刺関連瘤は穿刺ミス，止血不良，PTA血管破裂（図5）の仮性瘤，表在化動脈穿刺後の真正瘤（図6）が原因で，非穿刺瘤は狭窄前後や屈曲部前の瘤，吻合部瘤（不完全な吻合など）が原因である．

瘤によるシャント再手術症例は約5％である．穿刺部位として吻合部直近を避けることも瘤発生を防ぐには大切である．VAにかかわる瘤には表在化動脈の穿刺部に発生する真正瘤と，シャント穿刺ミス後や人工血管の破綻部に発生する仮性瘤がある．また，血液流量の多い自己血管内シャントにおい

て，蛇行屈曲に伴い数珠状狭窄が出現すると，結果として多発瘤状血管となる．このうち緊急処置が必要なのは，瘤切迫破裂および感染である．壁が脆弱となるので，急激に瘤が増大する．

■3-2 シャント瘤に対する手術

シャント瘤に対する手術のうち，緊急手術とは瘤前後の血管閉鎖術または瘤前後のバイパス術のことで，待機的手術とは，原因を解消する手術（＋瘤切除）のことで，おもに①瘤切除＋縫縮術（図7），②瘤切除＋人工血管パッチ縫合術（図8），③瘤切除＋内シャント再建または静脈再建術（図9），④瘤切除＋人工血管置換術，⑤内シャント閉鎖術（瘤より上流部位での閉鎖）の5つがある．

いずれの上肢内シャント瘤の手術においても，タニケット併用による手術前半での処置は，手術時間の短縮と出血のコントロールに有用とする報告がある[7]．

3-2-1 瘤切除＋人工血管置換術

図9の場合と異なり，瘤切除時にシャント静脈間の距離がある場合，もしくは引き伸ばさなければ端－端再建ができない場合は，人工血管置換で間置する．

3-2-2 内シャント閉鎖術（瘤より上流部位での閉鎖）

切迫破裂状態などの緊急性がある場合や著しい過大血流シャントである場合などでは，瘤より吻合部寄りでシャントを閉鎖したうえで，他のVAルートを検討する．

4 静脈高血圧

■4-1 静脈高血圧とは

静脈高血圧とは，おもにシャントの中枢静脈（図10）または末梢静脈（図11）の（相対的な）狭窄により，シャント肢が局所的または肢全体が浮腫状となる静脈還流不全症状のことである．

■4-2 静脈高血圧の治療

中枢静脈が原因である静脈高血圧症例に対しては，おもにインターベンション治療（PTAまたはステント留置，図12）が施行される．末梢静脈が関係する静脈高血圧症例に対しては，末梢静脈の結紮など手術（図13）による狭窄の解消が行われる[8]．

5 スチール症候群

■5-1 スチール症候群とは

VA作製後，血液がVAへと流れ込むために他部位への血流が減少（盗血）することに起因する虚血症状のこと．動脈自体の狭窄または（相対的）過大血流シャントが原因となる．上肢VA手術の1～9％に発生する．

■5-2 スチール症候群の種類

5-2-1 中枢性虚血症状を有するスチール症候群

相対的流量が多い上肢人工血管移植術後に椎骨脳底動脈輪の虚血によりめまい・頭痛が出現する場合がある．

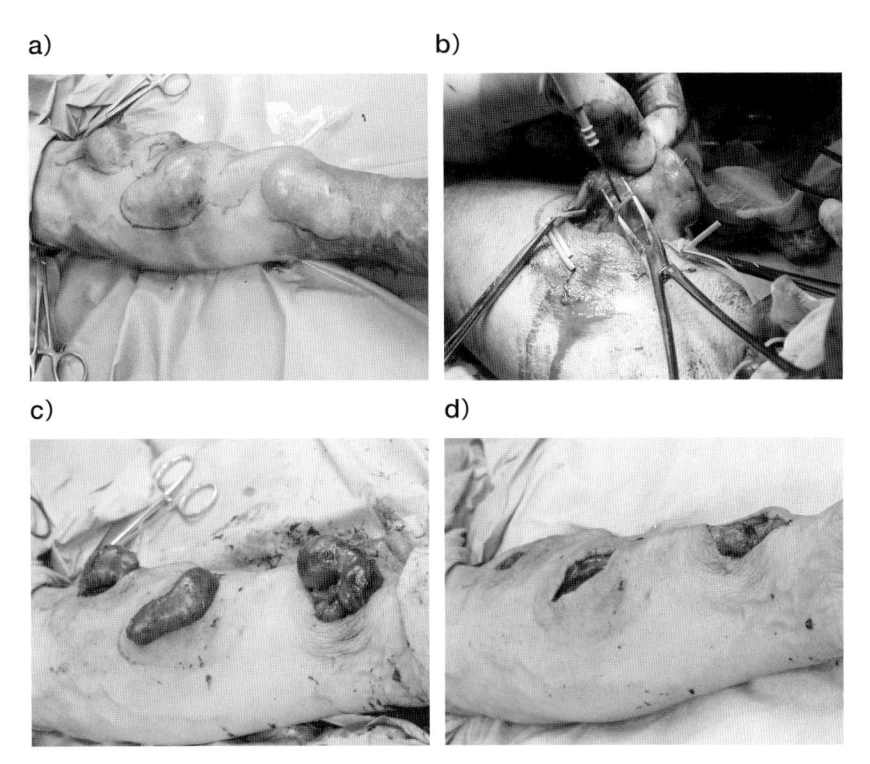

図 7　多発瘤切除＋縫縮術

自己血管内シャントの蛇行屈曲に伴う，数珠状狭窄が，多発瘤状血管となる（a）．その原因は過大血流であることが多いので，瘤部の剥離を行い（b，c），血液流量を術中計測しつつ縫縮を行う（d）

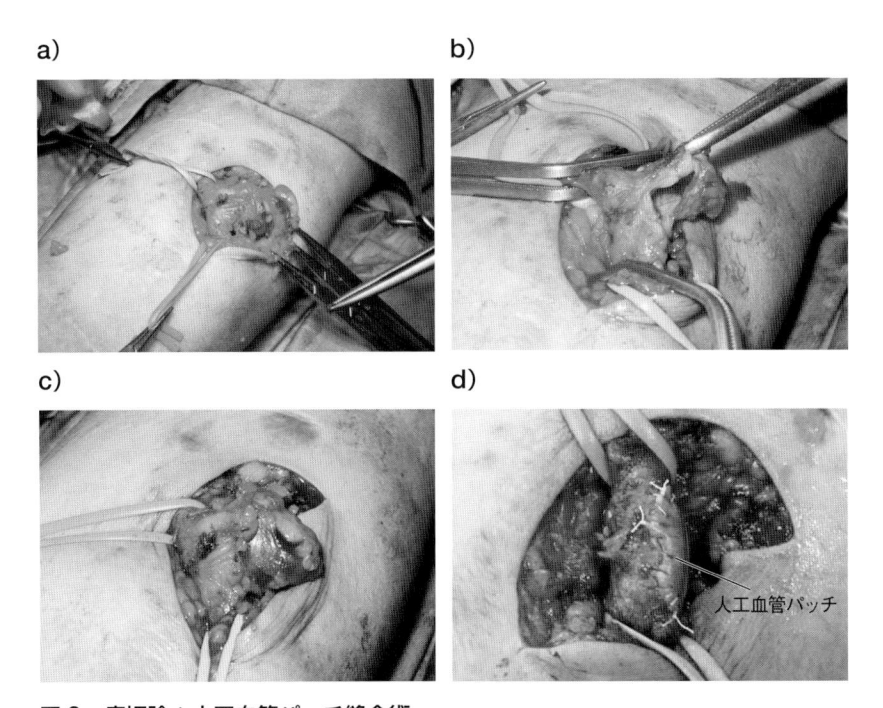

図 8　瘤切除＋人工血管パッチ縫合術

穿刺に伴い増大してきた瘤は形状が複雑で（a，b），瘤部切除後の欠損腔が広く大きい（c）ため，2 cm × 1 cm の楕円状の人工血管パッチにて血管形成を行った（d）

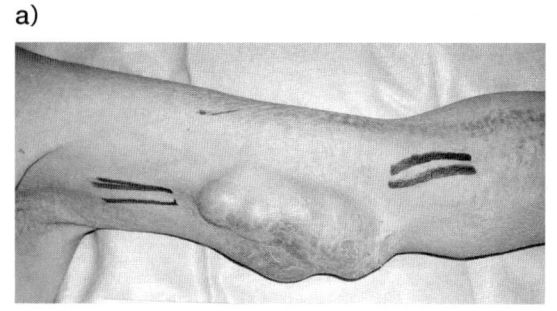

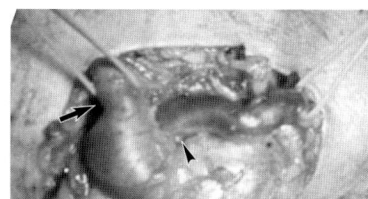

図9 瘤切除＋内シャント再建または静脈再建術

瘤を切除した後も残された静脈同士で端－端吻合が可能な場合
a) 静脈弁を起点として，もともと直線であった上腕の静脈が蛇行し瘤となった
b) 剥離すると瘤の下面近傍に流入血管と流出血管が離れずに存在したため，瘤切除後，端－端に静脈再建した

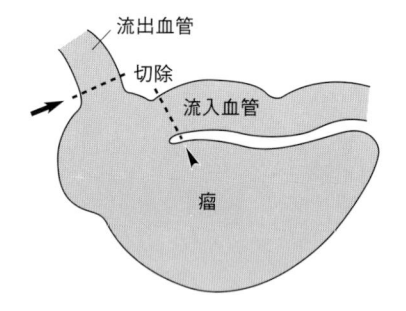

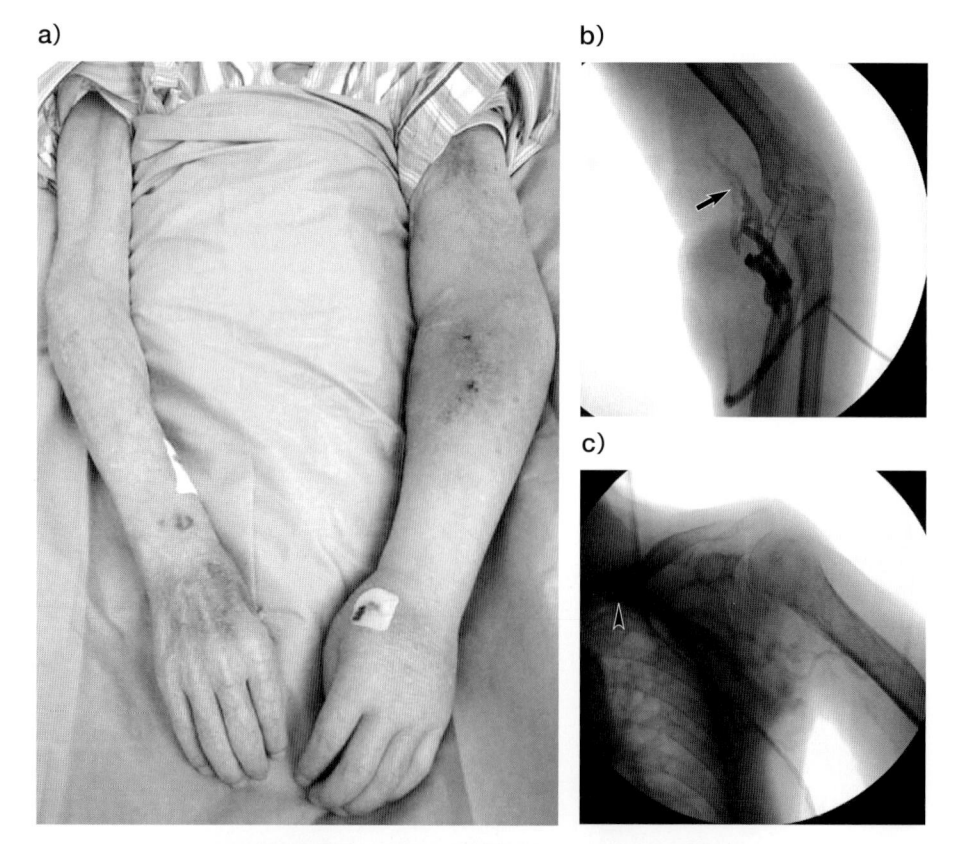

図10 左前腕人工血管移植術後の左鎖骨下静脈途絶による左上肢腫脹への治療

右前腕に内シャントを作製した．穿刺可能となった後に，左前腕の人工血管閉鎖し，左上肢腫脹は改善した．まず右前腕へ内シャントを作製した．ダブルシャントに耐え得る心機能であったので，新シャントが穿刺可能となった後日に左前腕人工血管閉鎖術を行い，左上肢の腫脹は改善した（a）．この症例では肘の部位の静脈が途絶し（b，→），さらに左鎖骨下静脈の途絶も認め（c，▶），左上肢に著しい還流障害が出現していた

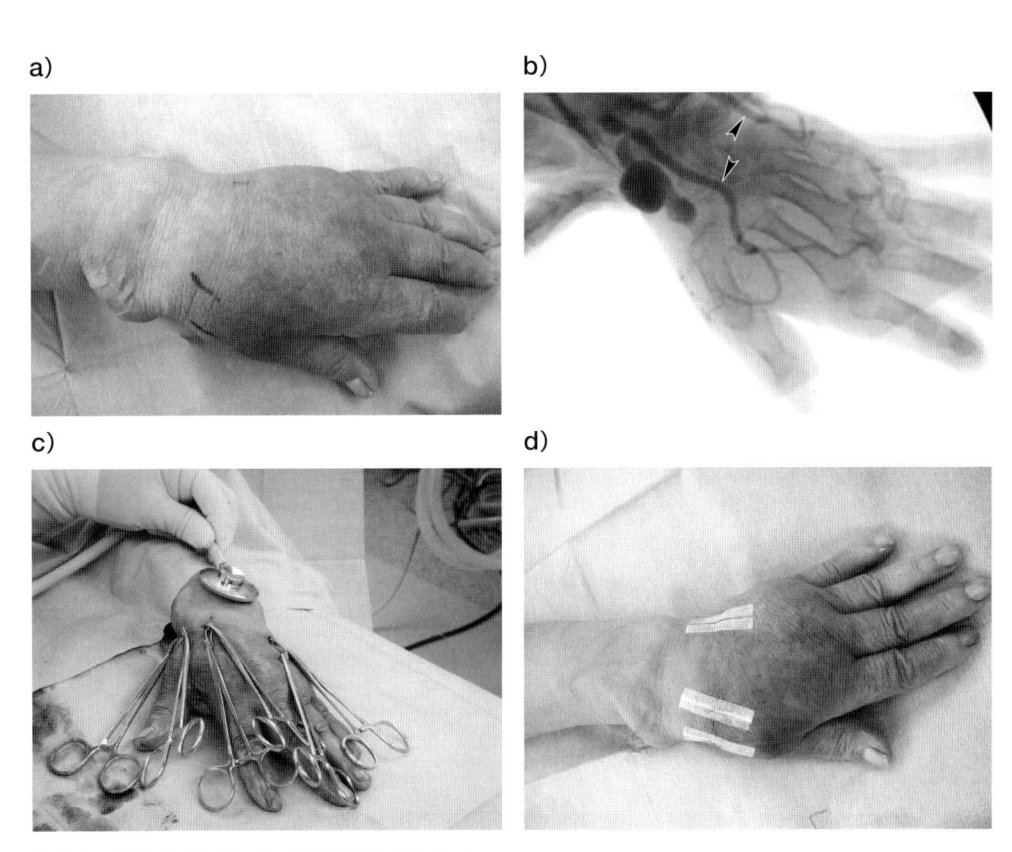

図11 橈側皮静脈狭窄による静脈高血圧症

シャント血流が流れ込む末梢静脈を結紮離断した
a) 左タバチエール内シャント症例で橈側皮静脈狭窄により手背の静脈へとシャント血流の還流が増加し，第2～4手指と手背がソーセージ様となった
b) シャント音でも確認できるが，造影検査にて血流が手背へと回っている（►）
c) シャント経路は生かしたまま，手背の腫脹を改善させる目的の手術を行った
d) 3本の太くなった静脈を郭清離断した

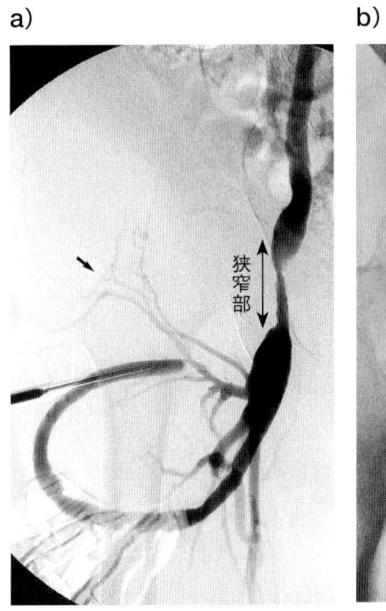

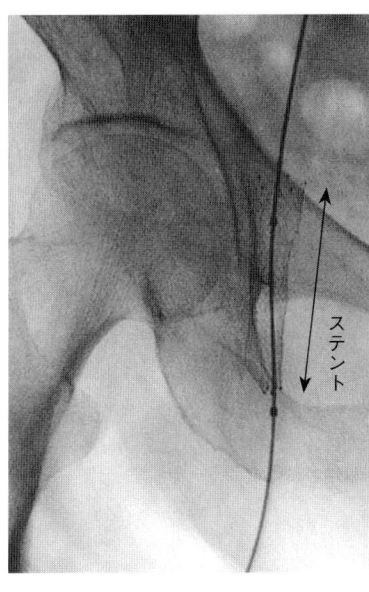

図12 中枢静脈が原因の静脈高血圧症に対する治療

右大腿人工血管移植術後の右総腸骨静脈狭窄による右下肢腫脹に対し，ステント（直径10 mm×長さ40 mm）を留置した
a) 外腸骨から総腸骨静脈に30 mm長の狭窄があり，メインルートの還流が低下し，側副血行路の発達がみられ（→），右大腿浮腫が発生した
b) ベアメタルステントを留置し，後拡張でステントを固定した

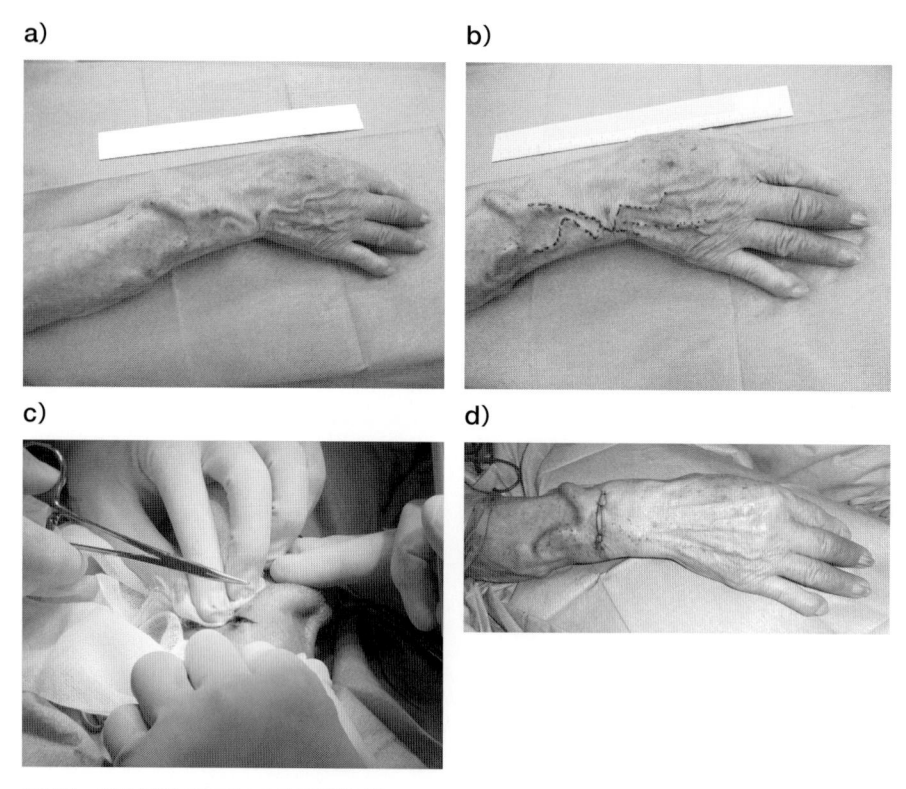

図13 静脈高血圧に対する手術治療
末梢静脈を結紮離断しつつ尺側への血流が確保された
a) 橈側皮静脈が途絶し，右前腕標準内シャントの血流が手背皮静脈を経由し尺側皮静脈へ還流している
b) この症例では，特に第3，4手指が末梢静脈高血圧によりソーセージ様となっている
c) 手背への静脈を結紮離断（単結紮のみでは再開通の可能性が残る）
d) 尺側への血流は残し，手指の腫脹と血液うっ滞は改善された

5-2-2 末梢性虚血症状を有するスチール症候群

手指の疼痛・しびれ感・冷感がVA作製肢に発生する場合がある．透析中や運動時に症状が悪化するかなど観察，検査し，手根管症候群（carpal tunnel syndrome：CTS）や他の末梢神経障害との鑑別が必要である[9]．

■5-3 スチール症候群の治療

著しい症状の場合（図14）は，早急にシャント閉鎖術を検討する．また，パーマネントカテーテルを含む他のVA作製が望ましい．

それ以外の症例においては，動脈へ対するPTAやシャント静脈の人工血管使用バンディング手術（図15）などを行う．

6 過剰血流

■6-1 過剰血流とは

VAの還流血液流量が，個々の患者に見合った循環動態の許容範囲を超えてしまい，動悸，下肢浮腫など高拍出性心不全をきたす状態を過剰血流という．多くの過剰血流症例ではVA流量が1500〜2000 mL/min以上となっている．

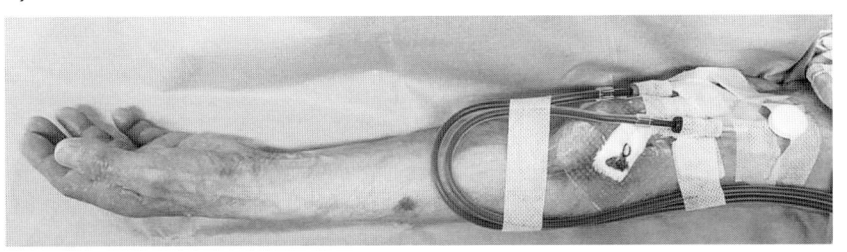

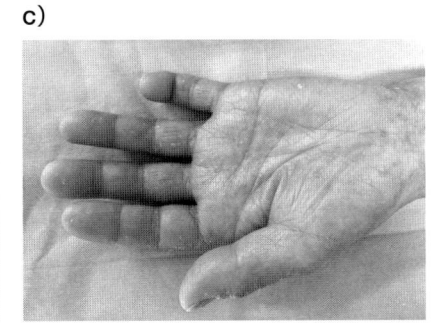

図14 スチール症候群の症状・所見
透析中の透析肢の疼痛
a) 左肘部内シャント作製後5年．閉塞性動脈硬化症の進行と過大血流シャントの複合作用が出現する
b) 手掌手指が蒼白となり，透析途中から前腕の疼痛が毎回出現する
c) 本来指先へと向かう血流が，シャント静脈へと盗血（スチール）されることで症状と所見が出現する

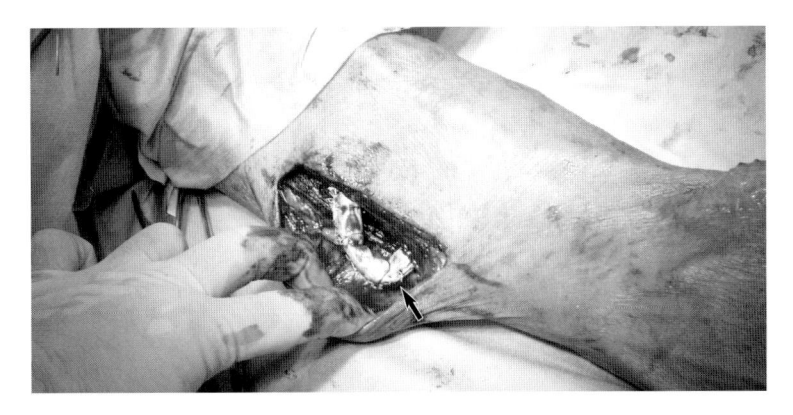

図15 スチール症候群の治療
人工血管にてシャント静脈を約7 cmにわたり外側よりラッピング（→）し，血液流量を調整した

■6-2 過剰血流の治療

血圧や適正体重を再評価のうえ，適切な外科的処置（血流調整術）を考慮する．当院ではシャント静脈を約8～10 cmにわたり剥離のうえ，術中エコー下血液流量計測を繰り返し行い，400 mL/minを目標に静脈縫縮バンディングを行っている[10]（図16）．

静脈縫縮バンディングには，シャント静脈バンディング，橈骨動脈バンディング[11]，人工血管インターポジション，吻合部隔壁形成術などの術式

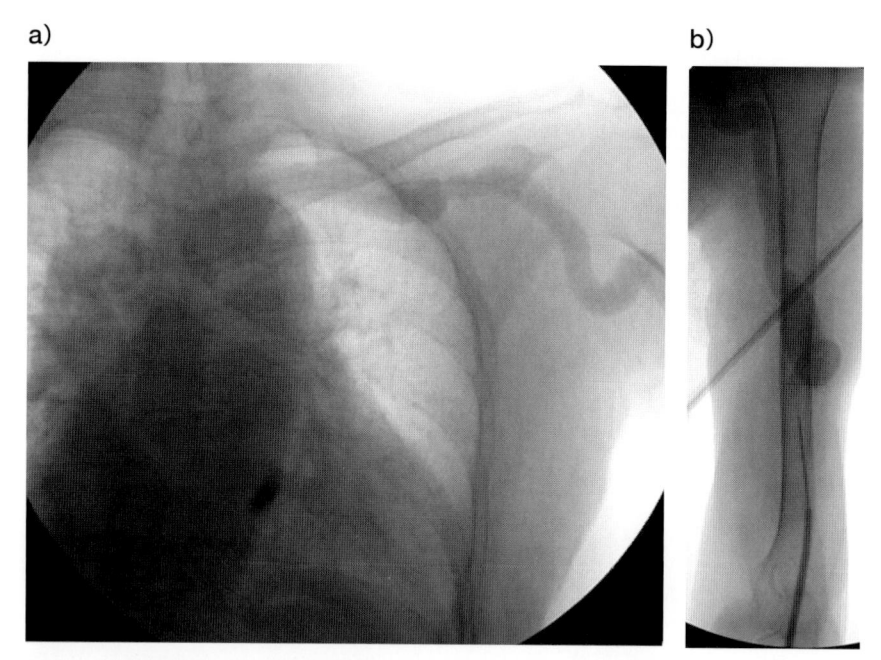

図 16　左肘部内シャント過大血流

心負荷軽減を目的に上腕のシャント静脈を約 10 cm にわたり縫縮した
a) 鎖骨下静脈に至る静脈の蛇行と拡張により，うっ血性心不全が助長されていた
b) 過大血流内シャントにより，静脈を圧迫しても吻合部が造影されづらいほどであった．この後，シャント静脈を上腕にて約 10 cm 長にわたり縫縮し，シャント血液流量を低下させて，心不全から脱却した

がある．

7　自己血管および人工血管感染，皮膚欠損

■7-1　感染の所見と原因

VA は感染に弱い[12]．感染部には発赤，腫脹，疼痛，熱感，排膿，硬結，びらんなどを認めるが，局所感染では発熱を伴わないことがある．VA にかかわる感染の 9 割は皮膚常在菌（表皮ブドウ球菌，黄色ブドウ球菌）が原因菌であり，手術，穿刺，回路接続などを契機とし，菌と VA が接触して発症する．また，敗血症に至る VA 感染の約 4 割が MRSA (methicillin-resistant *Staphylococcus aureus*) 敗血症であることを考慮し，必ず培養検査を施行する．

■7-2　感染の種類

術後感染には，術後早期感染（30 日以内）と晩期感染（早期感染以外）があり，VA にかかわるものには，カテーテル感染とシャント感染がある．また，穿刺などによる人工血管の皮膚欠損により人工血管が露出している場合は，感染創とほぼ同等に扱う必要がある（図 17）．

■7-3　感染，皮膚欠損の治療

最も重要なことは，透析患者の死亡原因の第 2 位は感染症（20.3％）であり，1993 年以降，感染症死亡者は依然として増加傾向にあることを肝に銘じ，

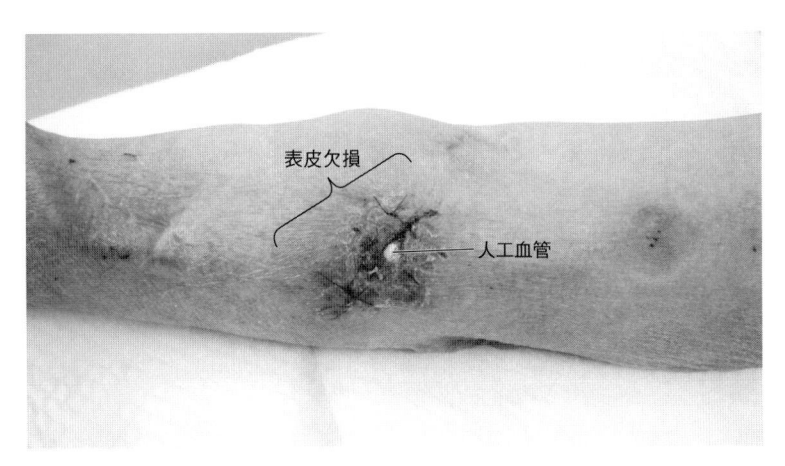

図17 人工血管バイパス術後早期の皮膚欠損

早期発見を心がけ，先手を打った治療へとつなげることである．また，感染症から2次的に心内膜炎，椎間板炎（背部痛），細菌性髄膜炎（下肢運動障害），腸腰筋膿瘍（下肢屈曲時痛）を合併する透析患者は散在する．患者の訴えの変化に気を付ける必要がある．

　シャント感染には，自己血管感染と人工血管感染の症例があり，感染部皮膚と血管が脆弱となると複合作用により大出血をきたすおそれが出てくる．緊急時には圧迫しながら，救命のためにシャント閉鎖術を行う．バイタルサインが安定しているか，待機手術が可能なシャント感染では，手術＋感染部除去，ドレナージ術を施行する．当院手術での経験上，人工血管感染（図18）では，肉眼上，感染部辺縁から自己血管バイパス部まで20 mm以上の距離を保ち，感染部をしっかりとアイソレーションしつつ手術を施行し，ドレナージをしっかりと行うことで，感染が新バイパス人工血管部へと波及してしまった経験はない．自己血管感染（図19）においては，感染部辺縁から自己血管でのバイパス部までの距離が5 mmほどあれば，感染が波及することはない．ただし，人工血管移植術の術後早期での感染症例や人工血管動脈吻合部感染においては，移植人工血管全抜去術＋動脈への自己静脈パッチ縫合閉鎖を要す．

　また，比較的広範囲の人工血管感染においては，救命の観点から，まずは，比較的簡便である亜全抜去術を行うことがあるが，当院における亜全抜去症例の約40％は，後に遺残人工血管の全抜去を要している．留意すべき事項として，すでに閉塞している人工血管の感染症例では，発赤範囲が狭くとも，閉塞人工血管内腔に沿って感染が波及するスピードが，開存している人工血管よりも非常に早いので，間髪を入れずに適切な手術を行う必要がある．したがって，意思表示の困難な透析患者では，現在使用しているアクセス以外の旧VAルートに対しての観察も必要となる．

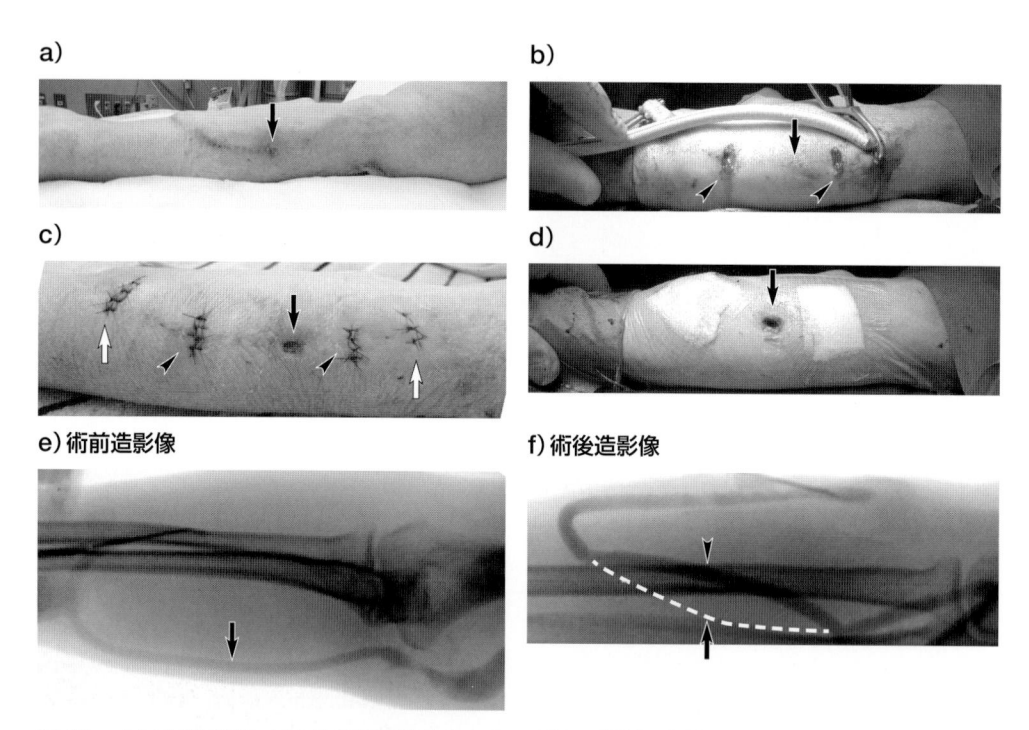

図18 人工血管感染に対する部分置換（バイパス手術＋感染部除去）＋ドレナージ術
a) 右前腕人工血管の内側部の限局感染創（→）
b) 創の前後の人工血管を結紮閉鎖し（▶），感染部を孤立化
c) さらに遠方の2つの創（⇒）の間を新人工血管にてバイパス作製
d) 清潔創をすべて閉鎖・閉創したのち，感染部の人工血管除去とドレナージを行い，開放創（→）とする
e) 術前造影像．→は感染部
f) 術後造影像．術前造影像と比較して，感染部（→）から2cmほど内側で遠まきに新人工血管の経路（▶）があるのがわかる

8 血清腫

■8-1 血清腫の原因

　血清腫はePTFE人工血管手術の約2〜4%に発生するが，ポリウレタン（PU）人工血管には発生しない[13]．人工血管壁からの血漿成分のゼリー状漏出物が，時間経過とともに被膜を有し，瘤状となる．人工血管手術後，数日で好発部位は動脈吻合部付近である[14]ので，流入血管の圧迫のみで消褪しない場合，血腫と鑑別するためには，造影検査またはエコー血流検査[15]を行う．

　血清腫はePTFEにみられる合併症であり，PUやPEP（polyolefin-elastomerpolyester，「グラシル®」（テルモ（株））など）ではみられない．特に動脈との吻合部にみられることから，縫合糸，針，運針，結紮時の締め具合などが影響している可能性がある．血清腫はePTFEの合併症とされているが，ePTFEは合併症なくひとたび生着すれば，ほかの人工血管より長期予後が期待される製材である．最近のePTFEは進歩の過程にあり，2010年以降，術後浮腫や血清腫が起こりにくいように加工された製品へとグレードアップしている実感がある．

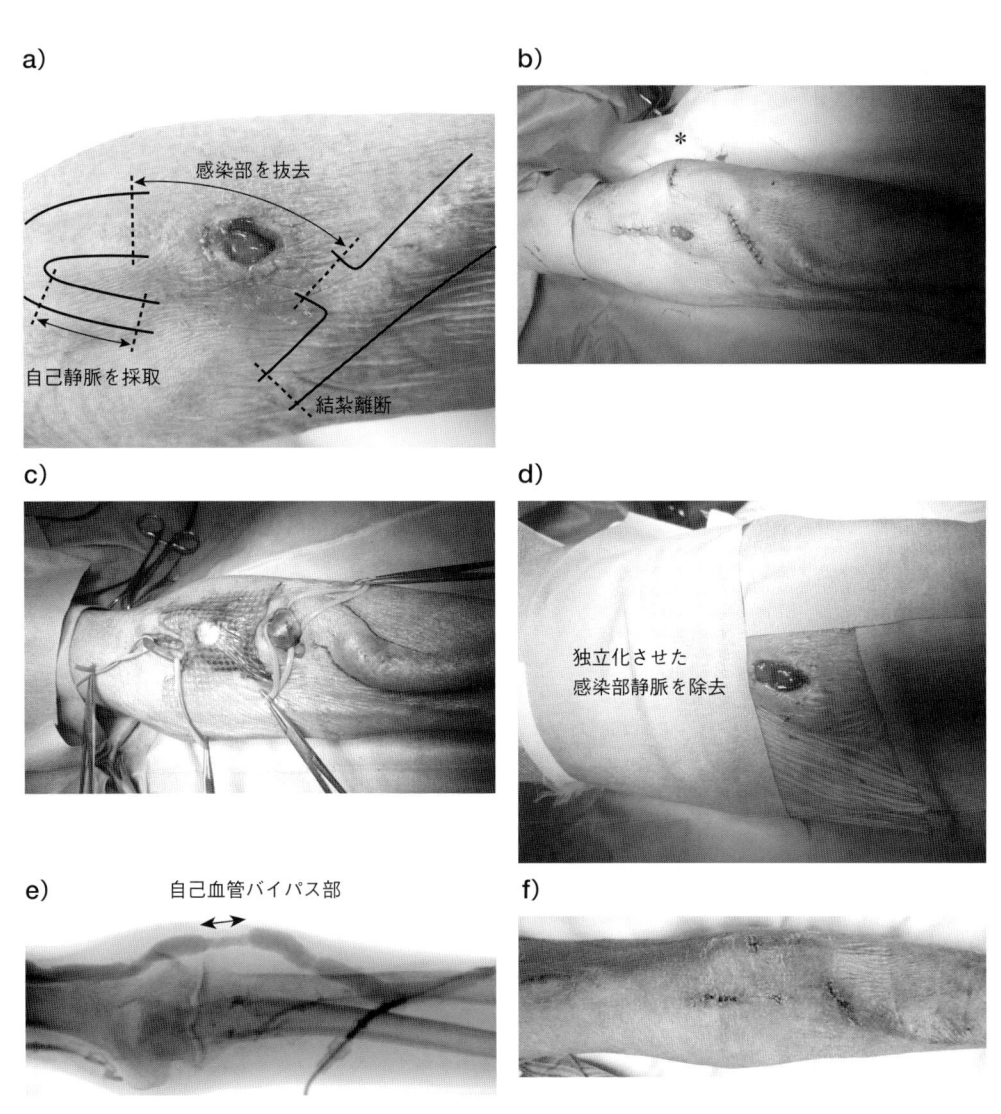

図19 感染自己血管の自己血管バイパス術
a) 術前にしっかりとしたデザインを決定しておく
b) ＊を頂点として新たな皮下トンネル（非感染部静脈）を感染部より外側へ設定する
c) 感染部を孤立化させて，bで設定した皮下トンネルにて自己静脈を利用し置換バイパス術を行う
d) 清潔部を覆い，孤立させた感染部を除去しドレナージ後，開放創とする
e) 術後造影では自己血管バイパス部が周囲より細径ではあるが，静脈圧の上昇はなかった
f) 術後14日目に全抜糸し，すべての創は治癒した

■8-2 血清腫の治療

血清腫の治療にはおもに以下の3つがある．

8-2-1 経過観察にて悪化しなければ無処置

血清腫は多くが，人工血管と自己血管との吻合部周囲に限局して半球状に発生する．つまり穿刺部人工血管には影響がない場合が多く，被膜形成に至ると自然消退は難しいが，吻合部限局型では透析は継続できるので，経過観察可能なケースが多い．

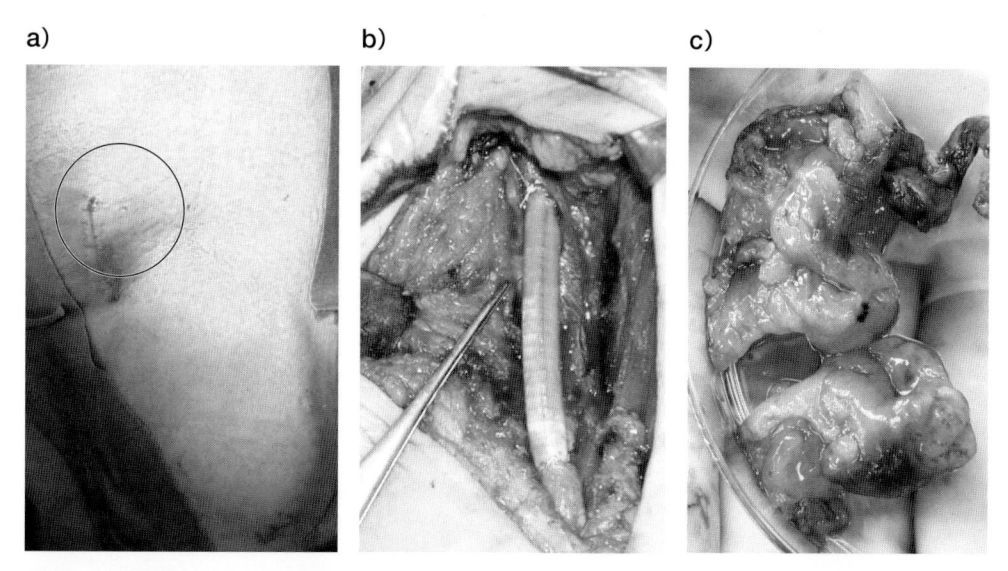

図20 血清腫除去＋人工血管部分置換術
a) この症例では左大腿ePTFE人工血管移植術後2日目より左鼠径部に半球状隆起（○部）が出現し，人工血管移植部全体でも腫脹が軽快せず，手術治療を選択した
b) ゼリー状の血清腫と被膜を除去し，洗浄後にPU人工血管にて吻合再建と部分置換術を行った
c) 人工血管壁からの血漿成分のゼリー状漏出物が被膜を形成し，やがて瘤状になる

8-2-2 血清腫除去＋生体組織接着剤塗布

開創のうえ，血清腫除去し，ビオボンド®などを吻合部周囲へ塗布することにより，血清腫再発を予防したとの報告があるが，長期予後は期待されたほどではないとの報告がある．

8-2-3 血清腫除去＋人工血管部分置換術（図20）

ePTFE部の吻合部を他の製材の人工血管へ吻合部ごと置換手術を行う．

9 アクセス関連疼痛

アクセス関連疼痛には，アクセス作製時の切開部位の影響が大きい[16]．原因は多岐にわたり，鑑別や原因特定が困難な場合がある．疼痛が，いわゆる血管痛[17]や神経癒着が原因で起こることもある[18]が，内シャント使用時の疼痛の多くは原因が特定できない．

■9-1 アクセス関連疼痛の原因

アクセス関連疼痛の原因・治療は以下の4つがあげられる．

9-1-1 透析中の血管痛

穿刺部痛にはリドカインテープやクリーム，ボタンホール穿刺用ニードルを使用する．透析途中からの疼痛原因はスチール症候群や静脈高血圧症によることがあり，穿刺部の変更や血液流量の低下，静脈高血圧症の治療を優先して行うことが必要である．疼痛部位の温めなどにより改善しない著しい疼痛に対しては，アクセスの変更を検討する．

9-1-2 非透析時にも疼痛

原因としては，スチール症候群，静脈高血圧症が進展している場合が多いので，治療としては，それぞれの病態に応じた治療を早急に行うことが必要

となる.また,神経癒着が原因である場合でも,非穿刺時疼痛を訴える場合があり,神経剥離が著効するが,患者からじっくりと症状を聞き出し判断する必要がある.

9-1-3 アクセス関連疼痛に類似した疼痛

頸椎症,変形性肩関節症,手根管症候群,透析肩,末梢衝動静脈血栓症などはアクセス関連疼痛と類似した痛みの訴えがあるので,整形外科的診察と治療を要す.

9-1-4 精神的側面からの疼痛

穿刺という恐怖だけからでも疼痛の助長はなされる.患者とじっくりと会話することも治療になる.

■9-2 アクセス関連疼痛の治療

整形関連疾患の有無の検索をシャント評価と並行して行う必要があり,対側肢へのVA作製なども考慮した,適切なVAへの変更を行う.

新たなシャントが穿刺可能となった場合,疼痛のある内シャントの閉鎖を二期的手術として行う.また,シャント血管に癒着した神経の剥離術が有効な症例がある.

10　VAカテーテルトラブル

■10-1　VAカテーテルの種類とカテーテルトラブルの原因

10-1-1　VAカテーテルの種類

VAカテーテルには,非カフ型カテーテル(一時的透析用)とカフ型(皮下トンネル)カテーテルがある.

10-1-2　VAカテーテルトラブルの原因

VAカテーテルトラブルの原因には,VAカテーテルの閉塞・血管壁への付着・破損・屈曲・感染がある.

特に小児患者においては,外径 8～14 Fr のカフ型カテーテル留置となる.ターン部創を作製しない場合は,柔軟性のあるカテーテルを使用しても,刺入部でのカテーテル折れ曲がりにより脱血不良となる可能性がある.当院においては全身麻酔下に行う症例が多く,小児においてもターン部のカーブを緩やかに保つために,3カ所の小切開創(刺入部,ターン部,出口部)を作製し,刺入部とターン部の周囲剥離は十分に行い,慎重な留置を心がけている(図21).

■10-2　VAカテーテルトラブルの治療

10-2-1　カテーテルの閉塞

0.035 inch または 0.038 inch の太目のガイドワイヤーにて造影透視下にクリーニング(図22)と造影を行い血栓溶解を試みる.脱血不良が継続する場合は,カテーテルの全交換を考慮する(図23).

10-2-2　カテーテルの破損

交換可能なエクステンションアダプタ部やBD QサイトTM(日本ベクトン・ディッキンソン(株))のみの破損であれば消毒交換が可能であるが,破損がカテーテル本体の場合は全交換(入れ替え)が必要となる.

10-2-3　カテーテルの屈曲

屈曲部周囲の再剥離または入れ替えを要する(図24).

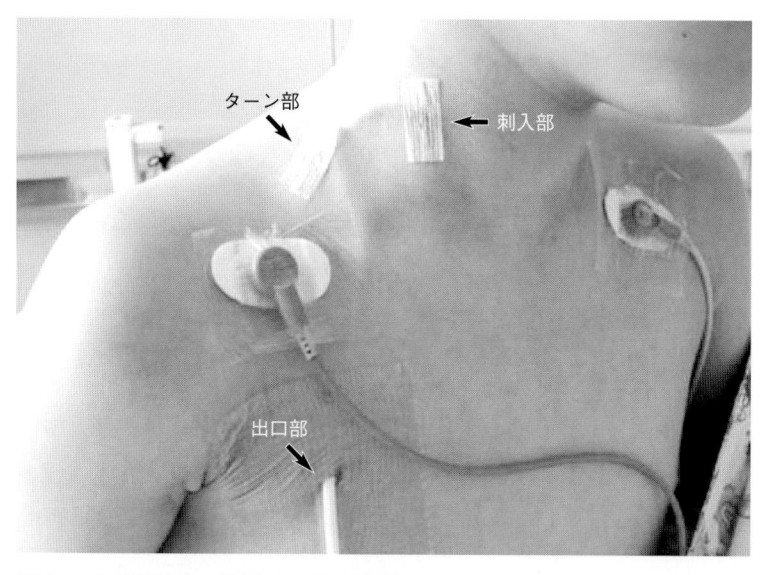

図21 小児でのカフ型カテーテル留置
小児でも3カ所小切開創で行う．カフ型カテーテルは皮下トンネルを作製し，カフが出口部から数cm離れるように留置して感染予防とすることに特徴がある．カフ型カテーテルには曲線型デザインのものもあるが，最重要項目は，カテーテルのターン部の曲率半径は，大げさなぐらい大きくとることである．小児ややせ型体型の症例では，たとえ金属トンネラーを使用していても，創が1つ増えることにはなるが，あえてターン部で一度，皮膚外へ引き出す慎重さが合併症予防となる

10-2-4 カテーテルの感染

敗血症での非カフ型（一時的透析用）カテーテル抜去後は，再留置までは数日間開けることが望ましい．

カフ型カテーテル感染のうち，出口部感染およびカフ手前までのトンネル感染（図25）では，切開排膿ドレナージ術（アンルーフィング）と広域スペクトル抗生剤投与を行い，厳重に観察する．この処置で軽快しない場合は全抜去またはカフ部を局所麻酔下に確保し，ガイドワイヤーを併用，出口部を変更して入れ替えを行うことも可能である．カフを越えた感染が予想される症例やカフが皮膚外へ出てしまった症例（図26）では，カフ型カテーテルを全抜去することが望ましい．

10-2-5 その他の合併症

その他の合併症としては血腫や複数の合併症のあるシャントがある．

①血腫の原因と対策

血腫の原因には①頻回の穿刺失敗，②圧迫止血の位置違い，③手術時の不十分な吻合などがある．頻回の穿刺の失敗には，2回まで失敗したら手を代わる冷静さをもつこと，圧迫止血の位置違いには，皮膚の刺入部ではなく，血管の穿刺部を推定し圧迫すること，手術時の不十分な吻合には再開創し血腫除去と縫合を追加することが対策として考えられる．

②血腫の治療

感染予防のため，経過観察し自然吸収を待つ．しかし，感染の危険が感じられる場合は，切開ドレナージを行う（図27）．

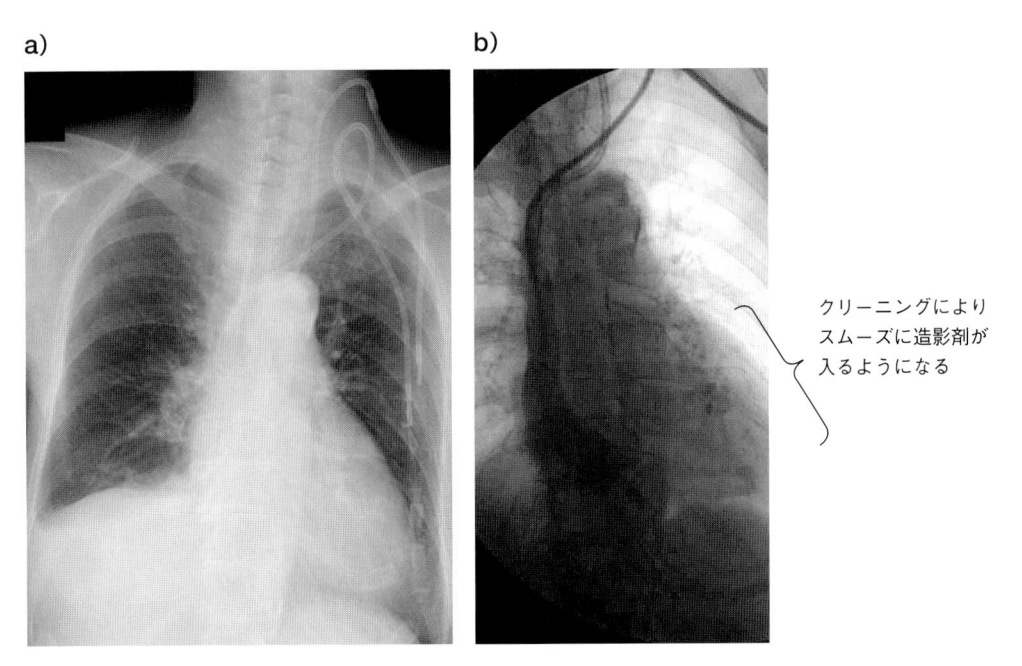

図22 カテーテルの閉塞に対する治療
造影透視下にクリーニングと造影を行い，血栓溶解を試みた
a) 右内頸静脈カテーテル感染で，カテーテル抜去後の左頸部からのカテーテル留置症例．さらに左内頸静脈が細径であり，2本のパーマネントカテーテルを左内頸静脈，左外頸静脈からそれぞれ1本ずつ留置し，その後，脱血不良，返血不良となり造影した
b) カテーテルに0.035ガイドワイヤーを使用し，先端開口部を開通させたうえ，ウロキナーゼ併用によりスムーズな脱血と返血が得られた

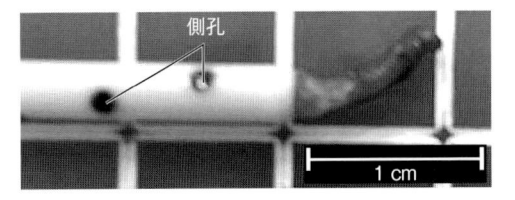

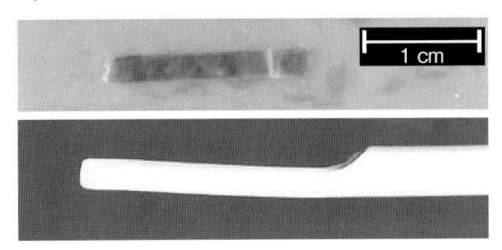

（クリーニングによりスムーズに造影剤が入るようになる）

図23 カテーテル完全閉塞
カテーテル完全閉塞の場合には全交換（入れ替え）を行う
a) 先端開口＋側孔付きカテーテルの脱血不良は，先端開口部の閉塞が先行していることがほとんどである．このような場合，巨大血栓による閉塞に対しては，カテーテルを入れ替えるしかない．流体力学的にはカテーテル側孔は不必要である
b) 一時的透析用カテーテルでも，側孔より先端方向の先端開口部に血栓形成が起きる

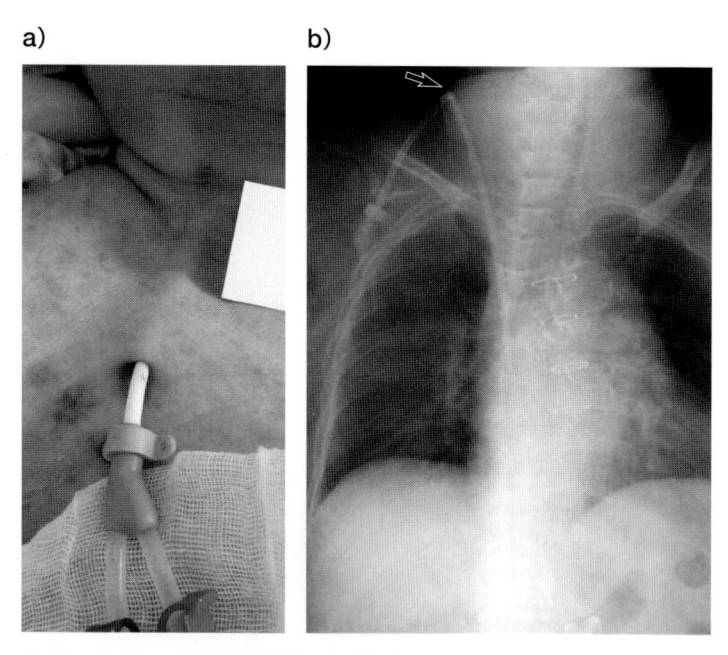

図24 カテーテルの屈曲に対する治療
周囲剥離または全交換を行う
a) 右内頸静脈からの誘導が急峻すぎたため屈曲しており，刺入部からガイドワイヤーを再留置のうえ，ターン部と出口部を作製し，全交換を行った
b) 造影像で刺入部直後でカテーテルが著しく屈曲閉塞（→）していることがわかる

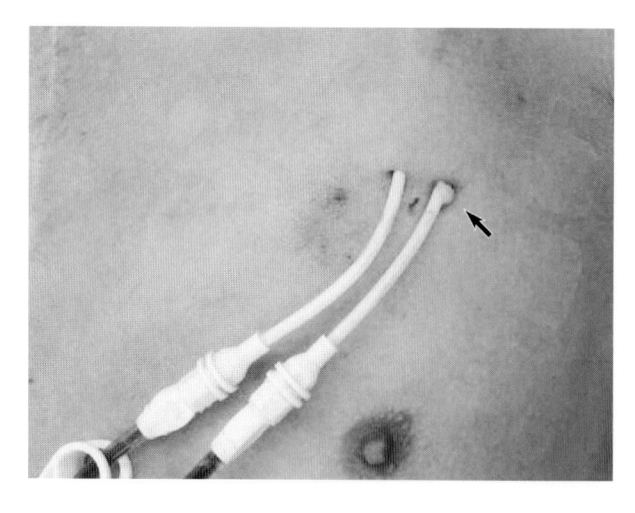

図25 カテーテル出口部感染
2本のカテーテルのうち，外側のカテーテル（→）の周囲より排膿が認められる

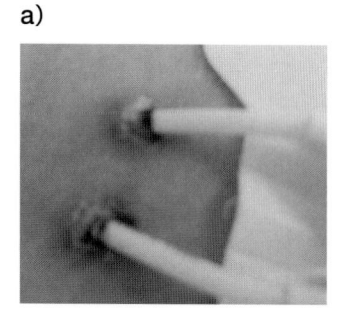

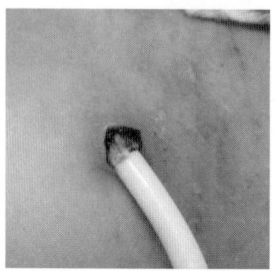

図26 カフの皮膚外への脱出
カフが皮膚外へ出てしまった症例では，感染が生じることが懸念される．a，bいずれもカフ部が皮膚外へ出てしまい，出口部感染をブロックする役目を果たせないので，新しいカフ型カテーテルへの入れ替えを行った

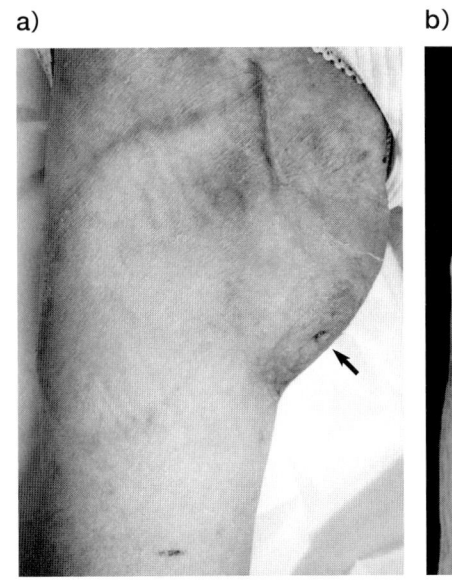

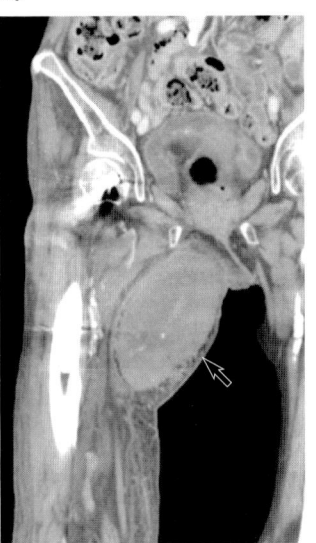

図27　右大腿血腫

人工血管穿刺時に人工血管を貫き，透析後に腫脹．5日後に微熱あり，血腫除去＋切開ドレナージを行った
右大腿人工血管の内側（いわゆる静脈側）への穿刺が人工血管を貫いてしまったが，針の先端は貫いているのに，穿刺針の側孔は人工血管内にあったため，透析終了し止血となった時点で腫脹に気が付いた．腫脹後5日目で微熱が出たことと，CT上被膜形成し始めたことより➡部分から切開ドレナージを行った（この時点では人工血管とは被膜により距離が形成されたため，小開放創とした）

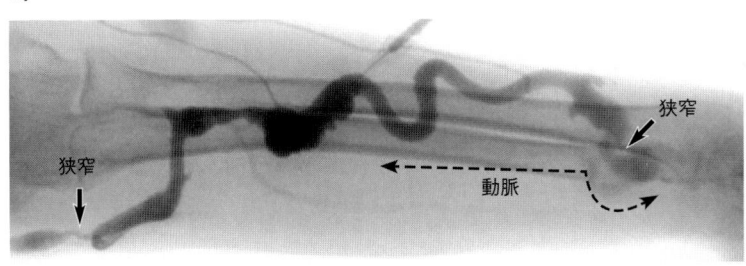

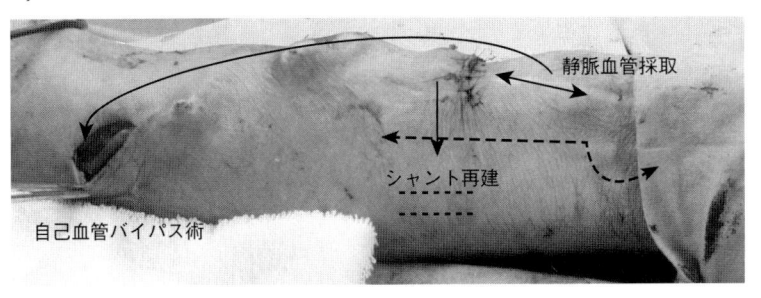

図28　離れた2カ所の強度狭窄部への対処例

2カ所に狭窄（➡）のある症例（a）では，バルーン拡張せずに，自己血管バイパス術＋やや中枢でシャント再建術を施行．吻合部狭窄に対しバルーン拡張せずに，この狭窄の近傍の静脈を採取しつつ，やや中枢にて内シャント再建術を行い，同時に採取した静脈を利用し，2つ目の狭窄部の自己血管置換を行った（b）

表1　3カ月ルール前後でのバルーン使用手術における変化

a）最近の拡張バルーン使用手術数

	2011年 10〜12月	2012年 1〜3月	2012年 4〜6月		2012年 7〜9月
バルーンを使用	86件	66件	60件	3カ月 ルール 発生	75件
バルーン未使用	80件	53件	61件		105件
VA関連手術	166件	119件	121件		180件

b）バルーン使用手術における手術時間

	2011年 10〜12月	2011年 10〜12月	2012年 4〜6月		2012年 7〜9月
4分〜19分	46件	33件	33件	3カ月 ルール 発生	34件
20分〜39分	27件	33件	15件		19件
40分以上	13件	13件	12件		22件
平均手術時間	26±22分	30±32分	30±35分		31±22分

③複数の合併症のあるシャント手術

複雑な複数の狭窄症例などでは，その都度メカニズムを考慮し，治療方針を決めている（図28）．

11　当院におけるアクセス合併症と3カ月ルール

診療報酬に3カ月ルールが定められた前後での当院におけるバルーン拡張症例をみると，明らかにバルーン未使用の手術症例が増加している．これは経過中に血栓形成が起こり，血栓除去術時にバルーン拡張以外での拡張術の付加を行うことが増加しているためでもある．またバルーン使用手術における平均手術時間の延長が認められた（表1）．約6割の患者では一時的に3カ月問題に引っかかるが，そののちバルーン拡張のみで3カ月問題から長期脱却する．保険診療の観点からは，3カ月ルールを「3カ月間に一度しかバルーン拡張術は施行すべきでない」と解釈することになる．3カ月という縛りに対し，バルーン以外の拡張手段（鋭匙，ゾンデ，細径栄養チューブでの圧拡張）を血栓除去時に行うこともある（図29）．当院においてもVA管理はガイドラインに基づき，臨床工学技士・看護師・医師のチームで行っている．

3カ月ルール発生前である2007年1月から2011年12月までの5年間の当院バルーン使用手術391症例（のべ1195件）を検討した．この5年間に次のバルーン拡張術までの期間が一度でも3カ月以内となった133症例（34％）の平均透析歴は10.8年，年齢は28歳から92歳，糖尿病の合併は43.6％と患者背景としては平均的な血液透析患者であった．この133症例の5年間での拡張回数は2回から22回であった（図30）．133症例のうち，拡張期間が3カ月以内へと固定してしまった症例はわずかに15症例のみで，他病死の3症例を除く，115症例は3カ月問題から脱却した．5カ月以上の間，バルーンを再使用しなかった症例を3カ月問題からの長期脱却症例とすると，人工血管での移植または置換，吻合部再建による脱却が25症例，

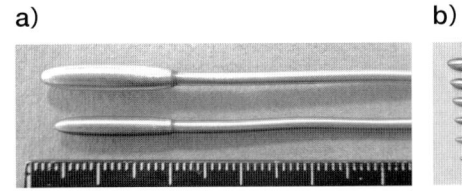

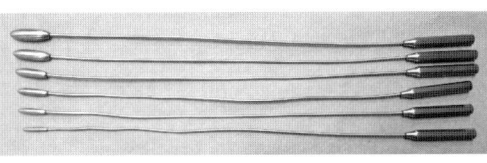

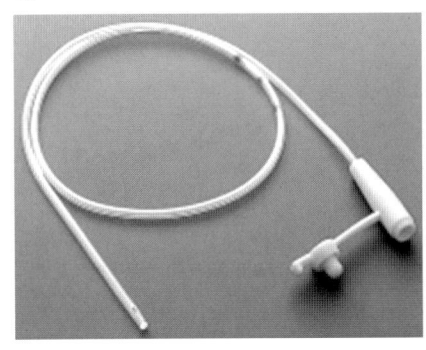

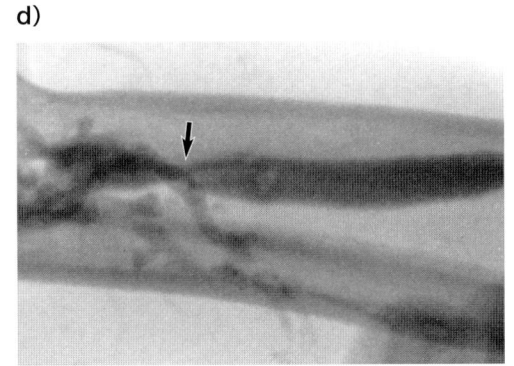

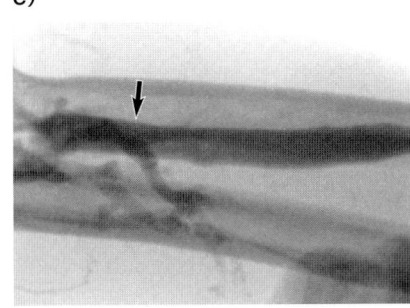

図29 バルーン以外コストの低い拡張方法

①外科用ゾンデによる直接拡張術
a) 外科用ゾンデ先端拡大像
b) 外科用ゾンデを細いものから順に狭窄血管を通過させて狭窄部位を徐々にブジーすることは，高度狭窄に対してはバルーンより安全な場合がある

②カテーテルと水圧を利用した拡張
c) 3 Fr～5Frの柔軟性のある滅菌カテーテルを使用（表在静脈であることが条件となる）
d) 血栓除去術後にカテーテル先端を狭窄部位近傍まで挿入
e) カテーテル先端の上流・下流の血管を指で圧迫したうえで，シリンジを使用し水圧による加圧で拡張する

長期留置カテーテルへの移行による脱却が9症例，内シャントの再建術による脱却が8症例などであった．5年間で3カ月問題に一度以上引っかかったが，バルーン拡張期間が再び3カ月以上へと延びた症例は133症例のうち，67症例で58.3％も存在する（表2）．拡張期間が一時的に3カ月以内になったとしても，すぐにバルーン拡張をあきらめることは，もっともつはずであるアクセスをあきらめることになり，患者利益にはならない．

12 おわりに

両下肢切断手術後で，心機能低下と動脈荒廃があっても上肢人工血管アクセスで血液透析を継続している患者などの増加に伴い，アクセス管理維持技術を磨いていかなければならない（図31）．

［文献］ 1) 阿岸鉄三，春口洋昭：慢性血液透析患者用ブラッドアクセスの現況－全国透析施設集計例の分析を中心に－，臨牀透析 16(9): 1447-1452, 2001
2) Roy-Chaudhury P, Sukhatme VP, Cheung AK：Hemodialysis vascular access

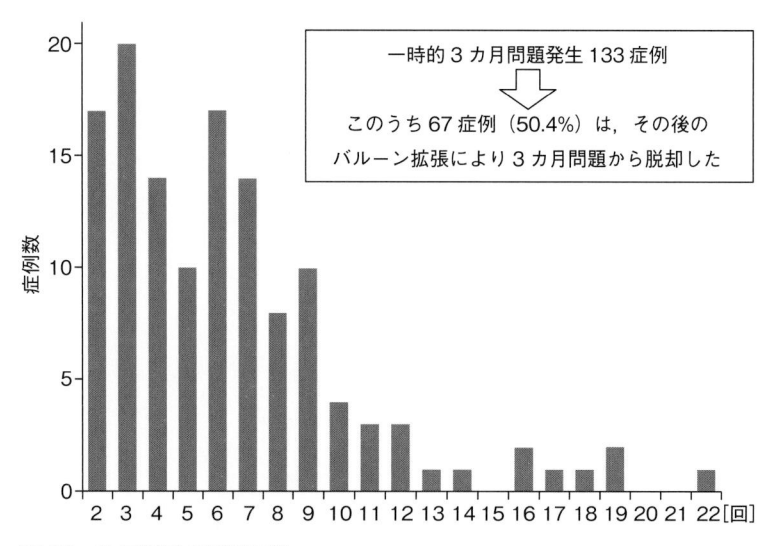

図 30　5 年間での拡張回数

バルーン使用手術 391 症例のうち，一度でも拡張の間隔が 3 カ月以内となった時期があった 133 症例について，5 年間でのバルーン拡張回数は 133 症例中 132 症例が 20 回以下であった

一時的 3 カ月問題発生 133 症例
このうち 67 症例（50.4%）は，その後のバルーン拡張により 3 カ月問題から脱却した

表 2　3 カ月問題からの長期脱却 115 症例の検討
（一時的 3 カ月問題の 133 症例のうち，他病死の 3 症例を除く 115 症例）

バルーン拡張	67 症例（58.3%）	
人工血管の利用	25 症例	移植 9 症例 置換 13 症例 吻合部再建症 3 例
長期留置カテーテルへの移行	9 症例	
内シャント（AVF）の再建術	8 症例	
陳旧性血栓除去	6 症例	

3 カ月ルールの約 60% はバルーン拡張により解消可能となる

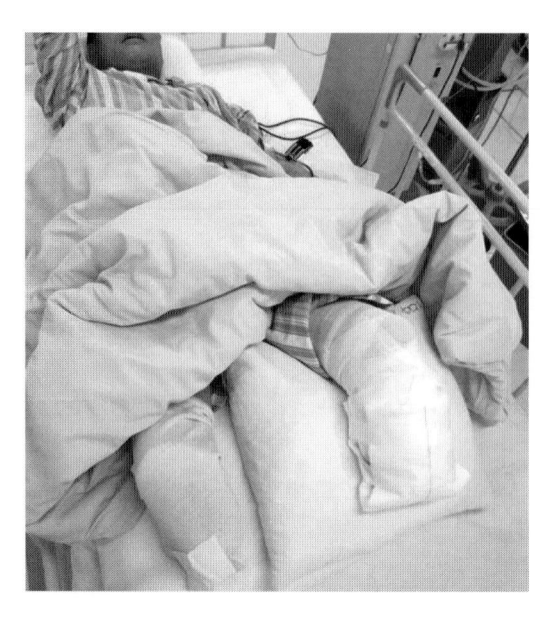

図 31　両下肢切断術後でもシャント

dysfunction: a cellular and molecular viewpoint, J Am Soc Nephrol 17(4): 1112-1127, 2006
3) 天野　泉：ブラッドアクセストラブルにおけるインターベンション治療の適応と限界，日本透析医学会雑誌 15: 84-85, 2000
4) 久木田和丘，飯田潤一，古井秀典ほか：経皮的血管形成術後再狭窄予防としての腔内照射，腎と透析 66（別冊 アクセス 2009）: 24-26, 2009
5) Yamamoto Y, Nakamura J, Nakayama Y, et al：Relationship between the outcomes of stent placement and the properties of arteriovenous graft outflow vein stenotic lesions, J Vasc Access 13(4): 426-431, 2012
6) 江川宏寿，久木田和丘，山田理大ほか：維持透析患者における中心静脈狭窄 23 症例（25 病変）の検討，腎と透析 60（別冊 腎不全外科 2006）: 31-33, 2006
7) 久木田和丘，山田理大，安部美寛ほか：タニケットを応用したバスキュラーアクセス瘤の手術，腎と透析 60（別冊 腎不全外科 2006）: 34-36, 2006
8) 中川芳彦，太田和夫，佐藤雄一：内シャント静脈高血圧症 23 例の検討，日本透析医学会雑誌 26: 1777-1782, 1993
9) 阿岸鉄三：ブラッドアクセスに関連した虚血性循環障害－steal 症候群－，臨牀透析 12: 1048-1054, 1996
10) 久木田和丘，飯田潤一，堀江　卓ほか：高血流量シャントにおける術式の再検討，腎と透析 55（別冊 アクセス 2006）: 75-77, 2006
11) 春口洋昭，八木裕美子，小山綾子ほか：シャント血流過剰に対する橈骨動脈バンディング法，腎と透析 66（別冊 腎不全外科 2009）: 101-104, 2009
12) 太田和夫：ブラッドアクセス感染症－外科的対応－．腎と透析 51: 235-238, 2001
13) 天野　泉，太田和夫，酒井信治ほか：ポリウレタン製人工血管（Thoratec Vasucular Access Graft）の特徴とその臨床使用報告，腎と透析 41: 263-268, 1996
14) 副島一晃，右田　敦，副島秀久ほか：血清腫の発生頻度と治療成績，腎と透析 55（別冊 アクセス 2003）: 135-139, 2003
15) 春口洋昭：Vascular access の作製と管理における ultrasonography の有用性と限界，医工学治療 17(3): 137-141, 2005
16) 太田和夫：皮膚切開と神経に対する気配り，さらばシャントラ増補版，東京医学社，2003
17) 久木田和丘，米川元樹：血管痛，バスキュラーアクセス－その作製・維持・修復の実際－，p172-176, 中外医学社，2007
18) 久木田和丘，古井秀典，土橋誠一郎ほか：内シャント痛を癒着神経？離で治癒させえた 1 症例，腎と透析 68（別冊 腎不全外科 2010）: 69-71, 2010
19) 飯田潤一，小野寺一彦，久木田和丘：修復を見越した大腿人工血管移植方法・再建修復し得た 2 症例からの考察．腎と透析 巻：72（別冊）: 119-122. 2012
20) 飯田潤一，久木田和丘，小野寺一彦　：上肢人工血管移植術ではどの経路を選択すべきか－当院における同一術者での移植経路の違いによる開存成績からの考察．腎と透析 巻：70（別冊）: 63-68. 2011

[著者]　飯田潤一　*IIDA, Junichi* ／北楡会 札幌北楡病院　外科
　　　　久木田和丘　*KUKITA, Kazutaka* ／北楡会 札幌北楡病院　外科
　　　　天野　泉　*AMANO, Izumi* ／名古屋バスキュラーアクセス天野記念診療所　院長

第Ⅱ部
バスキュラーアクセスインターベンション治療（VAIVT）の実際

II-1 VAIVTの発展と医療における意義

> **VAIVTの3カ月ルールへの対応策**
>
> 2012年4月より，VAIVT施行は3カ月間隔でしか，保険請求は認可されないことになった．このことは，VAIVT施行後，次のVAIVT施行は3カ月以後しか保険認可されないことを意味する．ということは，VAIVT後3カ月以内にVAトラブルが発生した場合の対応策としては，次の2つが考えられる．
> 1つは，外科的治療を基本的に採用し，仮にインターベンション用のバルーンカテーテルなどを併用したとしても，そのデバイス請求は困難とされても仕方ないとすることである．もう1つは，中心静脈狭窄や閉塞のように外科的治療が困難なケースに対しては，やむなくデバイス料など自施設負担を覚悟でVAIVTを採用せざるを得ないとすることである．当然ながら，VAIVT技術料が不認可となったとしても，レセプトには，手術内容の詳細とその必要性を記載することが重要となる．
> 以上のようなVAIVT施行への3カ月ルールが存在する限り，我々は何とか3カ月以上機能するためのVAの作製および管理に努めなければならない．そのためには，VAの定期的モニタリングはもちろんのこと，VAIVTで少しでも長期に開存させるためのバルーンの選択や操作を我々は熟知しなければならない．そして，さらには，VAIVTでの操作法の熟達のみならず，患者に関する血圧管理，抗凝固薬投与，VA穿刺法などについても総合的に管理指導することも重要となるであろう．

1 はじめに

血液透析用VA (vascular access) を語る場合，まず，このVAに関する2つの基本的知識を頭に入れなければならない．1つ目は，最も多用されているAVF (自己血管内シャント：arteriovenous fistula) とは，動脈血を表在静脈血管に流し込んだものであり，この表在静脈血管は，もともとは，静脈でありながら徐々に動脈化されたものであるということ．2つ目は，この表在静脈血管に週3回の2本穿刺行為 (血管を負傷させている？) を繰り返すことが，現在の血液透析システムであるということである．以上，ある意味では不可解ともいえる現実を踏まえたうえで，VAトラブルの治療を我々は考えていかなければならないわけである．

2 VAIVTの台頭

透析VAトラブルの治療およびメインテナンスとして，インターベンション治療がますます重要な役割を担うようになってきている[1]．バスキュラーアクセスインターベンション治療 (vascular access intervention therapy：VAIVT) は，従来からの外科的治療とは本質的にまったく異なった治療戦略であるため，VAの長期維持管理の点からみても非常に新しいプランニングが考えられるようになってきている．すなわちVAトラブルの治療のみならず，むしろその予防にも大きな比重が置かれているため，初回に造設されたVAをまったく形を変えずに少しでも長期維持させようとすることが基本的

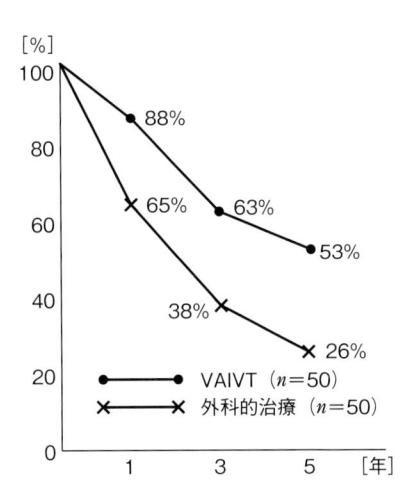

図1 ePTFE グラフトの開存率の比較（VAIVT vs. 外科的治療，1990～2000年，中京病院）

VAIVT：経皮的血管拡張術，血栓除去術，ステント設置術などすべての経皮的処置を含む
外科的治療：外科的血栓除去術および部分的外科治療は開存続行とみなしているが，部分的グラフトバイパス術は開存とみなしていない

な考え方になっている．

　このVAIVTは外科的治療に比べ数々の特徴，利点を有している．たとえば①処置後もVAの形状，形態は基本的には不変であること，②患者のニーズはVAIVTのほうが絶大であること，③処置後の入院率も低く，処置後直ちにVAを使用できること，などは，医療側にも好印象を得られている．しかしながら，一方ではこのVAIVTは，長期間の実績が得られていないという理由から，あらゆるVAトラブルに対し外科的治療と同等，あるいはそれ以上に対応でき得るまでには，まだまだ不十分であるという見方もある．すなわち，現段階では経皮的処置は発展途上の段階であるという正直な見方もある．しかしながら，今後のデバイスの進歩，操作方法の改善などにより，さらに一層信頼されるVA治療になり得ると考えられる．

3　長期開存率の比較

　VAの開存率を考える場合，一般的には1次開存率（primary patency）と2次開存率（secondary patency）が提示されることが多いが，これらの開存率の定義は必ずしも一定ではない．1次開存率とは，完全（無処置）開存率のことであることはいうまでもないが，2次開存率の定義がかなり異なってきている．その理由の1つがVAIVTの台頭に伴い，VAIVTを処置上，どのように解釈するかにかかっている．著者は，すべてのVAIVT（経皮的血管拡張術のみならず，経皮的血栓除去術なども含む）は，assisted primary patencyとして理解している．しかし他方では，仮に経皮的血栓除去術を行って閉塞治療に成功した場合であっても，一度でも閉塞が生じた場合には，その後は2次開存率として定義する考えもある．著者らの経験では，ePTFE（expanded polytetrafluoroethylene）グラフトにおいて（図1），VAIVTのみの症例では開存率は1年，3年，5年でそれぞれ88％，63％，53％であったのに対し，外科的治療のみの症例（外科的血栓除去法およびグラフト内部分的外科治療は開存続行とみなしているが，部分的グラフトバイパス術の場合は，開存続行とはみなしていない）では，1年，3年，5年でそれぞれ65％，38％，26％であった．すなわちVAIVTはePTFEグラフトの長期維

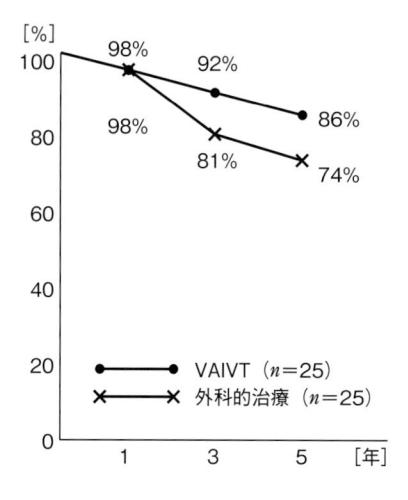

図2 nature A-V fistula の開存率の比較（VAIVT vs. 外科的治療，1990～2000年，中京病院）

VAIVT：経皮的血管拡張術，血栓除去術，ステント設置術などすべての経皮的処置を含む
外科的治療：外科的血栓除去および部分的外科治療は開存続行とみなしているが，吻合部変更術は開存とみなしていない

持には，明らかに有用であり，残存血管の温存という意味でも，大いに価値のある治療法と判断でき得るものであった．

一方，自己血管による内シャント（nature A-V fistula）においても，治療法別の開存率の比較を行っている（図2）．外科的治療のみの症例における1年，3年，5年の開存率はそれぞれ98％，81％，74％であったのに対し，VAIVTのみの症例では，98％，92％，86％と明らかに後者が優位であった．

この理由としては，内シャント吻合部狭窄や穿刺部狭窄などへの経皮的血管拡張術がかなり容易に，かつタイムリーに行われるようになってきたからである．すなわち，「転ばぬ先の杖」という意味で，何らかのVA狭窄が疑われる徴候が出れば，早期にVAIVT対応してきたことによるものである．

4　VAのメインテナンス

一般に，nature A-V fistula より ePTFE グラフトへの経皮的血管拡張除去術の施行頻度が高くなっている．図3は，典型症例におけるVAIVT（6カ月～1年ごとに1回行っている）によるVAのメインテナンスと外科的治療によるメインテナンスの比較を図示したものである．外科的メインテナンスの場合は，手術処置回数が少ないにもかかわらず，動・静脈の再吻合術やグラフトバイパス術が行われているため，表在静脈血管が徐々に消耗されていっている．一方，VAIVTは，仮に施行回数が多くなっても，シャントの形や部位はまったく変わるものでないため，表在静脈血管が初期のままで温存されることになる．

このようにVAIVTはVAの早期予防的治療としても有用であり，従来の外科的治療を前提としたメインテナンスではなく，新しいVAメインテナンスがプランニングされなければならない．

5　VAIVTの適応

わが国におけるVAに関するインターベンション治療の適応に関するコンセンサス試案が，1999年11月の（社）日本透析医学会コンセンサス・カン

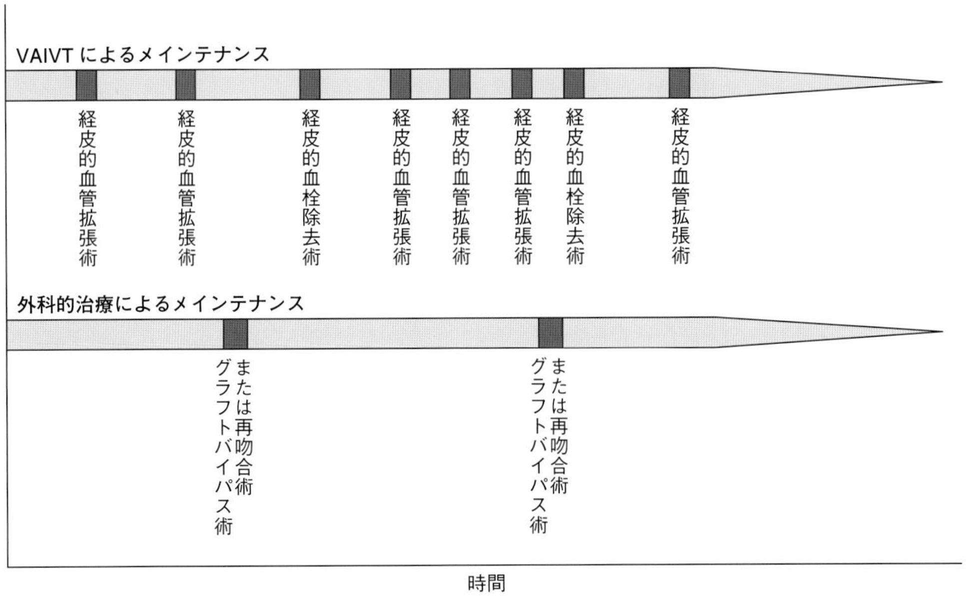

図3 治療別メインテナンス例

ファランスにてまとめられている[2]．この試案は，米国のNatural Kidney FoundationのDialysis Outcomes Quality Initiative（DOQI）のガイドライン[3]を参考に作成されている．

この試案の要点をいくつかあげてみる．

① VAIVTであれ，外科的治療であれ，その施設内で最もskillfullな医師にVAを委ねることが望ましい．
② 外科的治療が困難な中心静脈狭窄などでは，ステント設置術を含めたVAIVTが有用であること．
③ VAIVT後の1次開存率は6カ月で50％以上が望ましいこと．
④ VAIVTが3カ月以内に2回以上施行された患者は，その後の処置は外科的治療が望ましいこと．
⑤ 経皮的血栓溶解術または経皮的血栓除去術施行後では，入院は最小限とする．
⑥ nature A-V fistulaでの経皮的血栓除去術の治療効果は，今のところグラフト治療ほどの確実性は認められていないこと．

6 現状でのVAIVTの技術的限界

狭窄に関しては，カッティングバルーンや超高圧バルーンカテーテルの登場にもかかわらず，拡張不全狭窄が依然として存在し，これらへの他の対応が急がれる．

一方，血栓に対しては，経皮的血栓除去術の普及にて，比較的新しい赤色血栓は除去されるようになってきているが，硬くなった器質化血栓や白色血栓などの除去には，VAIVTでは難渋するのが実状である．これらに対しては，より優れた機械的血栓除去カテーテルの開発や血栓除去用シースの登場な

どが期待されている[4]．

また，グラフトへの経皮的血栓除去術の成功率に比べ，nature A-V fistulaへの経皮的血栓除去術の成功率が低くなっているのも今後の大きな課題である．

7 それでもVAIVTに集まる期待

VAIVTの医学，医療的評価については，昨今さまざまである．しかしながら，何よりも，皮膚を切るという外科的処置を必要とせず，ほとんどが30分以内に終了するという，患者にとっては最も望まれるVA治療法であろう．さらに外科的VA治療法と比べ，VA血管をそのまま温存できることも大きな利点となる．このような状況の中でVAIVTが外科的治療と比較して，優劣を議論される要素としては次の2点である．すなわち，VAの開存性および医療経済という最も現実的な問題である．特に後者でみれば，VAIVTでは，必須となる高価なデバイスによる医療費の高騰のため，これらのデバイス使用に際しての保険的制約を受けることになるからである．また，VA開存性についてもVAIVTが必ずしも優位とは言い切れないのが実状である．今後は両者を適時使い分けることにより，VAトラブルに対応していくのは当然のことである．

[文献]
1) 天野　泉（著），阿岸鉄三，天野　泉（編）：Mechanical thrombectomy －ハイドロライザーによる経皮的血栓除去療法を中心に－，ブラッドアクセスインターベンション治療の実際，p132-138，秀潤社，1999
2) 天野　泉：ブラッドアクセストラブルにおけるインターベンション治療の適応と限界，日本透析医学会雑誌：84-85，2000
3) NKF-DOQI clinical practice guidelines for vascular access. National Kidney Foundation-Dialysis Outcomes Quality Initiative, Am J Kidney Dis 3030(4 Suppl 3): S150-91, 1997
4) 天野　泉（著），阿岸鉄三，天野　泉（編）：その他の期待されるnew devices，ブラッドアクセスインターベンション治療の実際，p139-143，秀潤社，1999

[著者]　天野　泉　AMANO, Izumi ／名古屋バスキュラーアクセス天野記念診療所　院長

II-2 VAIVT

II-2-1. Balloon 拡張治療

II-2-1-a. 適応と評価　放射線科医から

VAIVTの3カ月ルールへの対応策

当院の基本的方針
VAIVT後3カ月未満でシャントトラブルスコアリング（shunt trouble scoring：STS）で紹介となった場合，3カ月経過するまで待機可能と思われる症例については3カ月経過後のVAIVTを予定するが，それまで待機不可と判断した症例についてはコストが病院のもち出しとなるが，ためらわずVAIVTを予定する．短期間再狭窄症例については，再建の余地が少なければ血栓性閉塞となってからコストのかかる治療を行うよりは，バルーンPTAのみですむうちに治療を行うようにしている．ただし，保険請求できたVAIVT後3カ月以内にバルーンPTAが2回必要となった症例には外科的再建を選択し，保険請求できたVAIVT後3カ月以内に血栓性閉塞をきたした症例には可能なら外科的血栓除去＋3カ月経過後のバルーンPTA，あるいは外科的再建を選択している．

①バルーンPTA予約時点でVAIVT後3カ月未満の再VAIVT症例を減らす工夫
　当院では，VAIVTを施行した全患者の放射線科専用のカルテを作成・保管しており，STS連携パス表が送信されてきた時点で，前回VAIVT後3カ月未満であっても，そのカルテから各症例の各VAIVT後の開存期間や過去の閉塞歴，前回治療時の狭窄の程度などを確認し，前回VAIVTから3カ月経過するまで待機可能と判断した症例については，3カ月経過するのを待って次回VAIVTを予定するようにしている．

②VAIVT後3カ月未満の再VAIVT例を減らす技術的工夫
　・超高耐圧バルーンやカッティングバルーンを用いて完全拡張を図る．
　・完全拡張のうえ，長時間加圧（2～5分）を試みる．
　・外科的再建の余地がなく，また閉塞すると再開通が困難となることが予想される症例では，やむを得ずステントを使用することもある．

③VAIVT後3カ月未満の再VAIVT時の実際
　使用したデバイスは病院のもち出しとなるため，原則として一般型バルーンカテーテル1本，0.035インチガイドワイヤー1本，シースイントロデューサ1本のみの使用で対応する．それぞれ使用可能なものの中で，できるだけ納入価が安価なものを使用し，かつ最低限のデバイス使用で手技を完遂する．

1　はじめに

慢性腎不全で透析療法を必要とする患者は毎年1万人程度ずつ増加[1]しており，その大部分が透析用バスキュラーアクセス（vascular access：VA）による血液透析を行っている．VAは，血液透析を行う患者の命綱であり，そのトラブルは場合によっては命取りにもなりかねない．VAのトラブルに対しては外科的再建に取って代わり，近年，interventional radiology（IVR）による治療[2)～5)]（vascular access interventional therapy：VAIVT）が主流となっている．その理由としては透析療法や内科的治療の進歩により，透

析を受けている慢性腎不全患者の余命が延長していることがあげられる．すなわちVAの外科的造設は技術的にもほぼ完成されており，患者1人当たりの造設回数には限度があるが，透析患者の余命が延長しているためVA1個当たりの使用期間の延長が求められてきているのである．VAIVTによる治療はVA1個当たりの使用期間を延長し，新たなVA造設の機会を将来に温存することができるという点に最大の意義がある．

ここでは，VAIVTのうちVA回路中に生じた狭窄を経皮的にバルーンカテーテルを用いて拡張する，経皮経管的血管形成術（percutaneous transluminal angioplasty：PTA）の手技を中心に述べる．

■1-1 VAの分類

PTAの対象となり得るVAについて述べる

1-1-1 arteriovenous fistula（AVF）

自己動静脈を外科的に吻合することによって作製されるVAであり，標準術式としては手首拇指側で橈骨動脈と橈側皮静脈を吻合するBrescia-Cimino shunt[6]や，拇指根部の三角部（解剖学的煙草盆）で同動静脈を吻合するTabaciere shuntなどがある．ほかには手首の尺骨動脈と尺側皮静脈との吻合，尺骨動脈と変位した橈側皮静脈との吻合や肘あるいは上腕での動静脈吻合など，さまざまなバリエーションがある．

1-1-2 arterio-venous graft（AVG）

自己動静脈間をグラフトで連結することによって作製されるVAである．自家静脈によるグラフトもあるが，現在ではほとんどが人工血管によるシャントであり素材はePTFE（expanded polytetrafluoroethylene）が一般的[7]〜[10]であったが，最近ではポリエチレンのものも増加してきている．部位は前腕での手首の橈骨・尺骨動脈と上腕静脈の間のストレートタイプのものや肘での上腕動脈と上腕尺側皮静脈，あるいは上腕静脈の間のループタイプのAVGが一般的であるが，上腕に作製されたループタイプのAVGや大腿動静脈間のループタイプのAVGもある．

■1-2 VAIVTの対象となるVAトラブルの種類とその原因

1-2-1 血栓性閉塞

AVFでは動・静脈吻合部から静脈側にかけての血栓形成が多く，その近辺における狭窄が原因となる．AVGではグラフト全長から自己静脈にかけての血栓形成が多く，そのほとんどがグラフト静脈側吻合部付近の狭窄が原因となる．血栓溶解・血栓除去術については「II-2-3．経皮的血栓溶解・経皮的血栓除去療法の実際」（218〜232ページ）に詳しい解説があるが，血栓溶解・除去術後に原因となった狭窄の拡張が必須である．

1-2-2 血流低下

脱血側の穿刺部位より上流の動脈・動・静脈吻合部，導出静脈などの狭窄が原因となる．

1-2-3 静脈高血圧症

① sore thumb syndrome

導出静脈本幹から手指の静脈への逆流およびうっ血がその本態であり，手指からの静脈が導出静脈本幹に合流する部位より心臓側での狭窄や閉塞な

どが原因となる.
②腕全体の腫脹
　腕頭静脈や鎖骨下静脈など中枢静脈の狭窄・閉塞が原因となる.
1-2-4　新造設VAの発達不全
　動脈・吻合部・吻合部近くの静脈, いずれの狭窄・閉塞でも起こり得る.

2　バルーンPTAの適応
■2-1　各VAトラブルに対するPTAおよび他のIVR手技
2-1-1　血栓性閉塞
　pulse spray法による経皮的血栓溶解療法[11], または各種血栓吸引カテーテルによる経皮的血栓除去術など血栓に対する処置が必要であり, その後に引き続きバルーンPTAなどの拡張術が必須であるが, 血栓量が少量の場合以外はバルーンPTA単独での対処は困難である.
2-1-2　血流低下
　原因狭窄に対するバルーンPTAを中心とした拡張術.
2-1-3　静脈高血圧症
① sore thumb syndrome
　手指への静脈の逆流およびうっ血の原因となる導出静脈の狭窄や閉塞に対するバルーンPTAなどの拡張術と, 責任静脈の外科的結紮術または金属コイルなどによる塞栓術.
②腕全体の腫脹
　中枢静脈に存在する責任病変のバルーンPTAやステント留置を含めた拡張術.
2-1-4　新造設VAの発達不良
　原因の除去, すなわち責任病変に対するバルーンPTAなどの拡張術.
■2-2　バルーンPTAに必要な器具とその選び方
　一連の手技に際して, 以下の器具が必要となる.
　　・シースイントロデューサ（以下, シース）
　　・ガイドワイヤー（GW）
　　（・造影用カテーテル）
　　・バルーンカテーテル
　　・インデフレーター（バルーンの加圧・減圧を行うもの）
　以下にそれぞれの器具について, 選択のポイントを含めて述べる.
2-2-1　シースイントロデューサ
　最初に血管に挿入し, その後シースを通じて各種カテーテルやGW, バルーンカテーテルなど各種デバイスを血管内に挿入する. VAではシースを挿入できる部位と病変部との距離が近接していることもあり, 血管内に挿入される部分が短いシースが望ましい. シース長は, 血管内に挿入される部分の長さで5 cm前後のものが望ましいと考えている. シースの太さは使用するデバイスの径に依存するが, 当院で使用しているデバイスの例をあげると, 4 Frシースでは最大直径7.0 mmの特殊型バルーンや「pulse sprayカテーテル」が使用可能であり, 5 Frシースでは最大直径10.0 mmバルーン

が使用可能．6 Fr シースでは一般型バルーンの最大直径 8.0 mm の超高耐圧バルーン，ステント，血栓吸引カテーテル（「E-VAC」や「Thrombuster Ⅱ」など）が使用可能となり，7 Fr シースでは直径 10.0 mm 以上の超高耐圧バルーン「YOROI」，「CONQUEST®」やカッティングバルーン「Peripheral Cutting Balloon™」が使用可能である．

2-2-2　ガイドワイヤー

1）形状

　バルーンカテーテルの使用に先立って病変部を GW で通過しておく必要があり，この GW の病変部通過がバルーン PTA 全体の手技の成否を左右するといっても過言ではない．シャント静脈は屈曲蛇行・内腔の大小など病変部までのアプローチからして困難なものも少なくなく，また病変部も狭窄や内腔の不整が高度であると，GW の通過が非常に困難な場合がある．そのため GW には血管内での方向選択性が求められ，一般には先端に 45 度前後のアングル付きナイチノールなど形状記憶合金製の GW（0.035 インチ「ラジフォーカス®ガイドワイヤー」や 0.016 〜 0.018 インチの「GT ワイヤー」など）が望ましい．先端の形状付けが可能なタイプは血管内で折れたり大きく曲がったりすると先端形状が容易に崩れてしまい，いちいち体外に抜去し形状を戻す必要があり操作が煩雑となることが多い．

2）コーティング

　病変部に GW を進める際の GW 先端の操作性の向上や，バルーンカテーテルを over-the-wire 方式で病変部に進める際の抵抗の少なさなどから，GW 表面に親水・疎水コーティングがしてあるほうが望ましい．

3）太さ

　GW の太さについては使用するバルーンカテーテルの適合 GW の太さによるが，当院では 0.035 インチの GW は「ラジフォーカス®ガイドワイヤー」（先端 45 度アングル付き）を用い，内腔 0.018 インチ対応のバルーンカテーテルを使用する場合は 0.016 インチの「GT ワイヤー」を用いている．

2-2-3　バルーンカテーテル以外のカテーテル

　GW で病変部を通過させる際に，GW 単独では先端が折れ曲がったり途中がたわんだりして，手元の GW を押す力がうまく GW 先端に伝わらないことが多いため，バックアップカテーテルの併用が必須である．通常はバルーンカテーテルをバックアップとして使用することがほとんどであるが，まず GW で病変部を通過させることを優先させる場合には，当院では内腔が 0.038 インチの 4 Fr サイズ（60 cm 長）のストレートカテーテルに GW を通して血管内に進め，GW の通過が困難な部位の直前までカテーテル先端を進めてから GW を操作することにより通過性を高めている．

　また狭窄の手前の静脈が拡張し，かつそこまでの血管走行方向とその先の血管走行方向が 90 度あるいはそれ以上の角度をなしており，GW が進まない場合には，その角度に応じて先端が J の形状の付いた（以下，先端 J 型）4 〜 5 Fr サイズの造影用のカテーテルを使用する．J の曲がりは市販品で数タイプの大きさが用意されているので，GW を進めたい部分の角度などに応じて選択している．

2-2-4 バルーンカテーテル

1) バルーン径の変化の有無

バルーンはその素材などの違いから，バルーンにかける圧の大小でバルーン径が変化する compliant balloon，圧の大小での径の変化がほとんどない non-compliant balloon（NCB），圧の大小である程度径変化のある semi-compliant balloon（SCB）の3種類があるが，VA静脈の狭窄は拡張抵抗性であるものが少なくなく，compliant balloon では十分な拡張ができないことが多いため，SCB か NCB の使用が望ましい．NCB はバルーンにかける圧の大小にかかわらず径がほぼ一定であるため，バルーンの RBP（定格破裂圧：rated burst pressure）までの範囲でバルーンのくびれが消失するまで加圧できるので，バルーンのサイズの選択に間違いがなければ拡張部の血管損傷も少なく取り扱いが比較的簡単である．一方，SCB は圧の大小で，最大 1 mm 前後のバルーン径に幅があるため，1本のカテーテルで径の異なる複数の病変部を正常径まで拡張できる可能性がある．また吻合部など屈曲の強い部位ではある程度屈曲の形状に合わせて拡張できる点で優れているが，一方でくびれが解消しないために圧を上げていくと，くびれ以外の部分で over-size となる可能性がある．

2) 最高耐圧

VA静脈の狭窄は拡張抵抗性のものが多く，実際 20 atm 以上の加圧を必要とする場合も少なくない．したがってバルーンの耐圧が高いものが望まれ，カタログデータ上で RBP が 15 atm 以上の高耐圧以上のバルーンが望ましい．原則としてはカタログデータの RBP 以下での加圧が望ましいが，実際にはそれ以上の圧を必要とする場合も少なくなく，またある程度は RBP から実際にバルーンが破裂するまでの圧に若干の余裕があるため，あくまで術者の責任となるが RBP 以上の加圧も可能である．ただし，カッティングバルーンに関しては，絶対に RBP 以上に圧を上げてはならない（破裂するとブレードが体内に残る危険性があるため）．

3) バルーン径，適合シース径

バルーンの径は，拡張したい狭窄の近位での正常血管径と同じサイズか，せいぜいその 1 mm 程度大きい径までのものを選択すべきである．ただし動・静脈吻合部を拡張する場合は，一般に径の細い動脈側の正常径の太さのバルーンを使用すべきである．また，同じ径のバルーンカテーテルであれば，血管への侵襲や止血の観点からは適合シース径がなるべく小さいものが望ましい．

4) バルーン長

バルーンカテーテルの種類によるがバルーンの有効長が 4 cm 長のものを主体として，短いものでは 2 cm 長，長いものでは 8 cm 長あるいは 10 cm 長のものが一部でラインナップされている．狭窄長とバルーン有効長が同程度であると，狭窄と正常血管径の違いが大きい場合や狭窄が拡張抵抗性の場合に，拡張していく過程でバルーンがより太い健常部側にずれてしまうことが多いため，バルーン有効長の選択は拡張すべき狭窄長よりも長いものが望ましい．

5）一般型と特殊型

カテーテルシャフトの太さが 4 Fr サイズ未満で通常 0.018 インチの GW に適合するものを「特殊型」，シャフトの太さが 4 Fr サイズ以上で通常 0.035 インチの GW に適合するものを「一般型」として分類されている．それぞれ SCB も NCB も存在し，バルーン径についてもどちらも細径から大径までそろっている．

使い分けとしては，「一般型」はシャフトからバルーン部分まで太く，全体的に硬いため，角度の小さい AVF の動・静脈吻合部や高度血管屈曲部に進めることは困難であり，非血栓性閉塞や狭窄径が非常に細い高度狭窄などバルーンの抵抗が大きくなる病変への使用は困難である．一般に 5 Fr 以上のシースが使用可能で，アプローチルートおよび病変部に強い屈曲がないことが望ましい．

一方，「特殊型」はシースサイズが小さく，使用 GW も細く柔らかいものが多く，シャフトおよびバルーン部分の径の細さやバルーン先端チップまでの柔軟性もあるため，アプローチルートおよび拡張部の屈曲などで制約は受けにくい．シースサイズによる制約も少なく，4 Fr サイズのシースしか挿入できないような細い血管でも，最大で直径 8.0 mm バルーンまで対応可能である．また屈曲蛇行への追従性が優れている特殊型の中でも，先端チップが非常に長く，高度の屈曲への追従性に特に優れた「TRAIN」や非血栓性閉塞などバルーン部分の通過性が求められる病変には，バルーン部分にも親水コーティングしてあり特に通過性に優れた「Symmetry™」など，特殊型の優位性をさらに高めたバルーンも存在する．

3 バルーン PTA および一連の手技

■3-1　診察

3-1-1　術前診察

視診，触診，聴診などで責任病変の存在部位とその種類（狭窄か血栓性閉塞か非血栓性閉塞か）を確認する．正常な VA であれば一般に動・静脈吻合部でスリルを最も強く触知し，吻合部から心臓側に離れるに従って導出静脈のスリルも弱くなっていくのが普通である．しかし，狭窄があると狭窄部位とそのすぐ心臓側でいったんスリルが増強し，より心臓側では急激にスリルが低下していくことが多い．また狭窄が高度であるとその前後で触診上，血管硬度に著明な差を生じており，その吻合部寄りではスリルが消失し拍動のみとなることもある．

吻合部でのスリルの消失はインフローがかなり低下しているか，あるいは血流が高度にうっ滞しているかのどちらかであるので，いずれにしても早急な処置を要する．ただし，この診断法のみでは高度な狭窄の心臓側に別に病変部を有する場合は見逃すおそれがあり，また触診などではわかりにくい肘付近の病変部も存在するので駆血下にも視診，触診を行い，また前腕に問題があると思われる場合でも，上腕までは造影などで病変部の有無をチェックする必要がある．血栓性閉塞の場合は，血栓化が進んでいれば血管を皮膚上から硬く触知し，拍動もスリルも消失しているのでこのような場合の診断は

難しくないが，血栓ができて間もないと血管は硬くなく拍動を触知することもあるので，造影して初めて血栓の存在に気付くこともある．また，ある部位まで VA 静脈の拡張があり，その先の血管走行が不明瞭で拍動もスリルも触知せず駆血してもまったく怒張してこないような病変があるが，これはいわば 100％の狭窄であり血管が完全に虚脱している状態と思われ，非血栓性閉塞として区別している．血栓性閉塞の場合には「Ⅱ-2-3．経皮的血栓溶解・経皮的血栓除去療法の実際」（218 ～ 232 ページ）にある血栓溶解など血栓の処理が必要となるが，非血栓性閉塞の場合にはバルーン PTA 単独で再開通が可能である．

3-1-2　シャント造影

上記の診察で病変部の所在が不明確な場合やアプローチ方法の決定が困難な場合は，バルーン PTA に先立ちシャント造影を施行する．具体的な方法は「3-4　バルーン PTA 前後の造影」で詳述するが，シースが挿入されていない状態でのシャント造影は，動・静脈吻合部に近い VA 静脈で狭窄がないと思われる部位を血流に対して逆行性，つまり吻合部に向かって 22 ゲージのサーフロー針（外筒を血管内に留置するタイプ）で穿刺し施行する．

■3-2　アプローチ方法の決定

3-2-1　通常のアプローチ法

原則として，病変部の心臓側の VA 静脈から血流に対して逆行性にアプローチする．ただし逆行性アプローチが困難な場合（病変部が肘や上腕に存在し，それらより心臓側にシースを挿入するのが困難な場合）には，病変部より吻合部に近い部位から血流に対して順行性にアプローチする．実際にシースを挿入する血管の選択としては，できれば VA 回路外，すなわち VA 静脈本幹から枝分かれしている静脈でシース挿入可能な静脈があれば，そこから挿入するのが望ましい．これは一連の手技を終了してシースを抜去した後に圧迫止血が必要となるが，VA 静脈本幹から枝分かれした後の静脈であれば，万が一，止血操作などで閉塞をきたしても VA 静脈本幹の血流に影響を及ぼさずにすむためである．

3-2-2　特殊なアプローチ法

動脈にも肘付近の VA 静脈にも病変部を有する場合や，VA 静脈が造設直後で発達しておらずシース挿入が困難と思われる AVF の場合は，経動脈的アプローチが有用となる．このような場合には吻合部よりも中枢側の上腕動脈から血流に対して順行性にシースを挿入する場合と，定型的 AVF では動・静脈吻合部よりも末梢となる手首付近の橈骨動脈から血流に対して逆行性にシースを挿入する場合の 2 通りがある．シース抜去後の止血を考えれば圧迫により VA 回路の血流低下をきたさず，術後の出血なども少ない手首の橈骨動脈からのアプローチが望ましいが，手首付近の動脈はもともと細く 4 Fr シースの挿入がやっとである場合が少なくないうえに，VA 造設後，時間経過とともに吻合部より末梢の動脈が狭小化していくことが多いため穿刺が困難で，上腕動脈よりも穿刺に熟練を要する．AVG の場合は，グラフト静脈側吻合部およびその近辺に病変部が存在することが多く，グラフトの静脈側吻合部からシャント血流に対して順行性にシースを挿入する．ただし，

聴診上グラフト内で変化がある部位を有する場合や，部分的に穿刺困難などグラフト内の狭窄も疑われる場合には，それよりも上流部分からシースを挿入する．

■3-3　穿刺，シース挿入，全身ヘパリン化

3-3-1　AVFの場合

原則として病変部よりも心臓側の静脈で狭窄がなく，できるだけ太い部分から病変部に向かって穿刺・シース挿入を行う．シース挿入部位と一番近い病変部とは，シースの有効長以上は離すべきである．通常のセルジンガー法のように血管壁の後壁まで穿刺針で貫いてしまうと血腫を形成し，それ自体が血流障害の原因となり得るため，血管の前壁のみを穿刺しなければならない．そのためにはできるだけ径の太い部分を選択し，上腕に巻いたマンシェットで50～100 mmHg（収縮期血圧以下）に駆血し，穿刺部位の静脈を十分に怒張させておき，サーフロー針を用いて前壁のみの穿刺を行う．シースを挿入したら，その後の操作で誤って抜けることがないようにシースを絆創膏で皮膚に固定する．

3-2-2　AVGの場合

病変部よりも上流で，かつ病変部にできるだけ直線的にアプローチできる部位のグラフトを穿刺しシースを挿入する．この際にもグラフトの前壁のみ穿刺し，シースを挿入する必要がある．

3-3-3　全身ヘパリン化

シースが挿入されたならば，直ちにヘパリンナトリウムを投与し全身のヘパリン化を行う．著者はバルーンPTAの際は，ほぼ全例でヘパリンナトリウム2000単位をシース挿入直後に投与している．

■3-4　バルーンPTA前後の造影

バルーンPTAの前後で血管造影を施行する．あらかじめ上腕にマンシェットを巻いておき，これを収縮期血圧より50～100 mmHg程度高い圧まで加圧し，動静脈の血流を止めておいてシースから希釈造影剤（ヨード含有量が300～350 mg/mLならば生理食塩液で1.2～2倍程度に希釈）を撮影開始とともに10 mL程度注入し，連続撮影する．通常は数秒で造影剤が吻合部から流入動脈に逆流するので，動脈が十分に描出されたらすぐにマンシェットを減圧し，自然な流れで造影剤がrun-offするまで撮影する．慣れれば5～7秒程度の撮影で，撮影範囲の動脈からVA静脈まで全長の血管の評価が可能である．

■3-5　GWによる病変部通過

3-5-1　原則

GWでの病変部通過が容易と思われる場合は，拡張のためのバルーンカテーテルに，そのカテーテル内径に適合する先端アングル付きGWを通したものをシースから挿入し，GWを先行させて病変部の通過を図った後，バルーンを病変部に進め拡張に移るが，術者が手技に慣れていない場合やGWでの病変部通過が困難と思われる場合には，まずストレートカテーテルに0.035インチ先端45度アングル付き「ラジフォーカス®ガイドワイヤー」または上述した「GTワイヤー」などをシースから挿入し，GWを先行させ

てからカテーテル先端を病変部の手前まで進める．手元の GW に装着したトルクデバイスを回転させて，GW 先端がスムーズに進む方向を探りながら進めることで病変部の通過を図る．GW がたわむ場合はカテーテル先端を GW 先端部分まで進めておいてから，改めて GW を進めていく．通常は吻合部まで GW を進めたら，さらに吻合部から動脈の中枢側（動脈血流の上流）に向かって進めるが，吻合部や吻合部より上流の動脈に病変部がない場合は，吻合部から動脈末梢側である手首方向に進めてもよい．動脈中枢側に GW を進める場合は，上腕動脈まで十分に進めておいて留置する．吻合部から動脈側に GW を進める際には動脈のスパズムをきたしやすいため，より慎重かつ愛護的に GW を進めることが必要である．

3-5-2 進めたい方向に角度がある場合

器具の選択法でも既述したが，吻合部付近が瘤化していてそこから真横に動脈がつながっている場合など，ストレートカテーテルとの組み合わせで GW を動脈側に進めることが困難な場合は，先端 J 型の造影用カテーテルとの組み合わせにより，カテーテル先端を GW を進めたい方向に向けておいて，GW 先端で容易に進む方向を慎重に探ることで対処が可能である．

3-5-3 非血栓性閉塞の場合

非血栓性閉塞は，一般に閉塞してからの時間経過が長いことや，体表から閉塞部分の走行の同定が困難なことが多く，通常の狭窄に比べて格段に GW を通過させることが困難である．著者の場合は，4 Fr ストレートカテーテルと 0.035 インチ 45 度アングル付き「ラジフォーカス® ガイドワイヤー」の組み合わせで，カテーテル先端を閉塞端に進め，GW 先端を手元のトルクデバイスで回転させながら慎重に閉塞部に進めていく．ある程度 GW が進んだら，カテーテルも進めていき通過を図る．GW が途中で進まなくなったら，0.016 インチ GW に交換し，同じように進めていく．

どちらの GW でも進められない場合には，閉塞部突破用 GW（0.018 インチ「Treasure」，0.014 インチ「Astato」）など）を用いることがある．閉塞部突破用 GW とは微細血管用 GW のうち先端加重が大きい特殊な GW で，先端形状はストレート型であるが自由に形状を変えることができる．使用方法としては先端に少しだけ角度を付けておき，まずは進みそうな方向にゆっくりトルクを加えて進めていく．抵抗があれば少しだけ引き，先端の向きを変えてまたゆっくりトルクを加えて進めていく．この方法でまったく進まない部位では，手元のトルクデバイスで先端を回転させながら先端加重を加えて進める方法と，あまり回転させずに GW 先端で閉塞部通過困難部をトントンと叩くようなイメージで少しずつ進めていく方法がある．ただし，閉塞部突破用 GW は血管外穿破を容易に起こし得るので，特に慎重な進め方を要求される．閉塞部途中で GW が進まなくなってしまった場合や血管外に穿破してしまった場合には，閉塞部の反対側からのアプローチも検討し，反対側からのアプローチでも GW が閉塞部を突破できない場合は手技を中止する．

■3-6 バルーンカテーテルの病変部への挿入

GW が留置されたならば，over-the-wire 方式でバルーンカテーテルを病

変部に挿入する．バルーンカテーテルは一般にバルーン部分が硬く，そのままでは直線的にしか進んでいかないため，バルーンカテーテルの挿入に先立ちバルーン部分を指で数回しごいておいて，バルーン部分を曲がりやすくしてから使用する．それでもバルーンの進みにくい屈曲部位などは，透視下で皮膚の上からバルーンの根元付近を指で押すと同時に，別の指でバルーン先端を進めたい方向に誘導してやることで，バルーンを進めることが容易となる．

　原則としてバルーンは拡張に先立ち，シース挿入部から最も離れた病変部まで進めておく必要がある．これはいったん拡張した後のバルーンは，いくら陰圧をかけたとしても挿入時より径が大きくなり，他の狭窄に移動する場合に未拡張の狭窄で引っかかり移動が困難となるためで，いったん拡張したバルーンを手前の未拡張の狭窄に引くことは容易であるが，より遠くの未拡張の狭窄に進めることは非常に困難となるからである．

■3-7　バルーンカテーテルでの病変部拡張

3-7-1　インデフレーターの接続

　希釈造影剤（ヨード含有量が 300 ～ 350 mg/mL 程度であれば生理食塩液で 2 倍に希釈）を満たし，空気を抜いたインデフレーターを三方活栓でバルーンカテーテルと接続する．

3-7-2　バルーンカテーテルの空気抜き

　インデフレーターとの接続部位の三方活栓に 5 mL 程度の希釈造影剤を注入した 20 mL シリンジを接続し，バルーンカテーテルとシリンジが通じるように活栓を開け，シリンジで陰圧をかけては緩めるという動作を数回繰り返す．陰圧をかけながら三方活栓部付近をペアンなどで細かく叩くと小さな気胞がカテーテルからシリンジ内に上がってくるので，この気胞が上がってこなくなるまで数回繰り返す．

3-7-3　バルーンの位置決め

　術前の血管造影で認められた狭窄の位置に，正しくバルーンの位置を合わせる．病変長がバルーン有効長よりも短い場合は，病変部の中心とバルーンの中心が重なる位置で拡張する．病変長がバルーンの有効長よりも長い場合は，狭窄のシースから遠い側の正常径の部位にバルーン有効部先端のマーカがくるまでバルーンを進める．すなわち，狭窄の遠い側から近い側に向かって順次拡張するようにする．

3-7-4　バルーンの加圧・減圧

　バルーンが移動しないように，シースから出てすぐのシャフト部分をしっかりと把持し，透視下でバルーンの拡張具合をみながら手元のインデフレーターのゲージをみて徐々に圧を上げていく．原則として，RBP 以内でバルーンにくびれがなくなるまで加圧し，くびれが消失した圧よりも数 atm 以上高い圧まで加圧し，そのまま 30 ～ 60 秒維持する．時間がきたらゆっくりと減圧し，透視下でバルーンが完全に閉じることを確認する．これを 1 病変につき 1 ～数回施行する．特に狭窄が高度である場合や，くびれが消失した圧が 10 atm 以上と比較的高圧であった場合には，時間がきても完全には減圧せず 2 atm ～ nominal pressure 程度まで減圧し，引き続き低圧で

30～60秒維持すると血腫の予防になり，内腔形状も整となる傾向がある．動脈を拡張する場合はスパズムを生じやすいので加圧・減圧の操作をよりゆっくりと行い，くびれが解消するまで加圧し30～60秒維持した後，一気に減圧せず2～4 atm程度の低圧で引き続き30～60秒程度の加圧を追加する．一般に動脈では拡張した部位のすぐ中枢側にスパズムを生じやすいが，高度なスパズムを生じた場合には，なるべく低圧でくびれが取れるまで追加加圧している．

3-7-5　バルーンのくびれが解消しない場合

バルーンにくびれが残存したまま手技を終了すると，拡張が不十分である場合が多く，PTA後，一両日中に血栓性閉塞をきたす可能性もあるため，当院ではバルーンにくびれを残さずに拡張することを心がけている．

通常の高耐圧バルーンでRBPまで加圧してもくびれが残存する場合には，超高耐圧バルーンあるいはカッティングバルーンの使用を検討する．どちらのバルーンも多くの場合，より大径のシースに交換する必要がある．操作性については，超高耐圧バルーンは取り扱いが容易で，高耐圧バルーンと同じようにくびれが取れるまで加圧してよい．RBPは30 atmであるものが多いが，術者の責任でそれ以上の加圧も可能である．

一方カッティングバルーンは，破裂によるブレード脱落という重大な合併症を回避するため，厳格なルールが存在する．一番重要なのは，インフレーション・デフレーションを慎重にゆっくり行うことである．特にインフレーションでは1気圧当たり10秒以上かけてゆっくりと行うことが重要である．デフレーションについても一気に減圧してはならず，インデフレーターのハンドルをゆっくりと減圧の方向に回すことで時間をかけて減圧しなければならない．他にもシースへの再挿入を禁じていることや，ある一定の角度以上の屈曲部で加圧してはならないこと，高度屈曲部位を通過させてはならないこと，加圧回数を少なくすること，など守るべき注意点が多く，これらの注意点やカッティングバルーンの特性を熟知しないまま使用してはならない．

3-7-6　バルーンPTAによる血管損傷への対処

拡張により血管に損傷が生じると，バルーンの減圧とともに損傷部位に一致して直ちに血腫が出現する．そのためバルーン減圧時には拡張部分の皮膚を注意深く観察し，もし血腫の出現をみた場合は直ちにバルーンを再加圧し，いったんバルーンが完全に拡張するまで圧を上げた後，すぐに2～4 atm程度まで減圧して皮膚上から指で圧迫し，血腫部分の中心をバルーンと指で挟んで血管の内外から圧迫しながらそのまま2～5分程度維持することで，より有効に止血が行える．時間が経過したら指での圧迫をやめ，ゆっくりとバルーンを減圧し，皮膚上から血腫の増大がないことを確認する．再び血腫の増大をみた場合は上記の操作を繰り返す．

■3-8　シース抜去・止血

著者は全身ヘパリン化に使用したヘパリンナトリウムをプロタミン硫酸塩で中和した後，シースを抜去している．プロタミン硫酸塩の量はヘパリンナトリウム投与量と投与後の時間経過，および患者の最高血圧から決定して

いる．著者はシース挿入時にヘパリンナトリウムを2000単位投与するので，バルーンPTA後にプロタミン硫酸塩を2 mL使用することが多いが，収縮期血圧が100 mmHg前後以下の患者では，プロタミン硫酸塩を1mLとする．プロタミン硫酸塩の投与は，1 mL当たり10 mL程度に生理食塩液で希釈したものを，1～2分かけてゆっくりと静注する．プロタミン硫酸塩を急速に静注すると急激な血圧低下を招くおそれがあるので注意が必要である．プロタミン硫酸塩を投与したらシースを抜去し，原則としてシース挿入創から出血せず，かつ吻合部のスリルを触知できる程度の圧迫で，通常は5～15分で止血可能である．著者は，AVFで静脈圧が高い場合や6 Fr以上の大径シースを使用した場合とAVGでは，シース挿入部をナイロン糸でタバコ縫合あるいはゼット縫合で縫合止血している．

4 PTA時の疼痛対策

■4-1 一般的な方法

狭窄をバルーンで拡張する際に血管壁の過伸展に伴うと思われる疼痛がほぼ全例で出現するが，その痛みは強くバルーンPTAを受ける患者にとって大きなストレスとなる．疼痛による体動や追加拡張の拒否がバルーンPTA手技の妨げとなるばかりでなく，次回のバルーンPTAを行う際にも問題となる．そのため何らかの疼痛対策が必要となるが，一般的な方法としては術前にペンタゾシン（ソセゴン®，ペンタジン®）15～30 mgを筋肉内，皮下または静脈内に注射する，あるいは拡張予定の狭窄部位周囲に局所麻酔薬（キシロカイン®注射液1％など）を注入する，などが行われることが多い．

4-2 特殊な方法

当院では上記の一般的な方法をはじめとして麻酔科による静脈麻酔や神経叢ブロックまでさまざまな方法をとってきたが，いずれも鎮痛効果が不安定・不確実であったため，現在ではミダゾラムによる鎮静を行っている．

ミダゾラムの使用方法は，ドルミカム®注射液10 mg（2 mL）を生理食塩液で10 mLに希釈し，通常は5 mL（ミダゾラム5 mg）を静脈内投与し，入眠が確認できれば拡張を開始する．もし入眠しない場合や，拡張に伴い強い痛み反応を示した場合には，希釈液を2 mL（ミダゾラム2 mg）ずつ追加する．ミダゾラムには循環器呼吸器の抑制作用があるため，心電図，血圧，血中酸素濃度のモニタリングは必須である．SaO_2低下に対しては酸素投与するとともに，舌根沈下に対しては枕を外して喉頭展開することで気道を確保し，呼吸抑制に対しては，背中に手を入れてさするなど呼吸刺激を行うことで，ほとんどの場合は対処が可能である．いずれにも反応しない低酸素血症が持続する場合には，拮抗薬であるフルマゼニル（アネキセート®注射液）0.5 mgを静脈内投与して，速やかな覚醒を図る．血圧低下をきたす場合には，点滴速度の調節やグリセリン点滴を行い，それでも反応しない低血圧の際は昇圧剤の投与も検討する．鎮静がうまくいった場合でも，確認造影で拡張完了の確認を行い次第，拮抗薬であるフルマゼニル（アネキセート®注射液）0.5 mgを静脈内投与して，速やかな覚醒を図る．

ただし，ミダゾラム投与からフルマゼニル投与までの時間が短いと，まれ

シャントトラブルスコアリング連携パス表（内シャント）

PTA ・ PTR 実施日 ：＿＿＿年＿＿月＿＿日

フリガナ ：＿＿＿＿＿＿＿＿＿＿

患者名 ：＿＿＿＿＿＿＿＿＿ 男・女　施設名：＿＿＿＿＿＿＿＿

生年月日：MTS ＿＿年＿＿月＿＿日　　当院ID：＿＿＿＿＿＿＿

透析日： 月　火　水　木　金　土　□昼　　原疾患：＿＿＿＿＿＿＿
　　　　□　□　□　□　□　□　□夜

※ 下記の当てはまる所を○で囲んでください。

糖尿病　　：　有　　無　　インスリン：有（＿＿＿　＿＿＿）　無
シャント情報：　右　　左
シャント部位：　タバチエール　　手首　　前腕中部　　肘　　上腕

個室希望	あり・なし	移動	独歩・杖歩行・車椅子・ストレッチャー
ADL	自立・一部介助・全介助　※ 自立以外の場合、当てはまる項目を○で囲んで下さい 【食事・清潔・更衣・排泄（ストマ）・経管栄養・吸引・その他（　　　　　）】		
認知症	あり（問題行動の有・無／程度：　　　　　　　　　　　　　　　　）・なし		
視力障害	あり（程度：　　　　　）・なし	聴力障害	あり（程度：　　　　）・なし
言語障害	あり（程度：　　　　　）・なし		
意思疎通	可・何とか可・困難（程度・ｺﾐｭﾆｹｰｼｮﾝ方法：　　　　　　　　　　　　）		
血液以外の感染症	MRSA・ノロウィルス・その他（　　　　　　　　　　　　　　　　）		

その他の所見及び要望 ：＿＿＿＿＿＿＿＿＿＿＿＿＿＿＿＿＿＿＿＿＿＿＿＿＿＿

観察予定日 観察項目	PTA施行後 第1回目透析日	（　）ヶ月後	（　）ヶ月後	（　）ヶ月後	（　）ヶ月後	バリアンス発生時 （PTA申し込み時）
観察実施日	H　年　月　日	H　年　月　日	H　年　月　日	H　年　月　日	H　年　月　日	H　年　月　日
① 血栓性閉塞	有　無	有　無	有　無	有　無	有　無	有　無
② 脱血不良	血流量（　）/min	血流量（　）/min	血流量（　）/min	血流量（　）/min	血流量（　）/min	血流量（　）/min
③ 吻合部でのスリルの低下	有　無	有　無	有　無	有　無	有　無	有　無
a. 狭窄部の触知	有　無	有　無	有　無	有　無	有　無	有　無
b. 狭窄音の聴取	有　無	有　無	有　無	有　無	有　無	有　無
c. 静脈圧の上昇	（　）mmHg	（　）mmHg	（　）mmHg	（　）mmHg	（　）mmHg	（　）mmHg
d. シャント肢の腫張	有　無	有　無	有　無	有　無	有　無	有　無
評価、結果	（　）点	（　）点	（　）点	（　）点	（　）点	
評価者						医師のサイン

※ 狭窄音聴取時、血管ミルキングをしましたか？（・実施した　・実施していない）
評価点数 ： ①～③は、各3点。 a～dは、各1点です。

図1　シャントトラブルスコアリング連携パス表（内シャント）

シャントトラブルスコアリング連携パス表（人工血管）

PTA ・ PTR 実施日 ： ____年____月____日

フリガナ
患者名： _____ 男・女 施設名： _____

生年月日： M T S ____年____月____日 当院ID： _____

透析日： 月 火 水 木 金 土 □昼 原疾患： _____
　　　　 □ □ □ □ □ □ □夜

※ 下記の当てはまる所を○で囲んでください。
- 糖尿病 　　　　： 有　　無　　　　インスリン ： 有（ ___ ___ ）無
- シャント情報 　： 右　　左
- シャント部位 　： 前腕部　　上腕　　下肢

個室希望	あり・なし	移動	独歩・杖歩行・車椅子・ストレッチャー
ADL	自立・一部介助・全介助　※自立以外の場合、当てはまる項目を○で囲んで下さい 【食事・清潔・更衣・排泄（ストマ）・経管栄養・吸引・その他（　　　　）】			
認知症	あり（問題行動の有・無／程度：　　　　　　　　　　　）・なし			
視力障害	あり（程度：　　　　）・なし	聴力障害	あり（程度：　　　　）・なし	
言語障害	あり（程度：　　　　）・なし			
意思疎通	可・何とか可・困難（程度・コミュニケーション方法：　　　　　　　　　　　）			
血液以外の感染症	MRSA・ノロウィルス・その他（　　　　　　　　　　）			

その他の所見及び要望 ： _____

観察予定日 / 観察項目	PTA施行後 第1回目透析日	（　）ヶ月後	（　）ヶ月後	（　）ヶ月後	（　）ヶ月後	バリアンス発生時 (PTA申し込み時)
観察実施日	H 年 月 日	H 年 月 日	H 年 月 日	H 年 月 日	H 年 月 日	H 年 月 日
① 血栓性閉塞	有　無	有　無	有　無	有　無	有　無	有　無
② 静脈圧の上昇	(　)mmHg	(　)mmHg	(　)mmHg	(　)mmHg	(　)mmHg	(　)mmHg
③ 狭窄音の聴取	有　無	有　無	有　無	有　無	有　無	有　無
a. 脱血不良	血流量 (　)ml/min	血流量 (　)ml/min	血流量 (　)ml/min	血流量 (　)ml/min	血流量 (　)ml/min	血流量 (　)ml/min
b. 透析効率の低下	(　)%	(　)%	(　)%	(　)%	(　)%	(　)%
c. シャント音の低下	有　無	有　無	有　無	有　無	有　無	有　無
d. シャント肢の腫張	有　無	有　無	有　無	有　無	有　無	有　無
評価、結果	(　)点	(　)点	(　)点	(　)点	(　)点	(　)点
評価者						医師のサイン

評価点数： ①～③は、各3点。 a～dは、各1点です。

図2　シャントトラブルスコアリング連携パス表（人工血管）

に再鎮静をきたすことがあり，放置すると呼吸停止などの重篤な合併症をきたす可能性もあるため，覚醒後も十分な観察を要する．

5 バルーンPTA後の再VAIVTまでの流れ

当院でVAIVTを受けた患者については，全例「シャントトラブルスコアリング病診連携パス」を実施している（図1，図2）．これは，VAIVT後各施設で定期的にVAを観察してもらい，症状が出現した場合には点数化し（AVFでは血栓性閉塞，脱血不良，吻合部でのスリル低下が各3点，狭窄部触知，狭窄音聴取，静脈圧上昇，シャント肢腫脹が各1点，AVGでは血栓性閉塞，静脈圧上昇，狭窄音聴取が各3点，脱血不良，透析効率低下，シャント音低下，シャント肢腫脹が各1点），合計点2点以上をバリアンス発生として当院直通のファクシミリに送信してもらっている．原則として，合計点2点では血管造影あるいは早期PTA，合計点3点以上ではPTA，あるいは血栓性閉塞ではPTRとしているが，個々の症例について，前回VAIVTからの時間経過や前回VAIVT時の画像を含む過去のデータからの再狭窄進行速度や再建の余地を含む個々の事情を加味して，外来での血管造影かVAIVTかの予定を立ててファクシミリで紹介施設に返信している．

6 合併症とその対策

■6-1 血管損傷時

バルーンPTAに伴う合併症としては，拡張時の血管損傷が大部分である．バルーン拡張直後に血腫が出現した場合は，すぐに2～4 atmの低圧でバルーンを膨らませるとともに，皮膚上から指で血腫の中心を圧迫し，血管損傷部位をサンドイッチ法で2～5分程度維持して圧迫止血する．ただし，この方法を繰り返しても止血できない重篤な血管損傷例（当院では0.1％程度）では，ステントを留置することで内腔の保持と出血部分の減圧を図り，ステントを潰さない程度にその両脇をタンポンなどで圧迫止血する．これでも血腫が増大し続ける場合は動・静脈吻合部を圧迫することで血流遮断し，そのままVAを閉塞せざるを得ないこともある．万が一，鎖骨下～腕頭静脈などの中枢静脈で血管損傷をきたした場合は，バルーンでの低圧長時間加圧や場合によってはステントを留置することで止血を試み，これでも止血できなければ動・静脈吻合部付近を圧迫して血流を遮断することで出血を抑え，その後速やかに損傷部分にカバード・ステントを留置するか，外科的処置に移行する必要がある．

■6-2 バルーン横割れによる抜去不能時

バルーンの横割れが発生すると，シースにバルーンを引き込む際に割れたバルーンがめくれあがって，シース先端で塊状となるためシースに引き込めなくなり，血管から抜去不能となる場合がある．このような状態になったら，血管内に遺残するバルーン先端に向けてより大径のシースを挿入し，異物除去用カテーテル「Goose Neck™ Snares」など）で遺残バルーンの先端付近を把持し，大径シースに引き込むことで塊状となった遺残バルーンを伸ばしながら抜去を図る．

■6-3 バルーン収縮不能時

バルーンが完全に萎む前にシースに引き込もうとすると、バルーンの内管が伸びて希釈造影剤が通るルーメンが潰れてしまい、陰圧をかけてもバルーンがそれ以上萎まなくなることがある。このような場合には、皮膚上から透視下でバルーン先端付近に針を刺して穴を開け、それからゆっくりとバルーンをシース内に引き込むことで、針穴から希釈造影剤を押し出しながら抜去することが可能となる。

7 症例提示

症例1 吻合部近位部静脈高度狭窄例（図3）

70歳台、男性。左前腕の定型的AVF。脱血不良で紹介となった。術前の造影では吻合部近傍静脈の高度狭窄を確認（図3a）。前腕上部の橈側皮静脈から逆行性に4 Fr「ウルトラハイフローシース」を挿入し、同部から「YOROI」直径4.0 × 40 mmと0.016インチ45度アングル付き「GTワイヤー」の組み合わせで、GWを吻合部から動脈中枢側に進めて留置した。バルーンを進め、吻合部をまたいで30 atmまで加圧し、30 atmでくびれが解消した（図3b）。さらに静脈側のみを30 atmまで加圧し、20 atmでくびれが解消した（図3c）。確認造影で狭窄病変の良好な拡張を確認し終了した（図3d）。

症例2 非血栓性閉塞再開通＋手背枝外科的結紮例（図4）

50歳台、男性。左前腕の定型的AVF。脱血不良で紹介となった。肘直下の橈側皮静脈から逆行性に6 Fr「ラジフォーカスイントロデューサⅡ」を挿入した。術前の血管造影で、前腕中部の橈側皮静脈本幹に5 cm長の非血栓性閉塞を確認した（図4a、図4b、1カ月前にもバルーンPTAで再開通したばかりであった）。造影用4 Frストレートカテーテルと0.035インチ45度アングル付き「ラジフォーカス®ガイドワイヤー」の組み合わせで上記閉塞部の通過に成功。0.016インチ45度アングル付き「GTワイヤー」を動・静脈吻合部から動脈中枢側に進めて留置した。さらに「Muso」直径6.0 × 40 mmを進め、吻合部近傍狭窄を含めて閉塞部を22 atmまで加圧し16 atmで拡張した。確認造影で、非血栓性閉塞の拡張部分に血管損傷を確認したため（図4c）、「S.M.A.R.T.® CONTROL™」直径6.0 × 60 mmを留置し、後拡張も施行した（図4d）。引き続き、短期再閉塞の促進因子となった側副路である手背枝を外科的に結紮した（図4e）。最終的に再開通部分を含め全長で良好な拡張が得られ、血管からの造影剤漏出も消失した。

症例3 VA回路内の側副経路を用いた広範に分布する複数狭窄の拡張例（図5）

80歳台、男性。左前腕の定型的AVF。血流低下で紹介となった。術前の造影では前腕の導出静脈は前腕上部で2本に分かれて肘直下で再び合流し、1本となり上腕尺側皮静脈に連続している。その動・静脈吻合部直上と2本に分かれる導出静脈に、それぞれ高度狭窄を確認（図5a）。前腕下部の静脈本幹に順行性に4 Frシース「ラジフォーカスイントロデューサⅡ」を挿入し、同部から「Symmetry™」直径5.0 × 40 mmと0.016インチ45度アングル

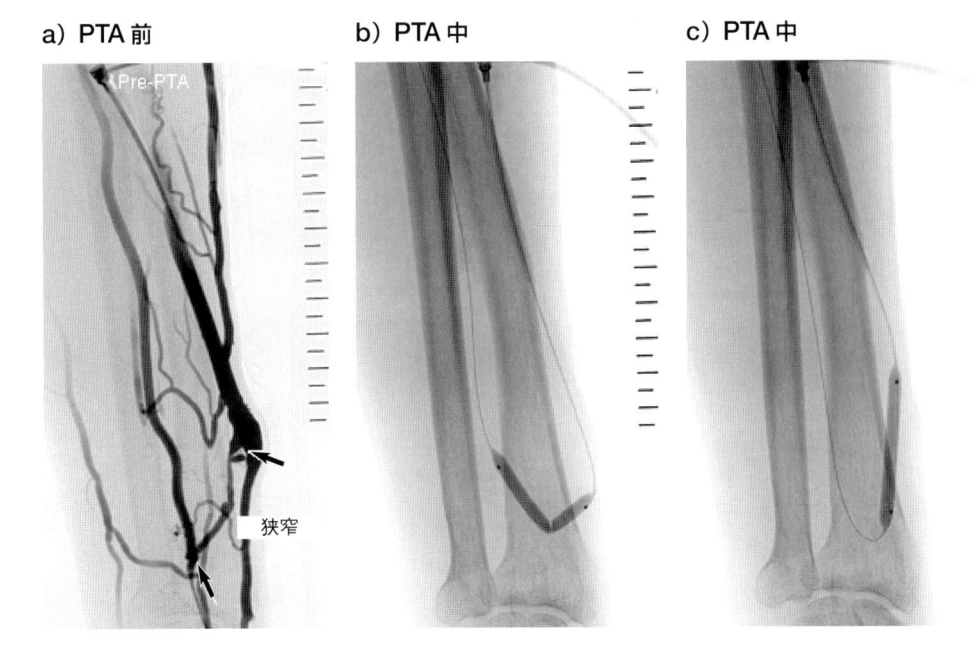

a) PTA 前　　b) PTA 中　　c) PTA 中

d) PTA 後

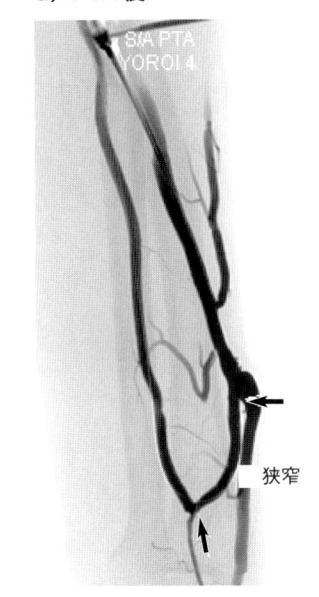

図3　症例1　吻合部近位部静脈高度狭窄例（70歳台，男性）
a) ➡ 間が狭窄
b), c) PTA 中
d) ➡ 間の狭窄の良好な拡張が確認できた

付き「GT ワイヤー」の組み合わせで，GW をまず外側に分岐した導出静脈から肘直下の合流部を介して，内側の導出静脈を逆行してシースまで戻り，さらにシースより上流の吻合部直上の狭窄を通過し，橈骨動脈末梢に進めて留置した．バルーンを吻合部直上の狭窄まで進め，くびれなく拡張（図5b）した．その後，バルーンを引いてきて内側の導出静脈の狭窄を拡張した後，さらに外側の導出静脈の狭窄もくびれなく拡張した（図5c）．最終的にすべての病変の良好な拡張を確認した（図5d）．

症例4　深部静脈穿通枝越しの深部静脈狭窄例（図6）
50歳台，女性．左前腕の定型的 AVF．血流うっ滞による静脈高血圧で紹

a) PTA 前

b) PTA 前

c) PTA 後

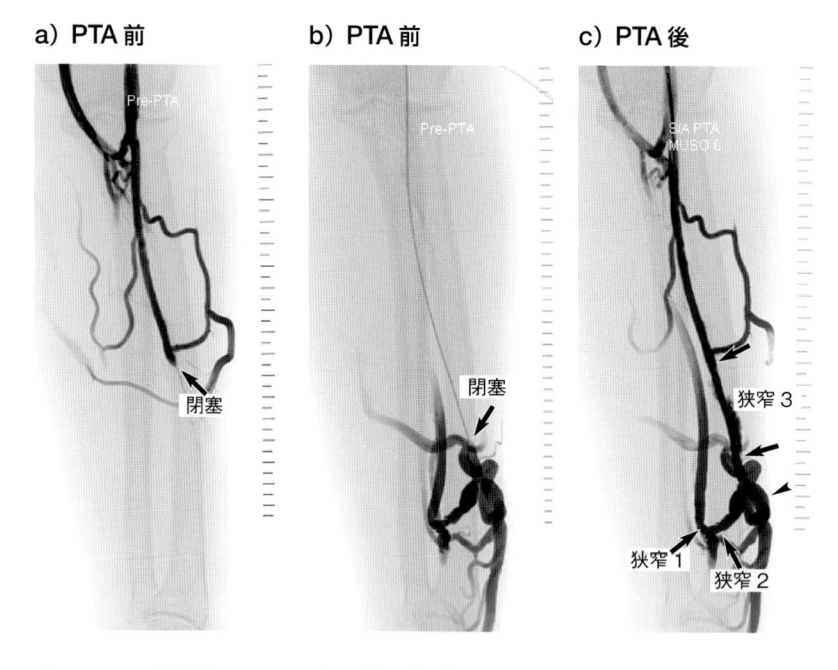

d) ステント留置後

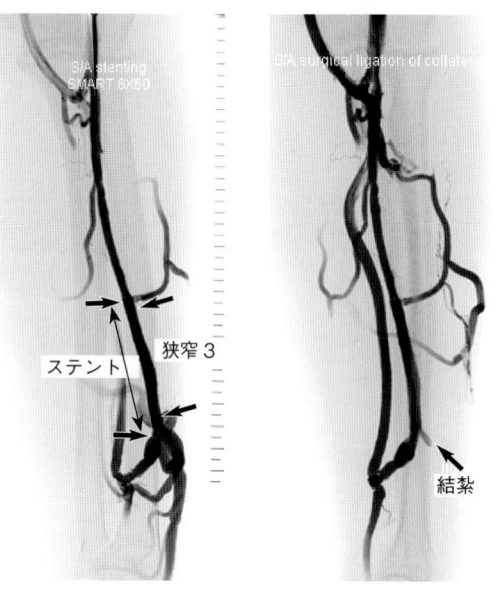

e) 手背枝外科的結紮後

図4 症例2 非血栓性閉塞再開通＋手背枝外科的結紮例（50歳台，男性）

a），b）非血栓性閉塞が確認された（→）
c）→間が狭窄．非血栓性塞栓の拡張部分に血管損傷が確認された（▶）
d）ステントを留置し，後拡張を行った
e）短期再閉塞の促進因子となった側副路である手背枝を外科的に結紮した

介となった．術前の造影では表在性の静脈は肘付近で非血栓性閉塞となっており，深部静脈穿通枝を介して上腕静脈に連続しているが，その上腕静脈に高度狭窄を認めた（図6a）．先端J型の造影用カテーテル「セーフチップカテーテル」と0.035インチ45度アングル付き「ラジフォーカス® ガイドワイヤー」の組み合わせで，深部静脈穿通枝越しにカテーテルごと一回転させて上腕静脈に進め（図6b），0.016インチ 45度アングル付き「GTワイヤー」を留置した．「Pathblazer™」直径6.0×40 mmを進め，上腕静脈の狭窄をくびれなく拡張したが，拡張部分に血管損傷出現したため（図6c），もう一度先端J型カテーテルを上腕静脈に進め，0.035インチ「ラジフォーカス® ガイドワイ

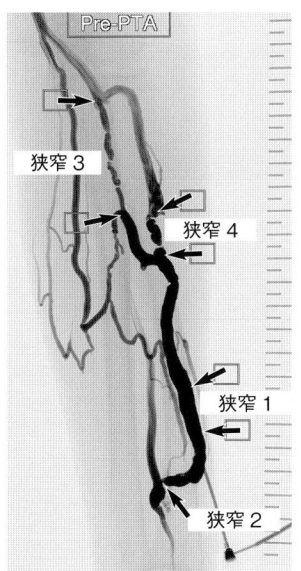

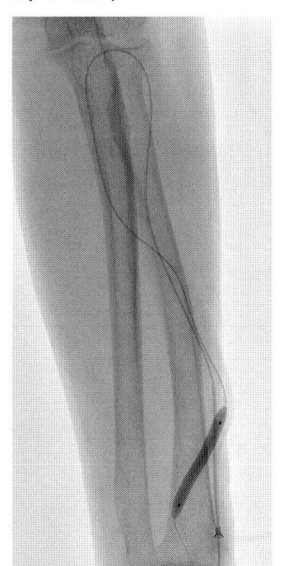

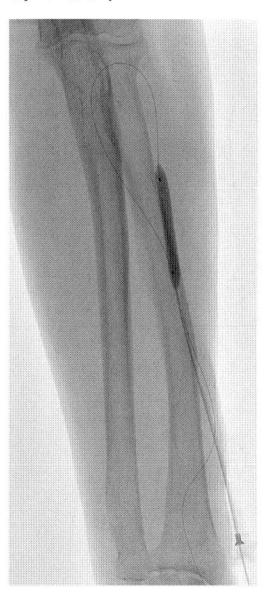

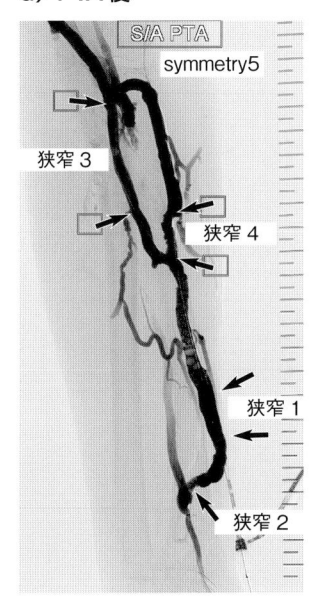

図5 症例3 VA回路内の側副経路を用いた広範に分布する複数狭窄の拡張例(80歳台,男性)

a) →間が狭窄
b), c) PTA中
d) すべての病変の良好な拡張が確認できた

ヤー」に戻し,「Wallstent™RP」直径 8.0 × 66 mm を上腕静脈に進めて留置し,さらに 0.016 インチ「GT ワイヤー」に戻し「Pathblazer™」で後拡張施行.最終的に血管損傷部の造影剤の漏出は消失し,狭窄も良好な拡張が得られた(図6d).

症例5 外圧迫による無名静脈高度狭窄例(図7)

70歳台,女性.左前腕のストレート型AVG. VA側上肢の腫脹で紹介となった.グラフトから順行性に6 Fr シースを挿入した.術前の造影では無名静脈(左腕頭静脈)の中枢端に外からの圧迫によると思われる高度狭窄を確認した(図7a).先端J型カテーテル「セーフチップカテーテル」と 300 cm 長

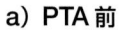

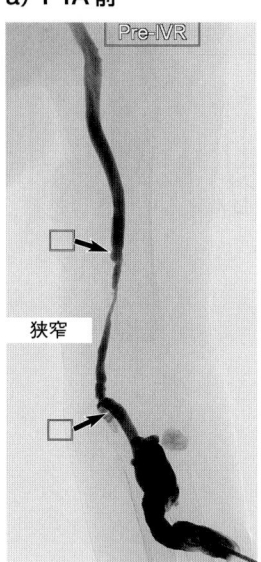

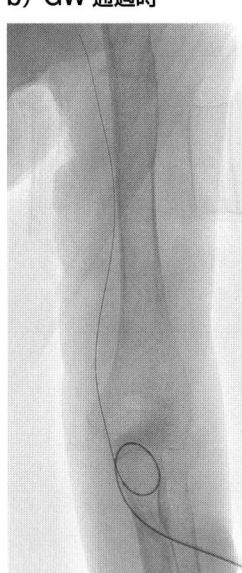

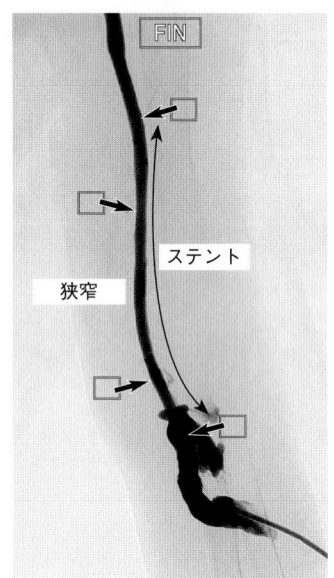

a) PTA 前　　b) GW 通過時　　c) PTA 後

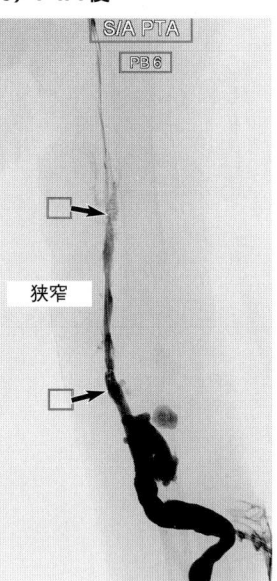

d) ステント留置後

図6　症例4　深部静脈穿通枝越しの深部静脈狭窄例（50歳台，女性）
a) → 間が狭窄
b) GW 通過時
c) 拡張部分に血管損傷が確認された
d) ステントを留置し，後拡張を行った．血管損傷部の造影剤の漏出が消失し，狭窄も良好な拡張が確認できた

の0.035インチ45度アングル付き「ラジフォーカス® ガイドワイヤー」の組み合わせで狭窄を通過し，GW先端を下大静脈まで進め留置した．「OPTA®」直径10.0 × 40 mmを進め，狭窄部分を10 atmまで加圧し8 atmでくびれが解消した．確認造影では残存狭窄があり，外からの圧迫のためバルーンPTAだけでは圧格差の解消は不可能と判断した（図7b）．「S.M.A.R.T.® CONTROL™」直径10.0 × 60 mmを進めて狭窄部分に留置し，上記バルーンで後拡張も施行．最終的にステントにより狭窄は良好な径となり，側副路の描出は消失した（図7c）．腫脹も翌日には著明に軽減した．

a) PTA 前

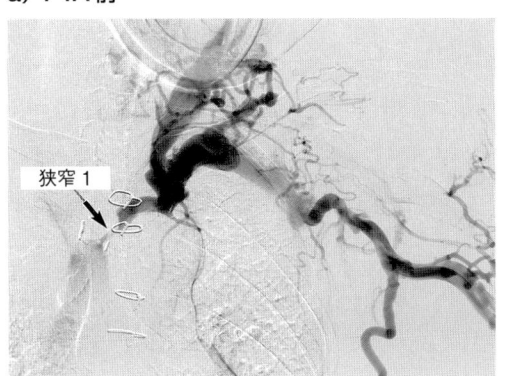

b) PTA 後

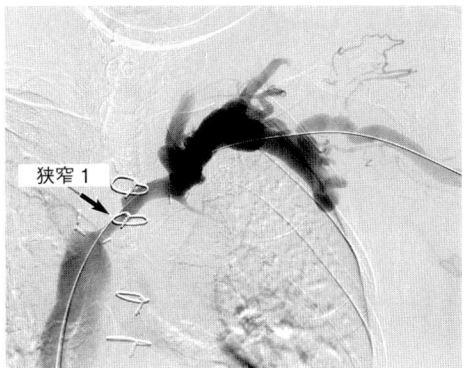

c) ステント留置後

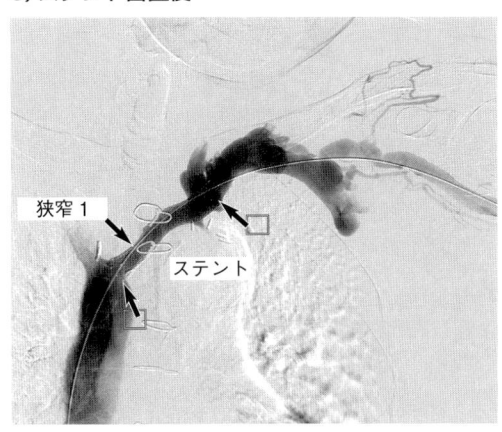

図7 症例5 外圧迫による無名静脈高度狭窄例（70歳台，女性）

a），b）外からの圧迫によると思われる高度狭窄を確認し（→），PTA を行った

c）ステントを留置し，後拡張を行った．狭窄の良好な拡張が確認でき，腹側路の描出は消失した

[文献]
1) （一社）日本透析医学会：図説　わが国の慢性透析療法の現況（1997年12月31日現在）
2) Lawrence PF, Miller FJ Jr, Mineaud E : Balloon catheter dilatation in patients with failing arteriovenous fistulas, Surgery 89(4): 439-442, 1981
3) Probst P, Mahler F, Krneta A, et al : Percutaneous transluminal dilatation for restoration of angioaccess in chronic hemodialysis patients, Cardiovasc Intervent Radiol 5(5): 257-259, 1982
4) Gordon DH, Glanz S, Butt KM, et al : Treatment of stenotic lesions in dialysis access fistulas and shunts by transluminal angioplasty, Radiology 143(1): 53-58, 1982
5) Günther RW, Vorwerk D, Bohndorf K, et al : Venous stenoses in dialysis shunts: treatment with self-expanding metallic stents, Radiology 170(2): 401-405, 1989
6) CIMINO JE, BRESCIA MJ : Simple venipuncture for hemodialysis, N Engl J Med 267: 608-609, 1962
7) Wellington JL : Expanded polytetrafluoroethylene prosthetic grafts for blood access in patients on dialysis, Can J Surg 21(5): 420-422, 1978
8) Tellis VA, Kohlberg WI, Bhat DJ, et al : Expanded polytetrafluoroethylene graft fistula for chronic hemodialysis, Ann Surg 189(1): 101-105, 1979
9) Giacchino JL, Geis WP, Buckingham JM, et al : Vascular access: long-term results, new techniques, Arch Surg 114(4): 403-409, 1979
10) Palder SB, Kirkman RL, Whittemore AD, et al : Vascular access for hemodialysis. Patency rates and results of revision, Ann Surg 202(2): 235-239, 1985
11) Bookstein JJ, Valji K : Pulse-spray pharmacomechanical thrombolysis, Cardiovasc Intervent Radiol 15(4): 228-233, 1992

[著者] 後藤靖雄　GOTO, Yasuo ／仙台社会保険病院 バスキュラーアクセスセンター　センター長，放射線科

II-2 VAIVT

II-2-1. Balloon 拡張治療

II-2-1-b. 適応と評価　内科医から

VAIVTの3カ月ルールへの対応策

2012年4月よりバスキュラーアクセスインターベンション治療（VAIVT）が保険収載され，これまでよりもはるかに高額な手技料が請求できるようになった．その一方で，いわゆる"3カ月ルール"という，3カ月以内に再狭窄を認めVAIVTを施行した場合には，手技料のみではなく材料費も請求できないという状況となった．短期間に再狭窄を繰り返す症例は少なからず存在し，より長い開存期間をいかにして得ることができるかということに，これまで以上に注目が集まっている．この対策として，施行基準を厳しくすることで，施行時期を遅らせることがあげられるが，後述するように超音波を用いたVA管理でVAIVT件数を減少させることができるかどうかは明らかではない．さらに，①バルーンのサイズをアップする，②超高耐圧バルーンを用いて完全拡張を目指す，③ロングインフレーションを行う，④ステントを留置するなどが試みられているが，現在のところ解決策とはなっていない．そのようななか，池田らは平均8.9 atmの拡張で，VAIVTの開存率が向上することを示した[1]．この結果を受けて，我々は30 atmの加圧で完全拡張を目指す群（高圧拡張群）と狭窄の残存にかかわらず8 atmで拡張する群（低圧拡張群）における初回VAIVT症例での開存率を検討しており，その中間解析では，低圧拡張群の開存率が優れている傾向を示しているが，統計学的有意差を認めていない（図1）．池田らは，より低圧での拡張で開存期間を延長させる取り組みを行っており，その効果が期待される．さらに，Peripheral Cutting Balloon（PCB）が開存率を延長するかどうかについては評価が一定していないが，短期間に再狭窄を繰り返す症例に対する有用性が示唆されている[2]．実際に著者らの検討によっても，再狭窄を繰り返す症例に対して，開存期間の延長効果を示唆する結果を示している（図2）．VAIVTの手技以外では，薬剤の有用性[3]や腔内照射についての報告[4]があるが確立されたものではなく，ガイドラインで推奨されているものは存在しない．

1 はじめに

2005年の（社）日本透析医学会『慢性血液透析用バスキュラーアクセスの作製および修復に関するガイドライン』（2011年に改訂）の作成後，バスキュラーアクセスインターベンション治療（vascular access intervention therapy：VAIVT）が，VA（vascular access）閉塞や狭窄の第一選択の治療法となった．その一方で，VAIVTを施行しても早期に再狭窄をきたし，頻回治療が必要となる患者が存在することから，治療の適応，バルーンカテーテルでの狭窄の拡張法，薬物療法などの確立と標準化が今後の課題である．本項では，内科医の視点から，VAIVTと3カ月開存を維持するための取り組みについて述べる．

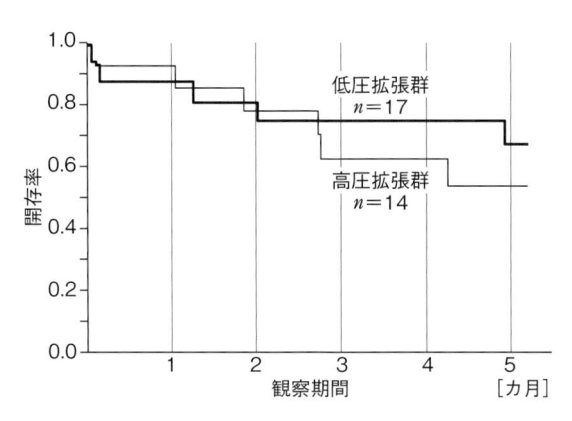

図1　低圧拡張群と高圧拡張群の開存率

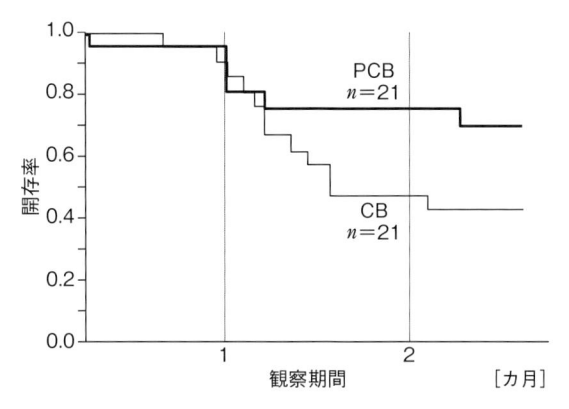

図2　短期間に再狭窄を繰り返す症例に対するPCBの効果

2　VA狭窄の発生部位とVAトラブルに対する治療方法の選択

■2-1　VA狭窄の発生部位と医学的臨床所見

『わが国の慢性透析療法の現況』（2011年12月31日現在）によると末期腎不全患者の96.8％に血液透析が施行されており，その多くが動静脈瘻（内シャント）をVAとして使用している．動静脈瘻は非生理的なものであり，高頻度にトラブルを引き起こすが，その原因は主として狭窄である．狭窄のスクリーニングは，穿刺前の診察と透析中の経過によって行う．穿刺前の診察として，視診，触診，聴診が重要である．瘤などが存在する場合にはその前後に狭窄が発生していることが多く，狭窄が原因となって瘤が形成されている可能性がある．

これに加えて，狭窄が存在する場合には，吻合部から狭窄部までは血流がうっ滞するため，触診で拍動，聴診で断続音となり，狭窄部では聴診で高調音，狭窄部を超えるとスリルを触知し，連続音を聴取することになる．また，軽く駆血することによって狭窄部位が見た目にも明らかになる場合や，狭窄様病変を触知することもある．

自己血管VAの狭窄の発生部位を図3に示す．手首で作製された自己血管

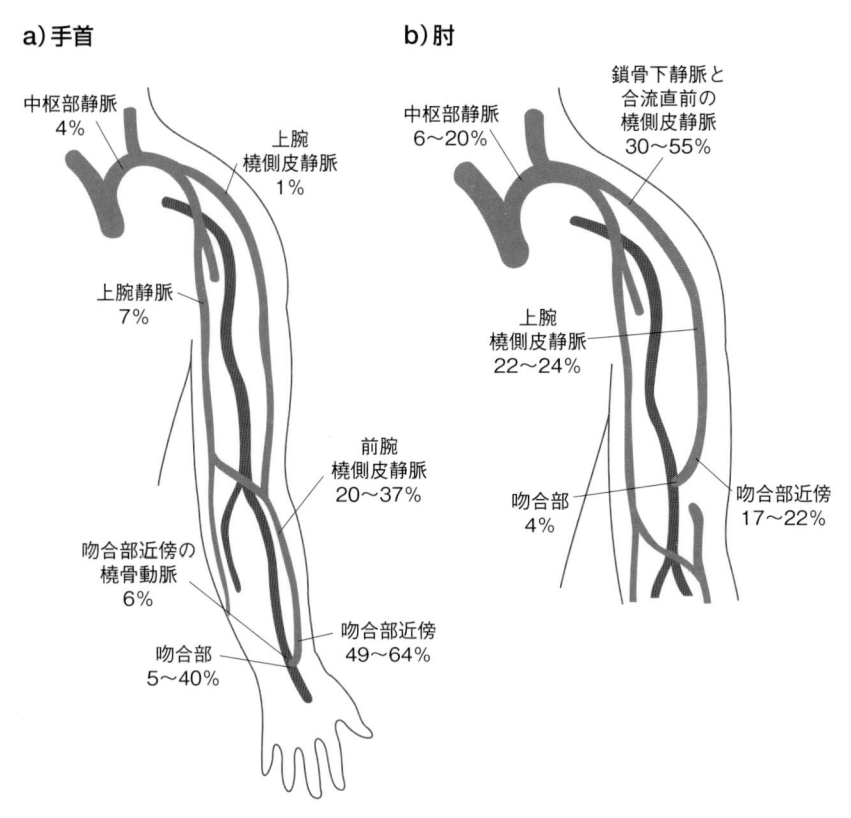

図3　自己血管VAの狭窄の発生部位（文献5〜7から作図）

a) 手首
- 中枢部静脈 4%
- 上腕橈側皮静脈 1%
- 上腕静脈 7%
- 前腕橈側皮静脈 20〜37%
- 吻合部近傍の橈骨動脈 6%
- 吻合部 5〜40%
- 吻合部近傍 49〜64%

b) 肘
- 中枢部静脈 6〜20%
- 鎖骨下静脈と合流直前の橈側皮静脈 30〜55%
- 上腕橈側皮静脈 22〜24%
- 吻合部 4%
- 吻合部近傍 17〜22%

　VAの場合には狭窄の多くは動・静脈吻合部周辺に発生し[5)〜7)]，脱血不良が出現することが多い．前腕橈側皮静脈の狭窄では，脱血側穿刺部より吻合部側であれば脱血不良を，穿刺部付近であれば穿刺困難，返血側穿刺部より静脈中枢側であれば静脈圧上昇を認める．しかし，脱血側穿刺部と返血側穿刺部の間に狭窄が存在する場合には，透析中に問題を認めないため，穿刺前の診察で狭窄の存在を推定することが重要である．

　肘部で作製された場合には，吻合部，上腕橈側皮静脈，橈側皮静脈と鎖骨下静脈の合流部直前部にほぼ均等に狭窄が発生し，それぞれ脱血不良，穿刺困難，静脈上昇を認める頻度が高くなる．

　一方，グラフトVAではグラフト静脈吻合部からグラフトの流出路静脈に多く発生し[8)]，静脈圧の上昇を認める（図4）．また，グラフトが穿刺により荒廃し狭窄をきたした場合には穿刺困難，グラフトと動脈吻合部の狭窄の場合には脱血不良が出現する．自己血管VA，グラフトVAとも中枢部静脈に狭窄を生じた場合には，上肢の浮腫が出現することがある．

　透析前の診察や透析中の経過によりVA狭窄が疑われる場合には，超音波検査や血管造影を行い狭窄の発生部位を確認し，出現している問題が画像所見で認めた狭窄に起因しているか判断しなければならない．診断のための血管造影をVAIVTの術前造影と兼ねて行う場合には，あらかじめ狭窄部位を推定しておくことが，シース挿入部位を決定するうえで不可欠である．

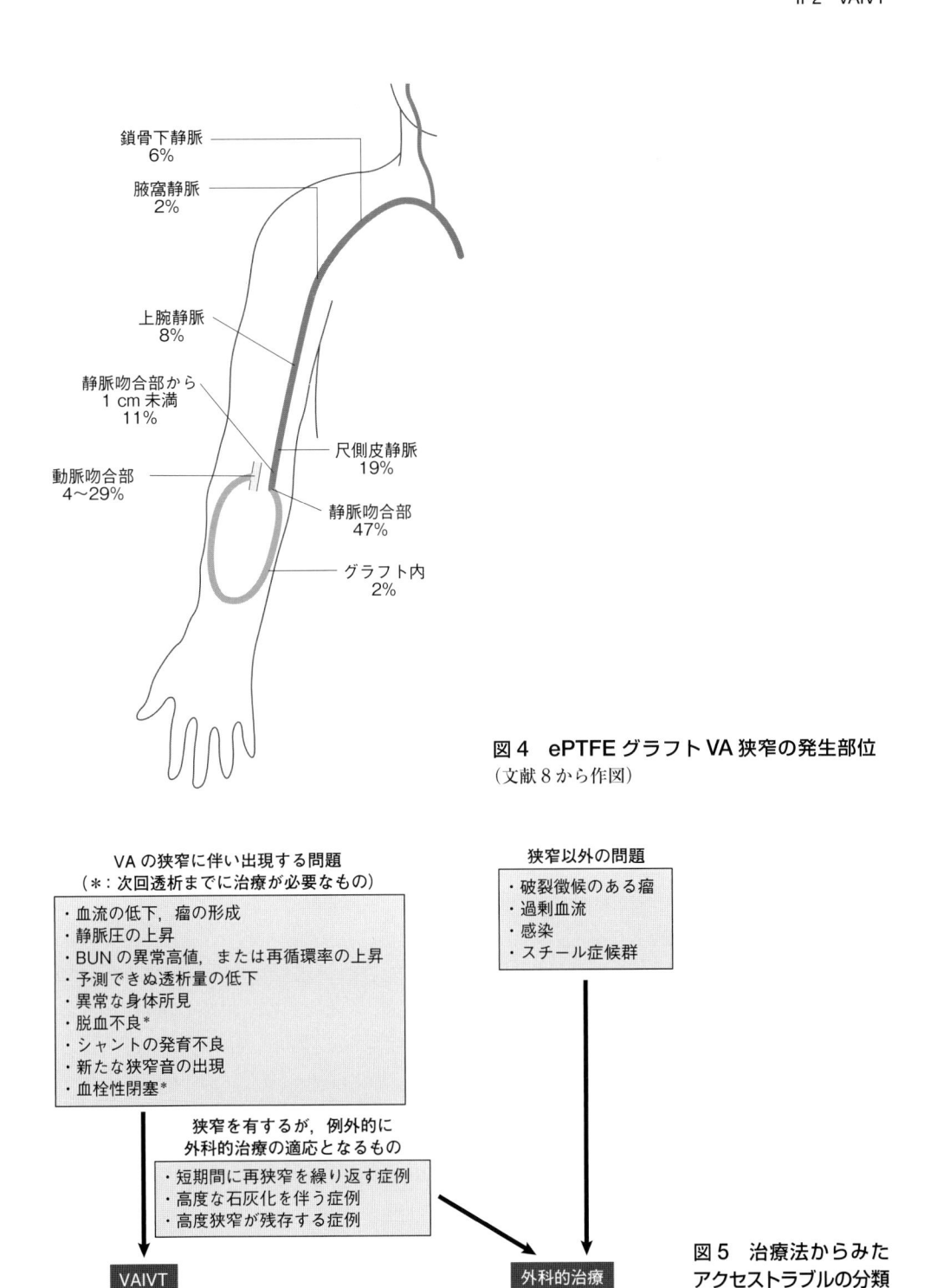

鎖骨下静脈 6%
腋窩静脈 2%
上腕静脈 8%
静脈吻合部から1 cm未満 11%
動脈吻合部 4〜29%
尺側皮静脈 19%
静脈吻合部 47%
グラフト内 2%

図4 ePTFEグラフトVA狭窄の発生部位
（文献8から作図）

VAの狭窄に伴い出現する問題
（＊：次回透析までに治療が必要なもの）
- 血流の低下，瘤の形成
- 静脈圧の上昇
- BUNの異常高値，または再循環率の上昇
- 予測できぬ透析量の低下
- 異常な身体所見
- 脱血不良＊
- シャントの発育不良
- 新たな狭窄音の出現
- 血栓性閉塞＊

狭窄以外の問題
- 破裂徴候のある瘤
- 過剰血流
- 感染
- スチール症候群

狭窄を有するが，例外的に外科的治療の適応となるもの
- 短期間に再狭窄を繰り返す症例
- 高度な石灰化を伴う症例
- 高度狭窄が残存する症例

VAIVT

外科的治療

図5 治療法からみたアクセストラブルの分類

■2-2 VAトラブルの分類と治療方法の選択

　長期透析患者や高齢患者，糖尿病患者の増加に伴い「外科的にVA再建の困難な患者」が増加し，「既存のVAを安易に再建することなく，VAとしての機能を可能な限り長期に維持する」という考え方が定着した結果，VAIVTが広く施行されるようになった．狭窄以外の破裂徴候のある瘤，過剰血流，

感染,スチール症候群などは外科的治療を施行する(図5).

例外的に,狭窄に対してVAIVTではなく外科的治療を考慮しなければならない症例もある.その理由は,①VAIVTで3カ月以上開存しなかった症例に対して再びVAIVTを施行しても,長期開存は期待できない,②臨床上問題となる石灰化は動・静脈吻合部に瘤を伴って存在し,ガイドワイヤー(GW)通過が困難である一方で,瘤の直上で外科的再建が可能である,③前回高耐圧バルーンを使用して十分な拡張が得られなかった症例に再びVAIVTを施行しても,前回同様に十分な拡張を得られないためである.しかし,3カ月以内に再狭窄を認めた場合でも,外科的再建が困難である患者には,VAIVTを施行せざるを得ないし,高度な石灰化を伴っている症例においても,VAIVTが施行可能であることが多く,石灰化の有無を除外基準にあげない術者も増えているようである.

さらに,近年完全拡張を得ることの意義が変わりつつある.以前は,完全拡張を得ることがVAIVTの治療目標の1つであったが,狭窄が残存しても開存率が変わらないことが報告されており[9],現時点では狭窄が残存する症例にVAIVTを繰り返すか,あるいは外科的再建を施行するかどうかは,残存狭窄のVA機能に及ぼす悪影響が許容範囲であるか,開存期間がどの程度であるかということを考慮し,患者個々で判断していくことが求められている.

VAIVTを施行するタイミングについては,脱血不良は次回透析時に十分な透析ができなくなる,血栓性閉塞した場合は透析自体が不可能である,という理由から,次の透析までにVAIVTを施行し,ダブルルーメンカテーテルの挿入を回避しなければならない.脱血不良と血栓性閉塞以外の場合には,緊急性はなく待機的にVAIVTを施行する.

■2-3 VAIVTの適応

2011年版(社)日本透析医学会『慢性血液透析用バスキュラーアクセスの作製および修復に関するガイドライン』によると,VA狭窄の治療条件は,狭窄率が50％以上であることに加えて,血流の低下や瘤の形成,静脈圧の上昇,BUN(血液尿素窒素:blood urea nitrogen)の異常高値,再循環率の上昇,予測できない透析量の低下,異常な身体所見といった臨床的医学的異常を1つ以上認めることである[10].実際には,この指針をVAIVTの術者よりもVAユーザである透析スタッフに周知させることが,VA管理の良し悪しを決定する要因となる.池田らはVAにかかわる症状をスコアリングすることによって,近隣の透析施設からVA基幹病院に適切なタイミングで紹介できるようになったことを報告しており,ガイドラインのコンセプトを透析スタッフに浸透させる取り組みが成果を上げている[11].

さらに近年,VAの臨床的医学所見の異常のみならず機能評価の面からVAIVTの適応を決めようとする試みが行われており,特に超音波によるVA管理が有用であるとの報告が多い[12].しかし,その有効性は臨床所見を重視したVA管理と比較して優位性を認めないとの報告もある[13].実際に,広島県内のVA管理を超音波を加えて行う施設(施設A)と臨床症状のみで行う施設(施設B)の2つの透析施設で,2012年にVAIVT施行件数を比較

表1 超音波を加えてVA管理を行う施設(施設A)と臨床症状のみでVA管理を行う施設(施設B)でのVAIVT施行件数

	施設A	施設B	P値
患者総数[名]	210	196	
VAIVTを施行した症例数[例]	163	155	0.9008
VAIVTを施行した患者数[人]	74	77	0.5685
3カ月以内のVAIVT[例]	51	22	0.0042
3カ月以内のVAIVT患者数[人]	24	11	0.0553
閉塞[例]	20	5	0.0059

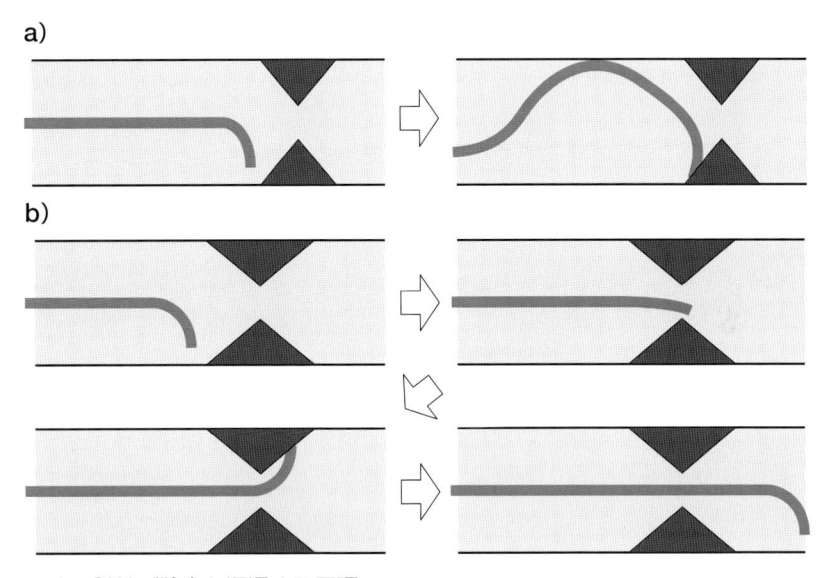

図6 GWが狭窄を通過する原理
a) 狭窄部位が存在するとGWを押すだけでは狭窄を通過しない
b) GWは回転することで病変を通過する

した結果を表1に示す．両透析施設ともVAIVTを自施設で施行し，外科的再建を同じ基幹病院に依頼している施設である．この結果からも現時点ではVA管理を超音波で行うことで，不要なVAIVTを回避できるというメリットは明らかではない．今後のさらなる超音波診断の発展が期待される．

3 VAIVTの手技

■3-1 ガイドワイヤー(GW)の通過パターン

狭窄病変にGWを通過させる作業は，VAIVTのなかで最も重要な部分であるといっても過言ではない．言い換えれば，VAIVTの上手，下手はGW操作で決まる．したがって，VAIVT手技の上達のためには，GWが狭窄部位をどのように通過するのかを理解する必要がある．GWは押し込むだけでは狭窄を通過しない(図6a)．GWの先端を回転させることによって，狭窄部位を通過するのである(図6b)．

自己血管においてGW通過が困難な症例として，分枝の発達している症例，石灰化を有する症例，瘤を形成している症例，鋭角に吻合されている症

例，血流がおもに動脈末梢側から流入している症例があげられる．部位では，自己血管VAの吻合部周辺にGWの通過が困難な部位が存在する頻度が高い．こういった病変に対応するためには，GWを通すパターンを何種類もっているかがポイントとなる．

　図7に吻合部狭窄にGWを動脈中枢側に通過させるためのGW通過のパターンを示す．図7aはGW先端をゆっくり回転させることによって狭窄を通過させ，GWを動脈中枢側に通過させる方法で，最も標準的な方法である．図7bは吻合部付近でループを作り，ループを解除しながら，あるいは，ループを途中まで解除しGW先端が通過させたい血管の方向に向いた状態で，動脈中枢側入口を探っていく方法である．図7cは図7bと同様にGWを吻合部でループを作り，1回転させたうえで，GWを動脈中枢部に通過させる方法である．GWを完全に吻合部を通過させ，先端を十分な長さ動脈中枢部に挿入した後，少し強めにGWを手元に引くことでループは解除され，バルーンカテーテルがGWを追従できる状態となる．この方法は，吻合部だけでなく瘤の出口を探す場合にも有効なことがある．図7dはGWをいったん動脈の末梢側に通過させ，そこで動脈の枝や壁に引っかかる部位でGW先端を押しつけて，GWをたわませ，中枢側に通過させる方法である．GWの先端が動脈末梢側に引っかかったままの場合には，バルーンカテーテルを動脈中枢側に通過させた後，いったんGWをバルーンカテーテル内に引き込み，動脈中枢側にGWを通過させる．図7eはGWを反転させた状態，あるいは，動脈末梢側に挿入したうえで，先端を反転させて，GWを引きながらわずかな回転を加え動脈中枢側に通過させる方法である．GWを引きながら動脈中枢側へ通過させるため，他の方法よりも技術を要する．

　上記の方法でもGWが動脈中枢側に通過しない場合には，GWの先端をリシェイプして再度上記の方法を試みるか，超音波下にGWを操作する，あるいは造影用のサポートカテーテルを使用する方法を用いる．これでもGWが通過しない場合には，動脈アプローチに切り替える．いずれの方法でもGWを通過させる際に，モニタ画面からの視覚的な情報ばかりではなく，GW先端から指に受ける感覚で触覚的に血管の状態を把握することも重要である．GW操作中に突然抵抗が消失し，わずかにGWが進む瞬間を感じ取れる術者の指先に，VAIVTの女神は舞い降りてくるといえる．

■3-2　サポートカテーテルを使用する場合の注意事項

　造影用カテーテルやバルーンカテーテルをサポートカテーテルとして使用しGWを通過させる際には，GWをカテーテル先端からどのくらい出すかが重要である．GWを長く出した場合はGWの自由度が高くなり，前述したGWの通過パターンにより病変通過が可能となる利点を有するが，GWのコシが弱くなり，プッシャビリティが落ちる．反対に，GWを短く出した場合にはプッシャビリティは増すものの，自由度は減少する．実際には，この両者のバランスを取りながら病変の通過を試みることになる．また，瘤や発達した分枝などGWが通過しにくい病変を通過した後に同部位を越えたところまでサポートカテーテルを進めておくと，GWがはじかれた場合でも，容易に再通過が可能である．さらに慢性閉塞病変などでは，サポー

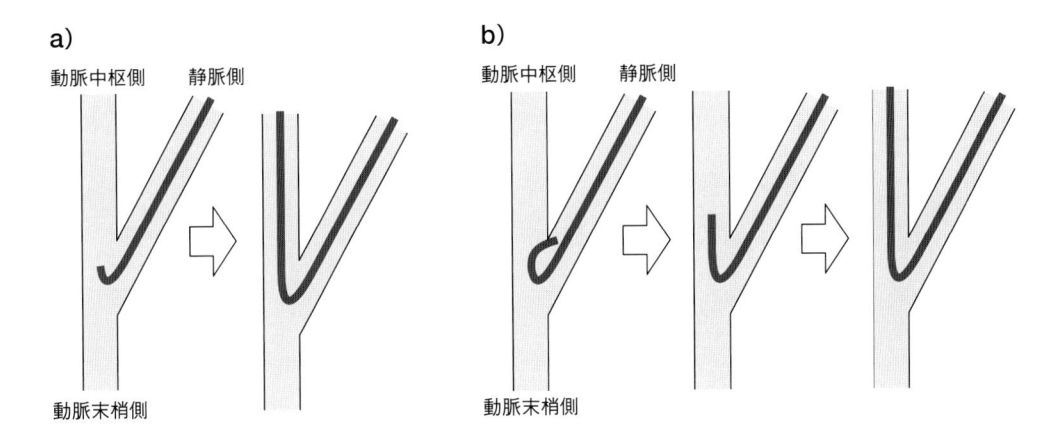

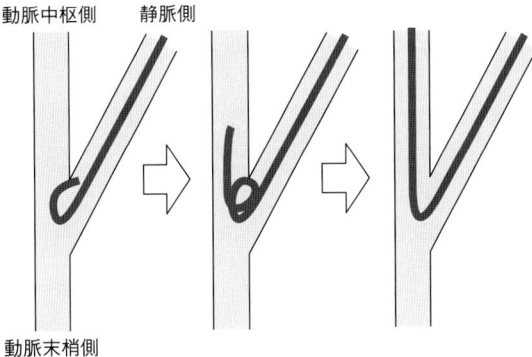

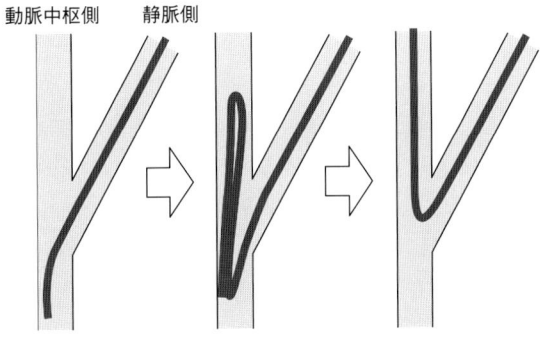

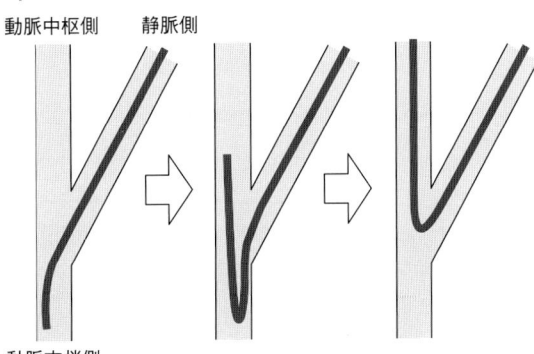

図7 吻合部狭窄を通過させるためのGWの通過パターン

a) 先端から吻合部に通過させる方法
b) 吻合部でループを作りループを解除する際に動脈中枢側入口を探す方法
c) 吻合部でループを作り吻合部を通過させる方法
d) 動脈末梢側にGWを通過させて先端を引っかけてたわみを作り，動脈中枢側にGWを挿入させる方法
e) GWを反転させて反転部を動脈末梢側に挿入させ，先端を動脈中枢部に挿入する方法

a) サポートカテーテル

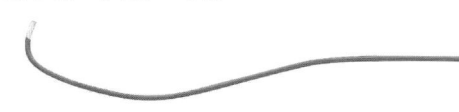

b) 透析用留置針

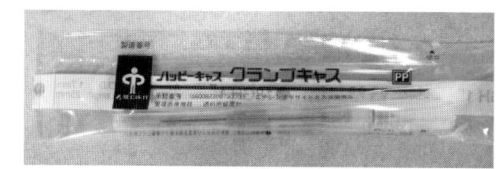

c) 止血弁付きキャップ

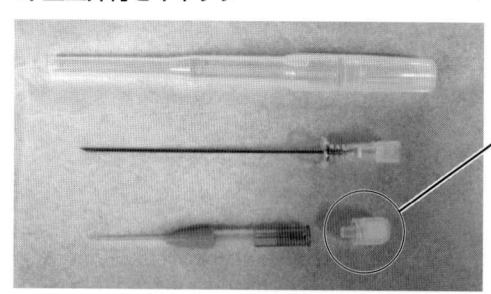

d) 止血弁付きキャップをサポートカテーテルに装着

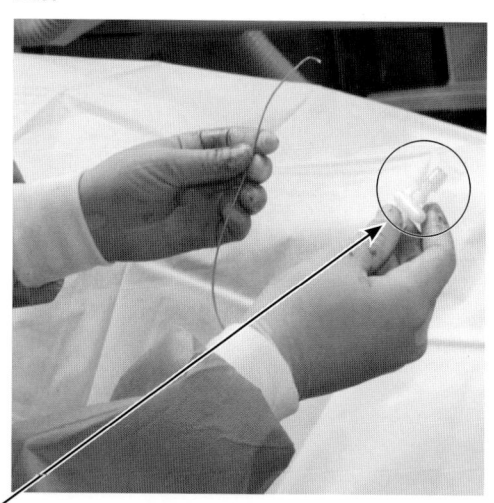

図8 動脈アプローチ時にサポートカテーテルを使用する場合の工夫
動脈アプローチ時に，サポートカテーテルを必要とする症例では，透析用留置針の止血弁付きキャップをカテーテルの手元部分に装着すれば，細径GWを使用しても血液の逆流が防止できる

トカテーテルの先端を閉塞部入口にはめ込むことで，GWが容易に通過する場合がある．

　動脈アプローチを行う場合には，動脈へのダメージを最小限にするために4 Frシース対応の細径システムを使用することが多い．造影カテーテルをサポートカテーテルとして使用する場合には，GWの径に比べてカテーテルの径が大きく，血液がカテーテルを通して手元に逆流してきてGW操作が困難となる．これを防止するために，著者は透析用留置針の止血弁付きキャップをサポートカテーテルに装着して使用している（図8）．

■3-3　バルーンの選択

　バルーンは大きくconventional balloon（CB）とperipheral cutting balloon（PCB），scoring balloon（スコアリングエレメント装着）に分類される．CBとは先端にバルーンの付いた標準的なカテーテルのことであり，PCBとはバルーンにブレードの付いたカテーテル，scoring balloonは，バルーンの外側にナイチノール製のスコアリングエレメントが装着されているバルーンである．

　CBは，バルーン内に圧力が加わったときの伸展性によって，non-compliant balloonとsemi-compliant balloonに分類される．non-compliant balloonとは，加圧による伸展性の低いバルーンで，semi-compliant balloonは，加圧によって規定のバルーン径よりも伸展するバルーンのことである．non-

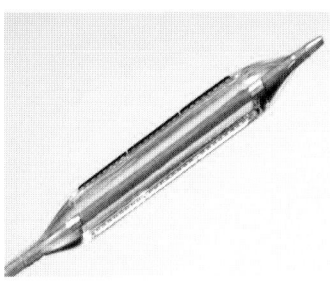

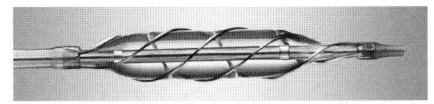

図9 各種バルーンカテーテル
a) non-compliant balloon（Symmetry™ Small Vessel Balloon Catheter）
b) semi-compliant balloon（SLALOM THRILL™）
c) cutting balloon（Peripheral Cutting Balloon™）
d) scoring balloon（AngioSculpt PTA balloon：AGS）

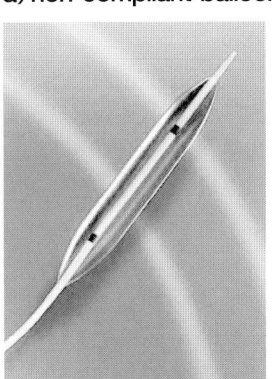

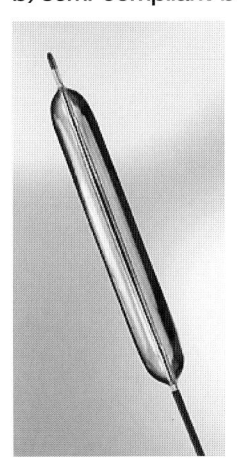

表2 バルーンカテーテルの特徴

conventional balloon catheter（CB）
　① non-compliant balloon catheter
　　○拡張力が優れる
　　×通過性が悪い，屈曲病変に適さない，rewrap が悪い
　② semi-compliant balloon catheter
　　○通過性がよい，屈曲病変に適している
　　×拡張力が劣る
peripheral cutting balloon catheter（PCB）
　　○拡張力が優れる，疼痛が少ない，開存期間の延長が期待できる？
　　×通過性が悪い，曲がった狭窄には不向き，血管破裂が多い
scoring balloon catheter
　　○拡張力がある，開存期間の延長が期待できる，疼痛が少ない？
　　×通過性が悪い，rewrap が悪くシースへの再挿入が困難

compliant balloon は，拡張時にバルーンの輪郭が直線的であるが，semi-compliant balloon は丸みを帯びているため，外観上も識別可能である（図9）．各バルーンの利点と欠点を表2に示すが，scoring balloon の評価は現時点では定まっていない．著者の使用経験では，バルーン拡張を行った後の rewrap が悪くシース再挿入が困難である印象がある．

semi-compliant balloon が拡張力に劣る理由を図10に示す．semi-compliant balloon では，強固な狭窄に対して高圧拡張する際に，狭窄部の周辺が過拡張するため，狭窄を押し広げる方向へのベクトルが不足するという欠点がある．実際に，川岡らは semi-compliant balloon で狭窄が残存した症例を non-compliant balloon で拡張した場合に，狭窄が残存した圧より

a) non-compliant balloon

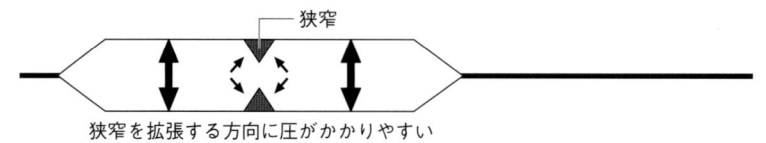

狭窄を拡張する方向に圧がかかりやすい

b) semi-compliant balloon

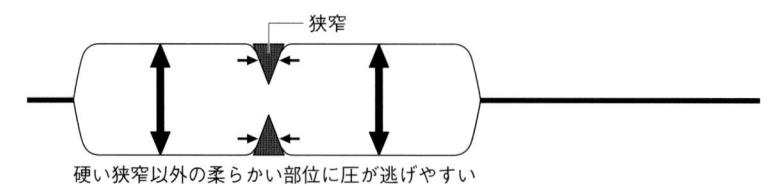

硬い狭窄以外の柔らかい部位に圧が逃げやすい

図10 non-compliant balloon と semi-compliant balloon の違い

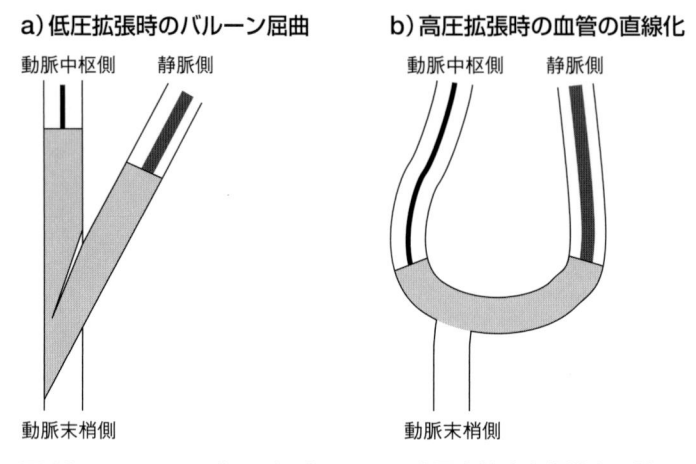

a) 低圧拡張時のバルーン屈曲   b) 高圧拡張時の血管の直線化

動脈中枢側　静脈側

動脈末梢側

図11 non-compliant balloon での自己血管吻合部狭窄の拡張

も低圧で完全拡張する症例を多く認めることを2012年の（一社）日本透析医学会で報告している．これは，同じ狭窄ならば non-compliant balloon のほうが低圧で拡張できることを示唆している．また，semi-compliant balloon は狭窄前後の血管を過拡張するいわゆる「ドックボーン現象」をきたし血管破裂が多いと考えられていたが，野口らは non-compliant balloon と比べて血管破裂の頻度には差がないことを報告している[14]．

バルーンの使い分けは，ストレートな病変には non-compliant balloon が，自己血管VAの動・静脈吻合部や蛇行した血管には semi-compliant balloon が適している．しかし，これはカテーテルの通過性や高圧拡張を行う場合にバルーン拡張によって血管が直線化することを考慮しての話であり，低圧で拡張する場合には，non-compliant balloon でも血管の直線化は発生しない．その一方で，バルーンの屈曲により圧が十分にかからない部位が存在するという問題は残るが，屈曲部位をバルーン端で拡張することでこの問題は解決される（図11）．

PCBはバルーン上に4枚のブレードを有しているバルーンであり，その拡張機序の違いから，完全拡張率の向上，開存期間の延長，拡張時疼痛の軽減に有用であることが示された．PCBの欠点として，通過性が悪く，屈曲病変に適していないことは以前から指摘されており，血管破裂の頻度がCBよりも多いとの指摘もある[15]．したがって，PCBでVAIVTを行う際には，CBで拡張するときよりもアンダーサイズのバルーンを選択したほうがよいかもしれない．

PCBはわが国では2002年に使用可能となり，当初は患者の初回VAIVT時より使用するという術者も散見されたが，2005年以降は初回から使用するという報告は聞かなくなった．その後，複数の施設から添付文書に従って使用したにもかかわらず，ブレードが脱落したとの報告もあり，2006年12月に自主回収となった．その後，2008年12月に2～4 mm径のモノレールタイプが，2012年10月より5～6 mm径のover the wireタイプが再び使用可能となった．

■3-4　バルーン拡張時の留意事項

狭窄をバルーン拡張する際に，バルーンのどの部位で行うかは，これまで話題として取り上げられることはなかった．しかし，2012年のVAIVT研究会にて，春口らはバルーンの中心で狭窄を拡張した場合には，血管周囲の組織を挟みこんでしまい，完全拡張を得られにくいことを，超音波を用いた検討で明らかにしている（図12a）．この対策として，バルーン端の部分に狭窄部位がくるようにすると，周囲の組織を挟み込むのではなく，押し出すように拡張し，強固な狭窄の拡張に有効であることを報告している（図12b）．

2005年のVAIVT研究会にて，上泉らはPCBで添付文書に従って狭窄の拡張を行ったにもかかわらず，PCBのブレードが脱落したことを報告し，その年の（社）日本透析医学会においても別の施設で同様の事象を認めたとの発表が複数あった．上泉らの発表の中で，ブレードが脱落した原因は，強固な狭窄を拡張する際にブレードが屈曲し，その状態で拡張を繰り返すことによって，ブレードによるバルーンの破損とブレードの脱落が起こると考察している．さらに脱落しかかったブレードは通常のパルス透視モードでは確認できず，カテーテルを抜去する際に，遊離したブレードがシースに引っかかって脱落する可能性があることも報告している．PCBのブレードは，DSA（digital subtraction angiography）やワンショット撮影，連続透視モードで確認できるため，現実的な対処法としては，血管拡張後の造影の際に，バルーンも撮影の視野に入るようにしておき，金属部やrewrapの異常の有無を確認する必要がある．万が一異常が見付かった場合には，シース先端までバルーンを引いてきたうえで，シースとカテーテルを一緒に抜去するなどの処置が必要となる．

このように記述すると，PCBは危険なバルーンであると誤解されるかもしれないが，rated burst pressureの10 atmより高い圧での拡張や，高度狭窄が残存する場合に完全拡張を目指して拡張を繰り返さない，といったことを遵守すれば，PCBは安全かつ有効なデバイスであることはこれまでの

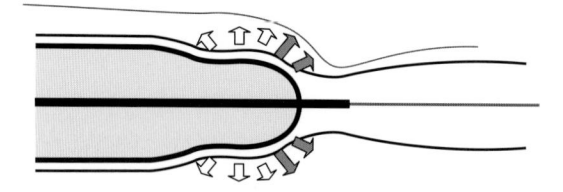

図12 バルーンの中央部で拡張した場合と端で拡張した場合の拡張力の違い
(資料提供：春口洋昭先生)

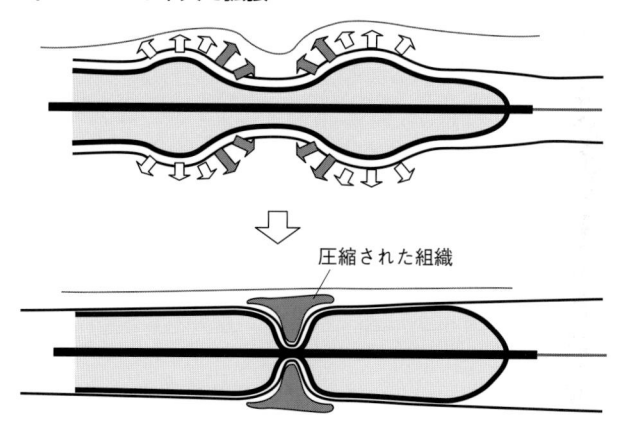

a) バルーンの中央で拡張した場合には，周囲の組織を挟みこんでしまうため，完全拡張が得にくい
b) バルーンの端で拡張すると周囲の組織を外に押し広げるように拡張するため完全拡張が得やすい

表3 前腕自己血管VAにおいて初回VAIVTで完全拡張を得られる割合

	完全拡張を得られた群						狭窄残存
圧 [atm]	< 6	< 11	< 16	< 21	< 26	< 31	≧ 31
症例数 (n=15)	1	4	8	11	11	14	1
完全拡張を得られる割合 [%]	7	27	53	73	73	93	7

使用実績から明らかである．実際に，著者もブレードの脱落を経験したことはない．また，scoring balloonのスコアリングエレメントも通常のパルス透視モードでは視認できないため，造影の際にはPCBと同様に，金属部に異常がないかの確認が必要である．

■**3-5 完全拡張率**

著者らの検討では，CBによりVA狭窄を最大20 atmで拡張した場合，自己血管VAでは80%，グラフトVAでは86%の症例で完全拡張ができることを報告した．文献的にも，自己血管VAで20%，グラフトVAで9%の症例で，20 atm以上の加圧が必要であることが報告されている[16]．さらに著者らは，CBで完全拡張できなかった症例に対し，PCBを使用した場合に，約90%の症例が10 atm以下の加圧で完全拡張が可能であることを報告し

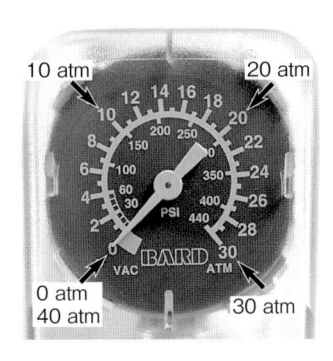

図13　インフレーションデバイスと圧

た．2008年に30 atm以上の加圧が可能な超高耐圧バルーンが登場し，2011年には特殊型の超高耐圧バルーンが使用可能となった．

表3に前腕自己血管VA狭窄の初回VAIVT症例を，径4.0 mmバルーンで拡張した際の完全拡張に必要な圧を示す．15例中1例(7％)で，30 atm以上の加圧が必要な症例も存在した．これに対して，Trerotolaらは，バルーンの拡張圧はメーカが定めたrated burst pressureの約150％まで加圧可能であること，一般的なインフレーションデバイスは30 atmまでしか表示がないが，0 atmの位置からちょうど1周すると約40 atmになることを報告しており，現状では自己責任において超高耐圧バルーンを用いれば40 atmまで加圧可能である(図13)[17]．また，基本的にはステント留置は完全拡張を得られた症例に対して行うべきであるが，拡張困難症例の血管腔の確保に有用との意見もある．

■3-6　合併症への対応

合併症で最も重篤かつ緊急に処置が必要なのは，血管破裂である．Bittiは，血管破裂はVAIVT1242例中11例(0.9％)に認め，2例(0.1％)で輸血，8例(0.6％)でステント留置(6例はカバードステント)を必要とし，血管破裂のリスクは血管径に対して2 mm以上オーバーサイズのバルーンを用いた血管拡張とPCBの使用であることを報告している[15]．著者らの経験では，バルーンを低圧で拡張した状態で体表部から圧迫を加える方法が有効で，この方法でほとんどの症例で止血可能である．血管破裂を予防するために，バルーンを拡張した状態でホールドしている間に体表部から圧迫をルーチンに行っている術者もいるが，その予防効果は明らかではない．

また，術後の造影で手技の成功が確定するまでは，GWが狭窄部を越えて十分な長さを挿入しておかなければならない．この精神論的な理由は，GWが病変を通過したのは，術者の技術によるものではなく偶然によるもので，「GWが抜けてしまうと二度と病変を通過しない」という謙虚さがVAIVTの術者に求められていることである．これに加えて技術的な理由は，術後の造影で血管破裂を認めた場合には，速やかにバルーンカテーテルをデリバリーできるようにしておくためである．

血管破裂を認めた場合には，通常透視を使わなくてもGWが進んでいくようなVAでも，GWは破裂部位から血管外にのみ進み，本当にGWを挿入したい血管の内腔は虚脱し血管内に通すことが難しくなる．これ以外に，

吻合部などはGWを十分進めておけば，GWのコシのある部分が吻合部にくるため，血管が直線化しバルーンカテーテルの通過性が向上するメリットもある．著者は，どのバルーンを拡張する場合にも，1 atmを5秒程度かけてゆっくり加圧するようにしているが，加圧を速く行っても問題ないという意見もある．これ以外に，グラフトの静脈側の吻合部狭窄を拡張した直後に肺水腫を発生し，ECUM（extracorporeal ultrafiltration method）を必要とした症例や末梢の冷感が増強した症例を経験した．シャント血流の改善により，心不全や肺水腫，末梢虚血を誘発することには常に配慮しなければならない．

さらに，GWやカテーテル，血管拡張時の刺激により血管れん縮を誘発することがある．動脈のれん縮や静脈のGWが通過していない病変のれん縮ではニトログリセリン投与が，静脈ですでにGWが病変を通過した状態でのれん縮あればバルーンで直接拡張する方法が有用である．これ以外には，血腫や仮性動脈瘤，造影剤アレルギー，局所麻酔アレルギーなどがある．

■3-7　疼痛対策

バルーン拡張時には，患者は強い疼痛を訴えるため，疼痛処置が必要となることが多い．疼痛処置には，鎮痛剤，局所麻酔，腕神経叢ブロックやミダゾラム（ドルミカム®）が報告されている[18]．著者の経験では，ジクロフェナクナトリウム（ボルタレン®）や塩酸ペンタゾシン（ペンタジン®，ソセゴン®）では，疼痛を取り去ることはできなかった．著者は，狭窄部位に局所麻酔を行っている．簡便であり患者からの疼痛に対する苦情も少ない．ただし，VAIVT時にヘパリンナトリウム2000単位を使用しているため，麻酔部が紫斑になることがあるのが欠点である．

4　VAの形態と開存率

■4-1　自己血管VA

タバコ窩で吻合したVAの場合（図14），前腕で橈骨動脈と橈側皮静脈を吻合したVAの場合（図15），肘部で吻合したVAの場合（図16）のVAIVTの開存率を示す．自己血管VAのVAIVTの開存率は，前腕で橈骨動脈と橈側皮静脈を吻合した場合が最も優れていた．したがって，VAIVTの開存率からは，橈骨動脈と橈側皮静脈を吻合することが，3カ月以上開存させるコツであると考えられる．

■4-2　グラフトVA

グラフトVAにおけるVAIVTの開存率を図17に示す．グラフト症例では，自己血管によるVAが作製困難であるため，やむを得ずグラフトが挿入されていることが多い．またグラフトでVA再建しても1年開存率は40～60％程度であるため[19)～21)]，VAIVT後3カ月以内に狭窄をきたした場合でも，VAIVTによるVA管理を優先させる頻度が高くなる．短期間のうちに再狭窄をきたす症例に対して，ステント留置は一時的に開存期間を延長する効果を有しているが，再狭窄をきたした場合には，ステントを留置する前の開存率と同等である（図18）．さらにステント内狭窄にVAIVTを繰り返しても

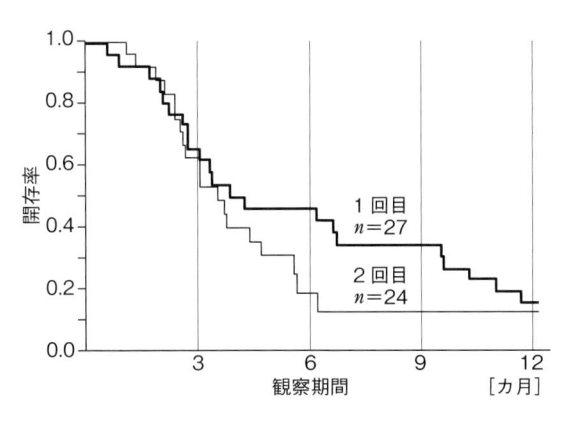

図14 タバコ窩で吻合したVAに対するVAIVTの開存率

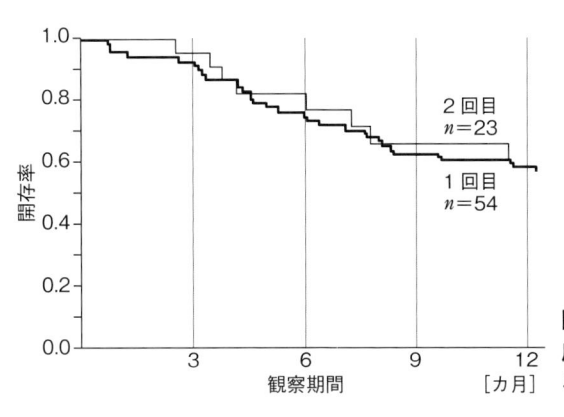

図15 前腕で橈骨動脈と橈側皮静脈を吻合したVAに対するVAIVTの開存率

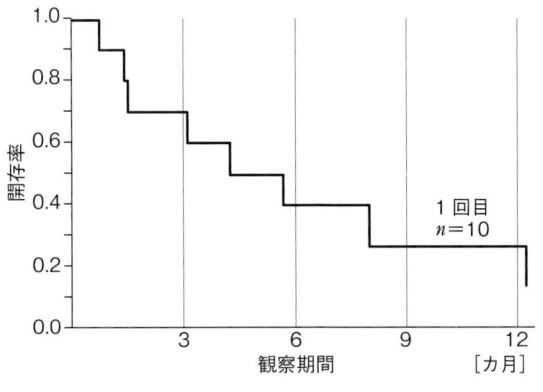

図16 肘部で吻合したVAに対するVAIVTの開存率

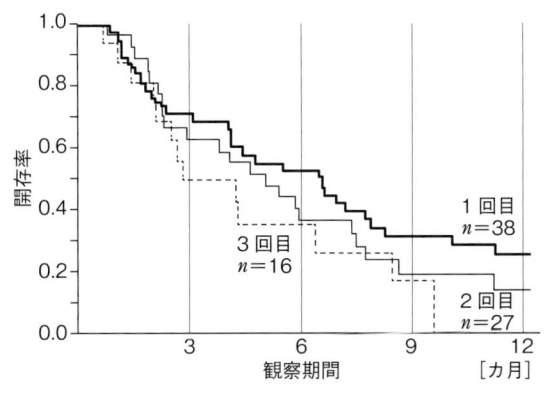

図17 グラフトVAに対するVAIVTの開存率

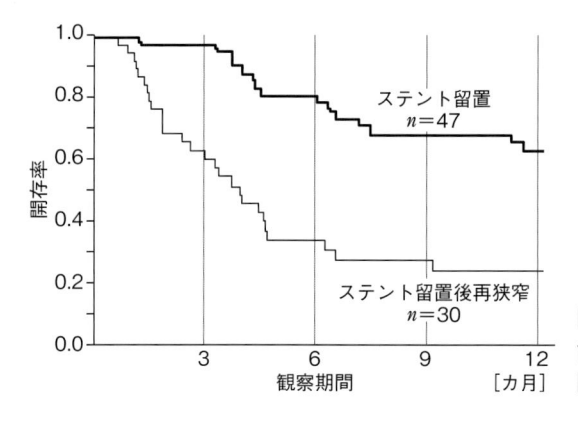

図18 ステント留置した場合と再狭窄をきたした場合の開存率

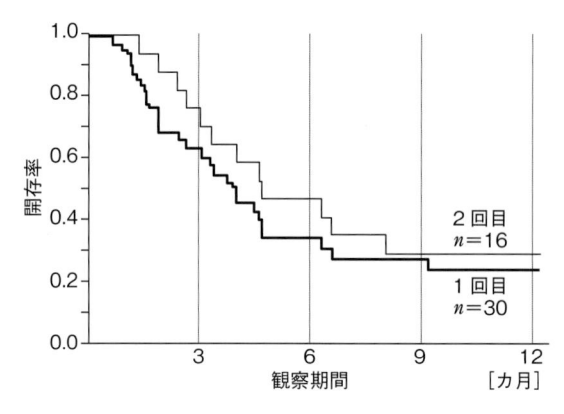

図19 ステント留置後，再狭窄した場合の開存率

開存率は変わらないことから（図19），ステント内狭窄を生じてしまうと，ステントを留置したことによる開存期間の延長効果は消失してしまう．

　その一方で，ステント内狭窄は20 atm程度の加圧で完全拡張が可能であることや血管破裂の危険がないことに加え，ステントを留置したグラフトVAの透析患者は5年で約60％死亡し，反復してVAIVTを施行することにより，外科的再建を行うことなく寿命を全うできることが明らかになった[22]．しかし，これは超高耐圧バルーンやPCBの使用できない時期の検討であり，現在はelastic recoil（バルーンによる拡張で狭窄は消失するが，バルーン拡張を解除すると再び狭窄した状態となること）を認める中枢部静脈の症例以外にステントを留置する意味はほとんどないと考えられる．

　グラフトVA狭窄はグラフト内にも発生する．著者らの検討では，ポリウレタンのほうがePTFEよりもグラフト内狭窄をきたすまでの時間が長いことを報告した（図20）[23]．この理由として，ポリウレタンは抜針後，穿刺孔が閉じてしまうため，グラフト内狭窄の原因となる線維芽細胞がグラフト内に入り込みにくいためと考えられる（図21）．グラフト内狭窄をきたした症例におけるVAIVTの開存率を比較したところ，初期にはePTFEのほうが良好な傾向を示したが，12カ月では最終的に開存率に差を認めなかった（図22）．

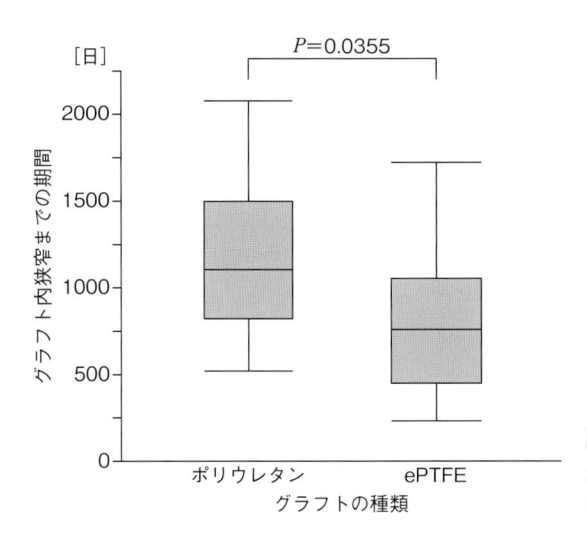

図20 グラフト挿入日からグラフト内狭窄までの期間
（文献 23 より一部改変転載）

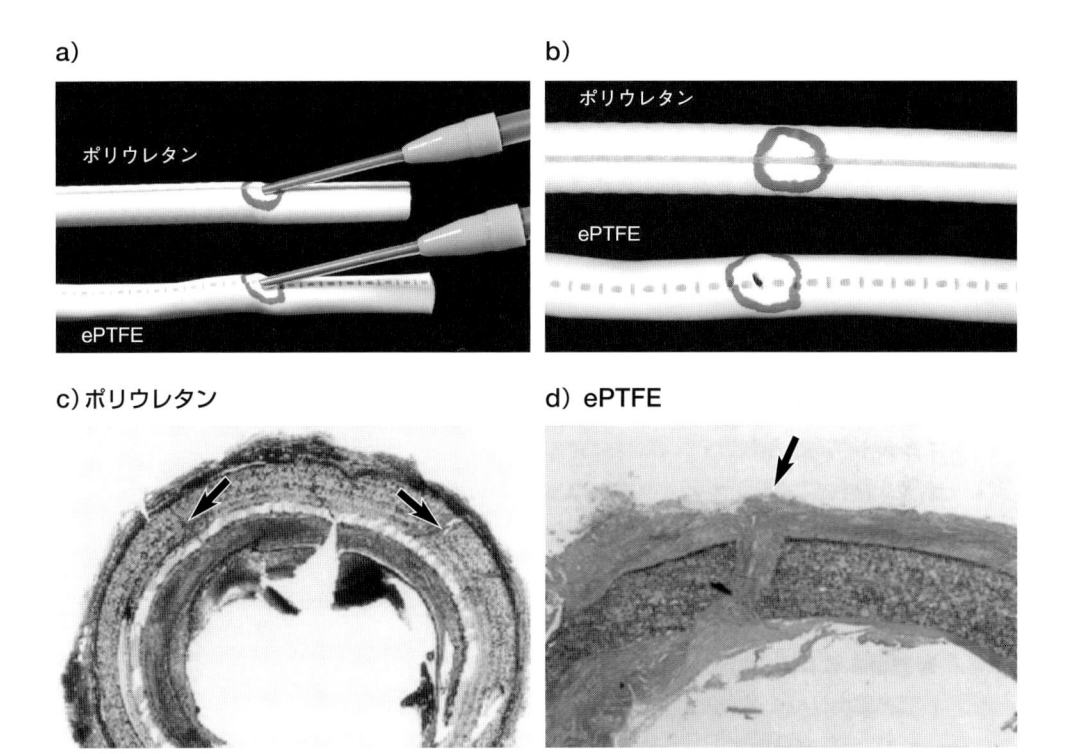

図21 ポリウレタンのほうが ePTFE よりも狭窄までの期間が長い理由
ポリウレタンは抜針後，穿刺孔（→）が閉じてしまうため，グラフト内狭窄の原因となる線維芽細胞がグラフト内に入り込みにくい

5 静脈高血圧症

■5-1 静脈高血圧症とは

　静脈高血圧症とは，VA の狭窄・閉塞が原因で血流がうっ滞し，病変部の末梢側（動・静脈吻合部側）に止血困難や再循環による透析効率の低下，腫

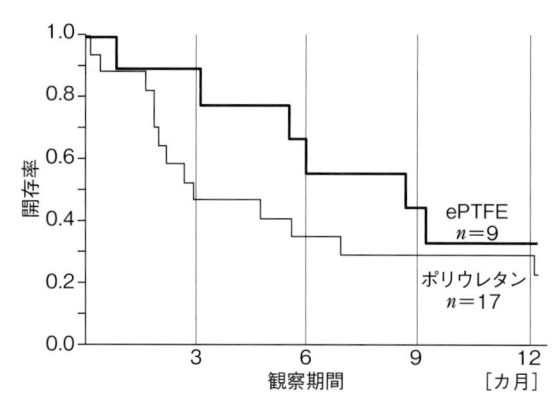

図22 グラフトの種類とグラフト内狭窄に対するPTAの開存率（文献23より一部改変転載）

表4 静脈高血圧症をきたしやすい患者

- 浮腫が著明な患者（特に左右差があり，アクセス作製側の浮腫が著明な場合）
- 上肢の側副血行路が発達している患者
- 中心静脈からカテーテルやペースメーカ留置の既往がある患者
- 乳がん術後の患者
- 上肢，頸部，胸部の手術既往のある患者

脹，側副血行路の発達といった症状が出現するものである．したがって，動・静脈吻合部から静脈側の狭窄であれば，どの部位でも起こり得る．これらの症状が出現するか否かは，狭窄の程度，分岐静脈，側副血行路の発達の程度に加えて，VA血流量のバランスで決まるため，静脈高血圧症は第1に予防，すなわち静脈高血圧症が起こり得る患者をVA作製前に認識しておくことが重要である．

静脈高血圧症をきたすリスクを有している患者を表4に示す．これらのリスクを有している場合には，症状を有している側にVAを作製すべきではない．しかし，患者の状況によってどうしてもVAを作製しなければならない場合には，できるだけ末梢で吻合径を小さくするなどといった工夫が必要となる．

■5-2 静脈高血圧症に対するVAIVT

静脈高血圧症の治療の第1選択はVAIVTであるが，過剰血流がベースにある症例では，狭窄の程度が軽くても静脈高血圧症となることがあり，血流のコントロールが第1の治療となる．『慢性血液透析用バスキュラーアクセスの作製および修復に関するガイドライン』では，中心静脈に対する治療は，「著明な腫脹があるか，疼痛のある場合に行い，浮腫が軽度の場合や透析に支障がない場合には治療の必要がない」と記載されている[10]．やむを得ずVAIVTが必要となる場合には，万が一に備えて外科的対応が可能な環境下で行う必要がある．

また，中枢部静脈の狭窄は周囲組織から圧迫を受けていることがあり，診断に際してはCT（computed tomography）検査が必須となる．周囲組織

図中ラベル：
- 橈側皮静脈と鎖骨下静脈合流部
- 右腋窩静脈
- 右鎖骨下静脈（鎖骨と第一肋骨に挟まれた部位）
- 左腋窩静脈
- 左腕頭静脈（気管支の前）
- 心臓

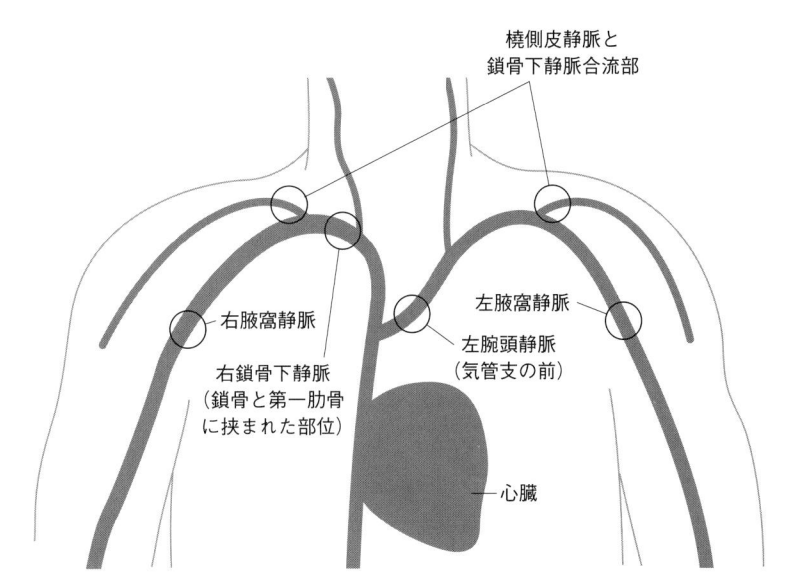

図 23　elastic recoil の頻発部位

からの圧迫として，右鎖骨と第一肋骨による右鎖骨下静脈の圧迫，腕頭動脈・左総頸動脈・大動脈弓による左腕頭静脈の圧迫，上肢内転時の胸壁筋による腋窩静脈の圧迫や胸部手術後の癒着による狭窄がある．これらの多くはelastic recoil をきたし，体位による狭窄以外はステント留置を必要とする（図 23）[22]．ステントを留置する場合には，十分な長さの GW を使用し，GW を下大静脈まで挿入したうえで施行することでステントの脱落を予防しなければならない[24]．

また，ステントの種類にも注意が必要である．骨などの硬いもので周囲から圧迫を受けている部位にバルーン拡張型ステントを留置した場合には，体動などによってステントが変形してしまい，再拡張が困難となる症例もある．したがって，留置するステントは自己拡張型ステントが望ましいと考えられているが，右鎖骨下静脈にナイチノール系ステントよりも耐久性に優れる「Wallstent™ RP」を留置しても，ステントが破断（fracture）した症例も報告されている[25]．

さらに，橈側皮静脈と鎖骨下静脈の合流部の狭窄は，短期間に再狭窄を繰り返し頻回治療が必要となることや，それぞれの血管の弾力性の違いからelastic recoil をきたしやすいことが知られている．これに対して鎖骨下静脈にステント端がわずかに鎖骨下静脈に出る程度に留置することが必要であるため，合流部に限局した狭窄であれば，著者はバルーン拡張型のステントを使用している．自己拡張型ステントを使用する場合には，ショートニングを起こしにくいナイチノール系ステントを選択する必要がある．しかし，ステントの適応は elastic recoil が臨床上問題になる症例に限られる．

静脈高血圧症の原因が慢性非血栓性閉塞による場合もある．この場合には，血管造影の所見が先細りであれば VAIVT による閉塞の解除が期待でき，反対に先端が鈍で側副血行路が過剰に発達している場合には，GW の通過

が不可能の場合が多いといわれている．しかし，この場合でも一度は GW の挿入が可能かどうかチャレンジしてみる価値はある．

6 血栓性閉塞

■6-1 血栓性閉塞した VA の診察

血栓性閉塞した場合には，触診により血栓のある部位と範囲を同定することが重要である．その理由は，血栓の範囲は，動・静脈吻合部から閉塞の原因となる狭窄部までのことが多く，シースを挿入する位置の決定や使用するデバイスの選択に有用だからである．また，血栓性閉塞の場合も，閉塞の原因となる狭窄の発生部位は，図3，図4と同様である．したがって，自己血管が閉塞した場合に血栓が存在する部位は，半数以上が吻合部から吻合部近傍にとどまることが多く，グラフトの場合は，約半数がグラフト内血栓，残りの約半数がグラフトから上腕静脈の狭窄部までの血栓ということになる．このことから治療の成否を分けるポイントは，自己血管 VA では血栓の量が少ないため GW やカテーテルの通過性が，グラフト VA では血栓症が多いため血栓溶解，あるいは血栓吸引後に残存する血栓をどのように処理していくかということになる．

■6-2 血栓性閉塞用カテーテルの選択

自己血管で血栓が吻合から吻合部近傍に限定される場合には，バルーンによる拡張のみで十分治療可能である．それ以外の症例では，血栓吸引カテーテルか薬理機械的血栓溶解療法カテーテルを使用して，血栓を取り除かなければならない．血栓吸引カテーテルは短時間に血栓除去が可能であるという利点を有しているが，カテーテルの通過が困難な病変では，何度もカテーテルを通過させること自体が術者のストレスとなる．また，薬理機械的血栓溶解療法に比べて血栓除去後に残る血栓の量が多い，血栓とともに血液も吸引するため血液のロスがあるという欠点がある．これに対して，薬理機械的血栓溶解療法は，血栓除去療法に比べて時間がかかることやウロキナーゼを使用することにより出血性リスクを増大させるというデメリットがあるものの，一度カテーテルを通過させれば，その後はカテーテルを再通過させる必要がない，残存血栓が少ないといった利点を有する．

2012 年に連続血栓吸引可能な血栓吸引デバイス「E-VAC™」が発売された．これにより連続吸引が可能となっただけでなく，GW を通した状態で血栓吸引が可能であるため，病変を何回か行き来する際のストレスが軽減した．その一方で，GW が 0.018 インチ仕様であるため，GW 単独で血栓内を通過することが困難であり，カテーテルとともに血栓内を通過させる際に GW をカテーテル内に引き込みすぎると，再びカテーテルの先端から正しく GW を出すことが困難であるという欠点がある．

■6-3 血栓性閉塞治療後の開存率

VA 血栓性閉塞に対して，VAIVT を施行した場合と閉塞後再狭窄をきたし VAIVT を施行した場合での開存率を図 24 に示す．この結果より閉塞の有無は VAIVT の開存率には影響を及ぼさないと考えられる．したがって，VA 閉塞のデメリットは，手技時間が長くかかること，初期成功率が低下するこ

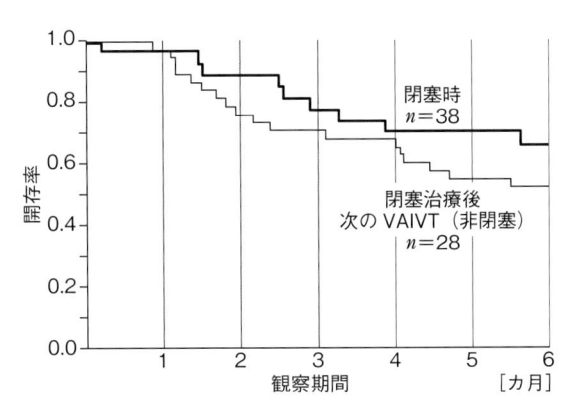

図24 血栓性閉塞症例の開存率

とに加え，次の透析までに治療しなければならないといった時間的な制約があることである．

7 おわりに

　内科医の視点から，本項を執筆した．本項では，開存率そのものに注目してほしいため，Kaplan-Meier曲線を示すにとどめ，群間比較の統計学的有意差を示すP値を意図して記載しなかった．この点について読者の方には，ご理解いただきたい．

　思い返してみると，1999年に出版された『Clinical Engineering別冊 ブラッドアクセスインターベンション治療の実際』は，著者にとってバイブル的な教科書であり，14年後に自分が執筆者の一人になるとは当時考えもしなかった．VAIVTを始めた当初，循環器内科医や放射線科医になったかのような手技を修得することに目が向きがちであったが，実際に透析管理を行っている内科医であったことから，患者にとって本当に何がよいのかを考えて手技を行う必要性はすぐに理解できた．そして，今やVAIVTは腎臓内科医にとってマスターすべき手技の1つになり，地味だった？ 腎臓内科のイメージを変えた．実際に，"interventional nephrologist"なる言葉も生まれ，循環器内科や放射線科と迷っている研修医の勧誘にも一役買っている．

　最後になったが，執筆の機会を与えていただいた天野　泉先生，池田　潔先生，阿岸鉄三先生，ならびに，原稿を丁寧に添削していただいた内藤隆之先生，川合　徹先生に深く感謝するともに，本稿がVAIVT発展に少しでも寄与すれば幸いである．

[文献]
1) 池田　潔：再狭窄を防ぐPTAのテクニック，腎と透析 66（別冊 アクセス2009）：16-18, 2009
2) 村上雅章，荻原覚也，芹沢寛子ほか：当院のPeripheral Cutting BalloonでのPTAの開存期間の調査，腎と透析 72（別冊 アクセス2012）：178-180, 2012

3) Doi S, Masaki T, Shigemoto K, et al：Calcium channel antagonists reduce restenosis after percutaneous transluminal angioplasty of an arteriovenous fistula in hemodialysis patients, Ther Apher Dial 12(3): 232-236, 2008
4) 久木田和丘，飯田潤一，古井秀典ほか：経皮的血管形成術後再狭窄予防としての腔内照射，腎と透析 66（別冊 アクセス2009）: 24-26, 2009
5) Leapman SB, Boyle M, Pescovitz MD, et al：The arteriovenous fistula for hemodialysis access: gold standard or archaic relic?, Am Surg: 62(8): 652-656, 1996
6) Turmel-Rodrigues L, Pengloan J, Baudin S, et al：Treatment of stenosis and thrombosis in haemodialysis fistulas and grafts by interventional radiology, Nephrol Dial Transplant 15(12): 2029-2036, 2000
7) Rajan DK, Bunston S, Misra S, et al：Dysfunctional autogenous hemodialysis fistulas: outcomes after angioplasty–are there clinical predictors of patency?, Radiology 232(2): 508-515, 2004
8) Kanterman RY, Vesely TM, Pilgram TK, et al：Dialysis access grafts: anatomic location of venous stenosis and results of angioplasty, Radiology 195(1): 135-139, 1995
9) 池田　潔，小野明子，藤崎毅一郎ほか：PTAの開存率に影響する因子の考察－PCBの登場以降－，腎と透析 59（別冊 アクセス2005）: 139-142, 2005
10)（社）日本透析医学会：2001年版（社）日本透析医学会「慢性血液透析用バスキュラーアクセスの作製および修復に関するガイドライン」, 日本透析医学会雑誌 44(9): 855-937, 2011
11) 池田　潔：インターベンション治療－適応範囲と新しい器材・技術の発展－, 臨牀透析 21(12): 1607-1615, 2005
12) 川合　徹，宮本照彦，草野由恵ほか：バスキュラーアクセス管理における上腕動脈超音波検査の有用性，腎と透析 71（別冊 アクセス2011）: 201-203, 2011
13) 大谷正彦，下池英明，真崎優樹ほか：定期シャントエコーは必要か？－自己血管内シャント症例での検討－，腎と透析 71（別冊 アクセス2011）: 236-239, 2011
14) 野口智永，笹川　成，兵藤　透ほか：PTAによる血管破裂についての考察，腎と透析 71（別冊 アクセス2011）: 243-245, 2011
15) Bittl JA：Venous rupture during percutaneous treatment of hemodialysis fistulas and grafts, Catheter Cardiovasc Interv 74(7): 1097-1101, 2009
16) Trerotola SO, Kwak A, Clark TW, et al：Prospective study of balloon inflation pressures and other technical aspects of hemodialysis access angioplasty, J Vasc Interv Radiol 16(12): 1613-1618, 2005
17) Trerotola SO, Stavropoulos SW, Shlansky-Goldberg R, et al：Hemodialysis-related venous stenosis: treatment with ultrahigh-pressure angioplasty balloons, Radiology 231(1): 259-262, 2004
18) 後藤靖雄（著），阿岸鉄三，天野　泉（編）：Balloon angioplasty, 適応と評価－放射線科医から－, ブラッドアクセスインターベンション治療の実際, 83-102, 秀潤社, 1999
19) Glickman MH, Stokes GK, Ross JR, et al：Multicenter evaluation of a polytetrafluoroethylene vascular access graft as compared with the expanded polytetrafluoroethylene vascular access graft in hemodialysis applications, J Vasc Surg 34(3): 465-473, 2001
20) 木山　宏，今関隆雄，栗原　怜ほか：ブラッドアクセス用ポリウレタン製人工血管の早期臨床評価, 人工臓器 29(4): 571-574, 2000
21) 大坪　茂，森　典子，長井幸二郎ほか：血液透析患者におけるポリウレタン製人工血管（Thoratec® Vascular Access Graft, TVAG）とExpanded Polytetrafluoroethylene Graft（E-PTFEG）の早期開存率の比較, 日本透析医学会雑誌 35(6): 1125-1129, 2002
22) 土井盛博（著），大平整爾，久木田和丘，天野　泉ほか（編著）：バスキュラーアクセス合併症と修復法，狭窄, バスキュラーアクセス その作製・維持・修復の実際, p110-124, 中外医学社, 2007
23) 土井盛博，川岡孝一郎，福間真吾ほか：グラフト内狭窄に対する経皮的血管形成術, 腎と透析 63（別冊 アクセス2007）: 128-130, 2007
24) 後藤靖雄（著），大平整爾，久木田和丘，天野　泉ほか（編）：バスキュラーアクセスの合併症と修復法，静脈高血圧, バスキュラーアクセス その作製・維持・修復の実際, 133-141, 中外医学社, 2007
25) Dowling R, Mitchell P, Cox GS, et al：Complication of a venous wallstent, Australas Radiol 43(2): 246-248, 1999

[著者]　土井盛博　DOI, Shigehiro／広島大学病院　透析内科

II-2 VAIVT

II-2-1. Balloon 拡張治療

II-2-1-c. 無効例とその対応－失敗例とその評価・対応など－

VAIVTの3カ月ルールへの対応策

3カ月ルールの対象を，1）3カ月もたない症例に対する外科的対応，2）VAIVT自体がうまくいかないときの外科的対応に分けて考える．

1）3カ月もたない症例に対する外科的対応

①まずはそのVAIVTが必要かどうかの適応の問題がある．造影所見だけにとらわれて，VAIVTの施行を決定していないか，透析量（Kt/V）や透析効率の低下をきたしていないかを評価することが必要である．透析効率の低下（再循環率の悪化）をきたしている場合こそ3カ月以内のVAIVTの適応があるのではないか，それでも改善しないとなると動静脈シャント心負荷に伴う透析心不全をきたしている可能性も評価されるべきである．

②3カ月以内に再VAIVTをせざるを得ない場合は前回の治療条件に問題がないか，たとえばバルーンが細すぎないか，または完全拡張を行う必要があるのか，ないのか，が問われる．

2）VAIVT自体がうまくいかないときの外科的対応

①VAIVTがうまくいかない例では，手術デザインに問題があることが多い．たとえば肘部に動・静脈吻合部があるAVGでは，VAIVTの効果が少ない．また静脈側の延長の際，静脈側吻合をどこにもってくるのかなどの問題が発生する．AVG静脈側の頻回VAIVT（ステント留置でも）に対する再狭窄や閉塞例には，静脈側中枢部への再吻合などが対応策と考えられるが，再吻合後の中枢側にも狭窄が発生することが考えられる．

②AVFでは，吻合法を改良すべきである．吻合部や吻合直上部でも再狭窄が早い例は，静脈側の分枝が多く，また吻合部の角度，吻合法（端側，側々，端端）の問題や再吻合の際の問題などが考えられる．VAIVTを視野に入れたAVF作製が問われる．

1 はじめに

血液浄化療法において，バスキュラーアクセス（vascular access：VA）は不可欠である．VA管理における目標は，開存を維持し，透析困難症例の発生を抑えることである．そのためにVAIVT（vascular access intervention therapy）が導入され発展してきた．VAIVTの適応基準として透析効率と再循環率（クリアランスギャップ，CL-Gap）を用い，血管狭窄病変にとらわれずに，これらの基準の悪化をもって治療されるべきである．

VA形態のほとんどが自己血管使用動静脈シャント（arteriovenous fistula：AVF）で占められているが，AVFの開存維持が困難な場合は，一時的あるいは永久のダブルルーメンカテーテル（double lumen catheter：DLC）を選択せざるを得ない．しかし，DLCは脱血不良による透析量不足，感染や閉塞によるトラブル，さらには留置部位確保の困難など，生命予後を

脅かす透析困難症に陥る場合がある．いったん透析困難症に至ると，患者にはハイリスクな環境が待ち構えているだろう．このため，AVFの維持のためのVAIVTは重要な位置を占めている．

VAIVT普及の影でAVFの開存性ばかりが重視され，安易な経皮経管的血管形成術（percutaneous transluminal angioplasty：PTA）が施行されてきた．その結果，2012年の診療報酬改定によりVAIVT期間が3カ月以上という新たなルールが出現した．問題は3つ．AVFにVAIVTさえ施行すれば長期開存が得られるか，また，そのためなら頻回のVAIVTを施行しても問題がないか，さらに，VAIVTで開存が得られない症例にはどのようにして解決策を見いだしていけばよいのか，の3点である．

VA管理において，透析効率とCL-Gap，心負荷といった透析医療の基本的事項を見直すことが必要である．この項目の詳細は，『血液透析用バスキュラーアクセスを理解しよう－臨床工学技士に必要な基礎知識－バスキュラーアクセスインターベンション治療とクリアランスギャップ』（Clinical Engineering 23（8）：772-780，2012)[1]をご参照いただきたい．以下，簡単に説明する．

2　アクセス管理の主体，診断と治療の概念

アクセス管理の最大要素は，そのVAが必要十分な透析効率を与えているか，そのVAが心不全を誘発していないか，という2項目に集約される．それに見合った診断と治療の概念のもとにアクセス管理を行うべきである．

3　VAIVTの適応基準と治療効果の判定

現行VAIVTの問題点は，適応基準が医学的に不明瞭なことである．VAIVTの適応基準と治療方針に関した新しい概念の構築と普及が必須課題である．そして，透析スタッフのVAに対する診断能力の向上が重要な意義をもつものと考えられ，適応基準としてCL-Gapを用いることはその一助になると確信している．

4　VA不全とCL-Gapの概念

標準化透析量（Kt/V）は維持透析患者の生命予後に関与し，Kt/Vを良好に保つことで生命予後が改善されるとされている[2]．また，CL-Gapは小野らが考案した概念[3]で，理論上の透析クリアランス（CL）と実際に生体で得られたクリアランスの差違（Gap）を計測したものである．CL-Gap上昇はVA不全（血液再循環率と脱血の不良）を示唆し，VA不全を含む透析効率を低下させる要因により，良好な透析が実施されていないことを意味する[3]．

5　CL-GapとVA

VAの開存性の向上には，CL-Gapを良好に維持することが重要である．しかし，良好なCL-Gapの維持にはVAIVTもさることながら，VAのそもそもの作製デザインが大きな鍵を握っている．

動静脈シャントの流入動脈血流速度とCL-Gapが相関していることは，

我々の研究の結果から明確になってきた．流入動脈血量速度が速いほど，CL-Gap が良好な値を示す[4)～6)]．一方，流入動脈血流速度は個々の患者の左心室収縮能力（LVdp/dt）に依存しており，BNP（β-natriuretic peptide）値や LVdp/dt によって左右される．流入動脈血流速度をある一定以上に維持するためには，VA の作製デザインが重要なポイントである．

現行の我々の人工血管による動静脈シャント（arteriovenous graft：AVG）の作製デザインでは，2005 年に発表したデータから示すと，3 年累積開存率 96.5％であり，良好な開存性と良好な CL-Gap 値を示した[7)]．CL-Gap 値の良好な VA は閉塞をきたしにくいことも示唆された[5)]．

6 透析心不全と VA

透析患者の年間粗死亡率は 10％で，そのうち 40％は心血管系疾患が原因とされる．透析患者の生命予後を改善するためには，心血管系疾患の診断と治療に重点を置くことが大切である．

ドライウエイト（dry weight：DW）を厳しく設定していても心不全をきたす症例への治療策は，AVF を遮断する方法が一般的である．2011 年版（社）日本透析医学会『慢性血液透析用バスキュラーアクセスの作製および修復に関するガイドライン』においても，DLC，動脈表在化，動脈-動脈ジャンプバイパスなどのシャントレス VA が AVF による心負荷を無にする代替方法とされている．AVF と心不全との関連性については今後さらなる研究を要し，AVF 作製や VAIVT における心負荷量について，引き続き十分な検討を行うことが必要である[8)～10)]．

2006 年に久野，石井らは，395 名の透析患者の 5 年間における心事故発生調査を行い，その結果，BNP > 283 pg/mL，Troponin T > 0.08 ng/mL の患者が，全死亡率 41.1％，心事故発生率 52.7％の高リスク群であることを示した[11)]．また，新規透析導入患者の 40％が冠動脈に有意狭窄病変をもつことは，すでに知られている．したがって，BNP 値をメルクマールにした心機能評価を行っていくことが，透析心不全の評価になるものと考えられる．

それでは，本題の balloon 拡張治療の無効例とその対応，失敗例とその評価・対応について解説する．まず，頻回 VAIVT を必要とした VA 症例を提示して，そこから外科的解決策について説明する．

a) 術後2週間：4.0 mm semi ＋ 5.0 mm, non
a-①)　　　　　　　　　　　　　a-②) VAIVT 施行後

NTO 病変　　　　　　　　　　　VAIVT で改善されたNTO

b) 術後2カ月：5.0 mm, non
b-①)　　　　　　　　　　　　　b-②) VAIVT 施行後

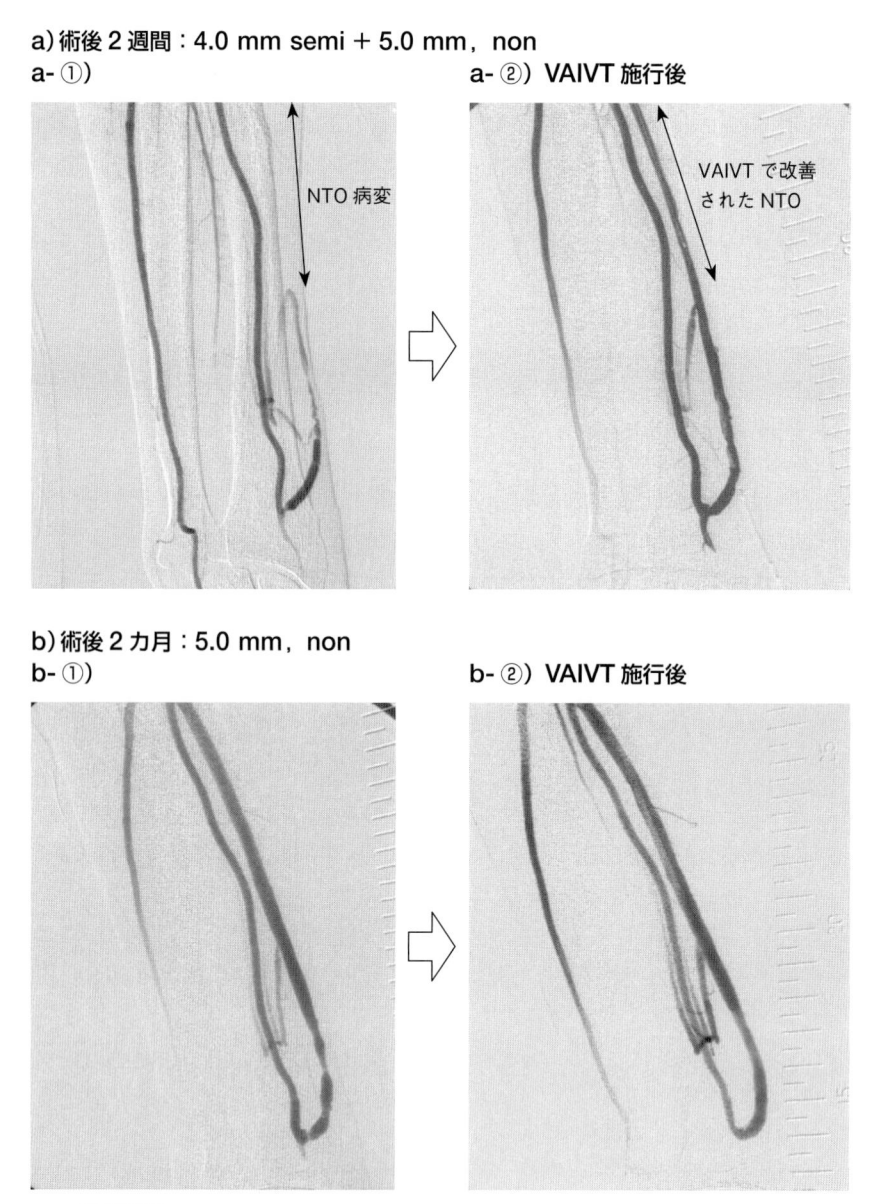

図1　症例1　静脈分枝部の拡張障害（70歳台，男性）（次ページに続く）

7　頻回 VAIVT 症例の提示

症例1　静脈分枝部の拡張障害（図1）

　70歳台，男性．透析導入後にAVFを作製した．シャント音は良好であるが，前腕橈側皮静脈の発育不全と穿刺困難症をきたしているため，術後2週間目に紹介された．動・静脈吻合部から4〜5 cmの最初の静脈分岐部を境にして，静脈に発育不全，非血栓性完全閉塞（non-thrombotic occlusion：NTO）病変を認めたため，同部位をVAIVTで再開通した．その1カ月後（術後2カ月）と4カ月後（術後6カ月）に再狭窄を示唆するCL-Gapの上昇をきたしたため，VAIVTを施行した（図1）．

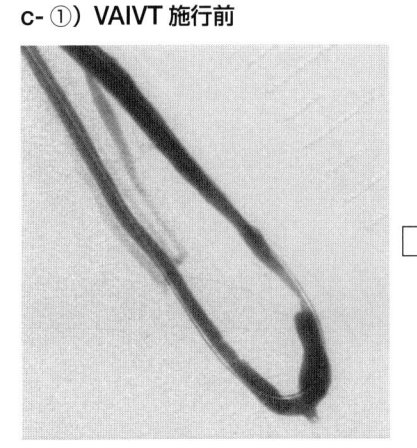

c) 術後6カ月：5.5 mm，non
c-①) VAIVT 施行前

c-②) VAIVT 施行後

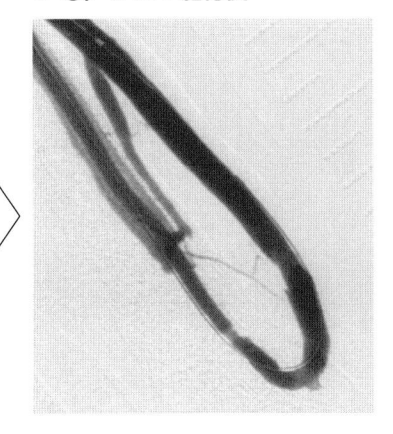

c-③) VAIVT 施行後（全体像）

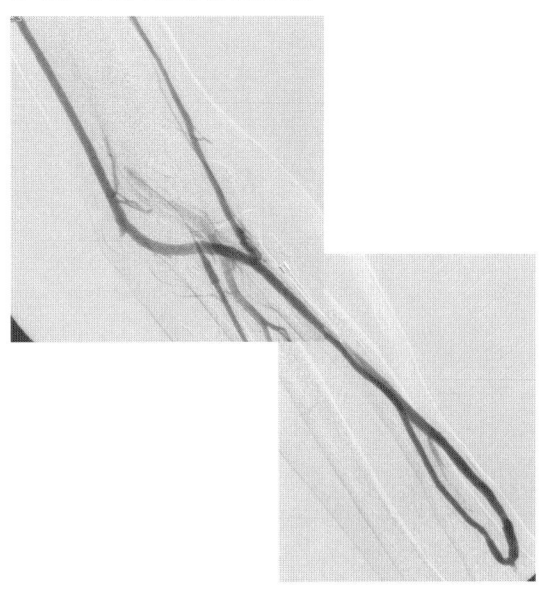

d)

Kt/V：1.2
（1.2 以上が正常）

CL-Gap：10%
（10%以下が正常）

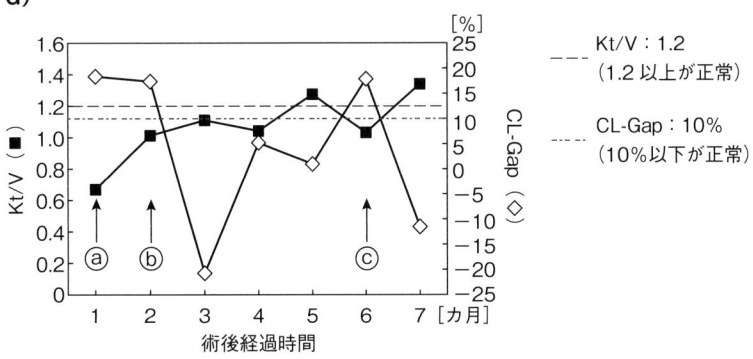

図1　症例1　静脈分枝部の拡張障害（70歳台，男性）

シャント作製直後より穿刺困難があり，前腕橈側皮静脈に NTO 病変を認めたため（a-①），NTO 病変を VAIVT で開通した（a-②）．術後2カ月，術後6カ月で CL-Gap の悪化に伴い DSA（digital subtraction angiography）および VAIVT 施行した（b-①，c-①は施行前，b-②，c-②，c-③は施行後）．

semi：semi-compliant balloon，non：non-compliant balloon

a) 術後2カ月：CL-Gap悪化

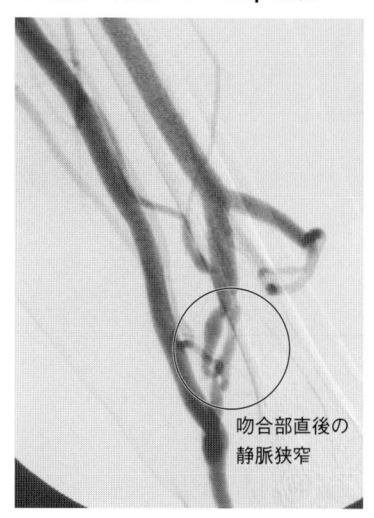

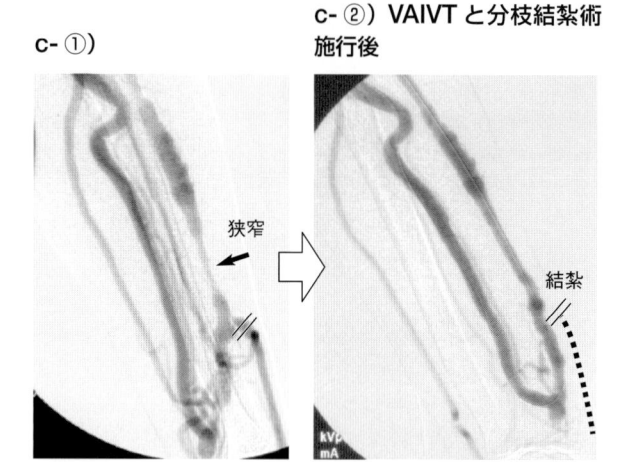

b) 術後4カ月：穿刺困難に（前腕NTO）
b-①)

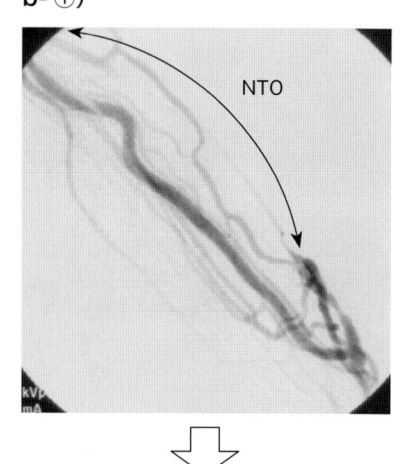

NTO

b-②) VAIVT施行後

NTO開通後

吻合部直後の静脈狭窄

c) 術後11カ月：CL-Gap悪化

c-①)　　　　　c-②) VAIVTと分枝結紮術施行後

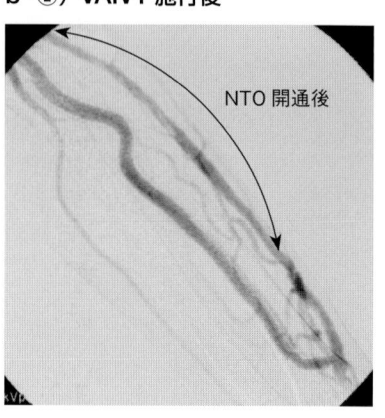

狭窄　→　結紮

図2　症例2　静脈分枝部の拡張障害，繰り返す静脈狭窄（60歳台，男性）

術後2カ月でCL-Gapが悪化したため，DSAを行い，VAIVTを施行し吻合部直後の静脈狭窄病変を拡張した（a，○）．術後4カ月でNTO病変に進行したため（b-①），VAIVTを施行した（b-②）．術後11カ月に，静脈分枝後の狭窄病変を認めたため（c-①，→），VAIVTと分枝結紮術を施行した（c-②）

症例2　静脈分枝部の拡張障害，繰り返す静脈狭窄（図2）

60歳台，男性．術後2カ月目にCL-Gapの上昇をきたし，紹介される．吻合部直後の静脈狭窄による脱血不足が原因でCL-Gapが悪化したため，VAIVTを施行した．拡張後2カ月（術後4カ月）で，吻合部から最初の大きな分枝の中枢側がNTO病変となった．同部位をVAIVTで開通，さらに7カ月後（術後11カ月）に分枝部より中枢側の狭窄が増強したため，VAIVTと分枝結紮術を施行した（図2）．

a) 術後 2 カ月：穿刺困難，前腕 NTO，CL-Gap 悪化．5.0 mm，non

a-①)   　　　　　　　　　　　　　　a-②) VAIVT 施行後

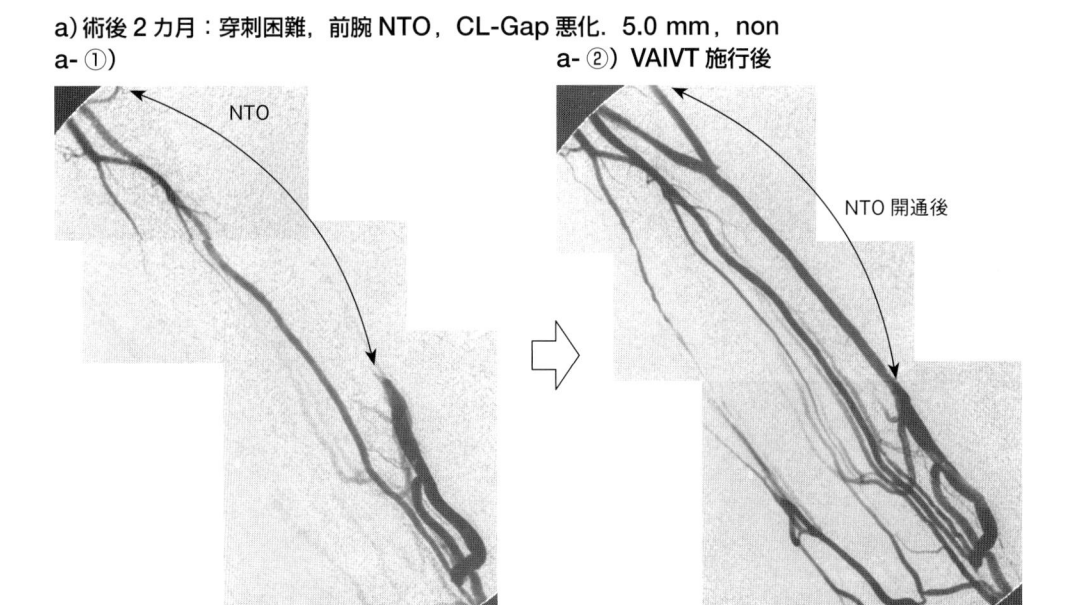

NTO

NTO 開通後

b) 術後 3 カ月：脱血不良．4.5 mm，non

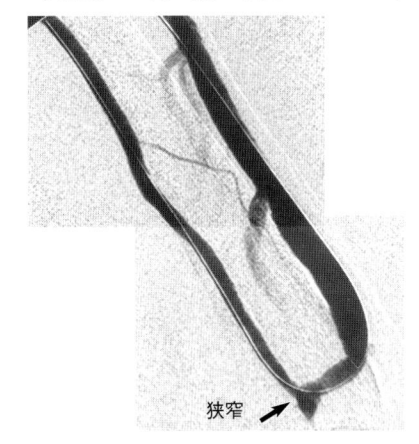

バルーンが効果的に拡張しにくい

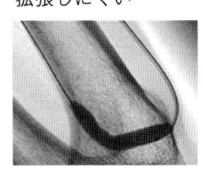

狭窄

c) 術後 4 カ月：脱血不良．5.0 mm，non

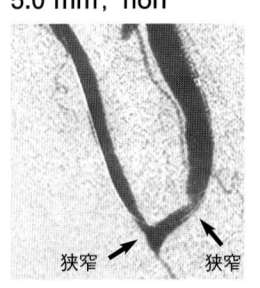

狭窄　　狭窄

d) 術後 6 カ月：CL-Gap 悪化．分枝結紮術＋ 5.0 mm，semi

d-①)　　　　　　　　　　　　　　d-②) 分枝結紮術＋ VAIVT 施行後

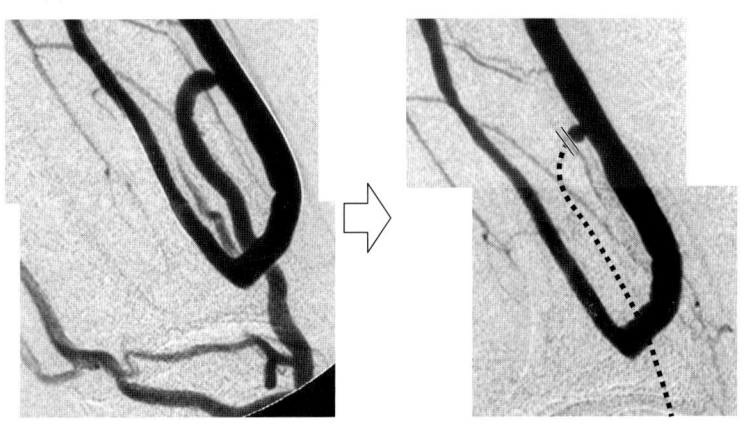

図 3　症例 3 吻合部鋭角，静脈屈曲，頻回 VAIVT（70 歳台，男性）（次ページに続く）

e) 術後9カ月：Q_B 減少，CL-Gap 悪化，肘部 NTO．6.0 mm，semi
e-①)   e-②) VAIVT 施行後

f-②) VAIVT 施行後

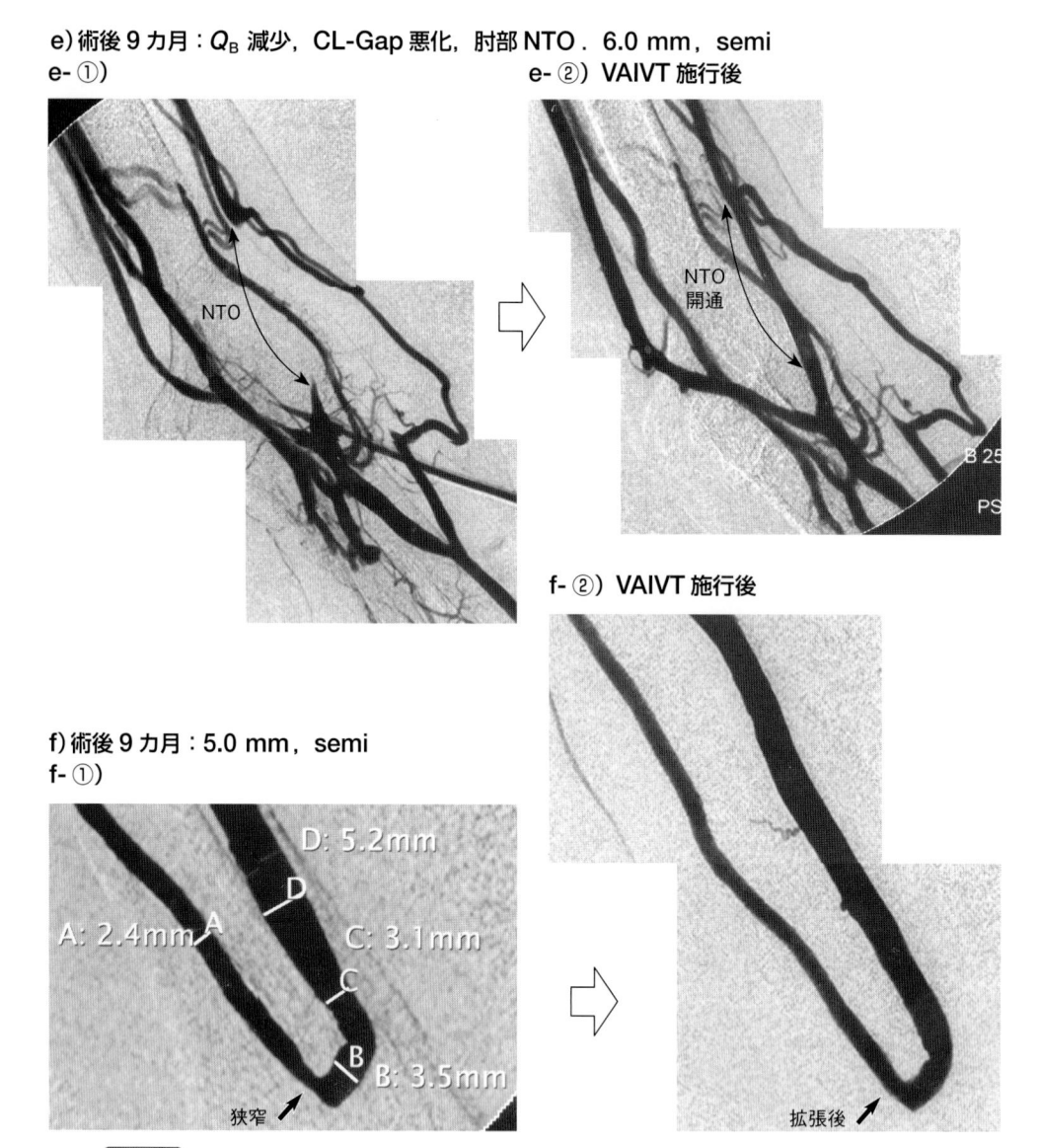

f) 術後9カ月：5.0 mm，semi
f-①)

A: 2.4mm
D: 5.2mm
C: 3.1mm
B: 3.5mm
狭窄   拡張後

図3　症例3　吻合部鋭角と静脈屈曲による頻回 VAIVT（70歳台，男性）

術後2カ月で前腕皮静脈 NTO 病変に進行し（a-①），術後3カ月（b）と4カ月（c）に脱血不良となった．原因は動・静脈吻合部の鋭角と静脈屈曲である．術後6カ月で CL-Gap の悪化のため（d-①），吻合部への VAIVT と分枝結紮術を施行して CL-Gap の改善を得られた（d-②）．術後9カ月で，吻合部動脈狭窄と肘部静脈に NTO 病変をきたし（e-①），再度 CL-Gap が悪化．CL-Gap は側副路の多い症例で悪化をきたす

症例3　吻合部鋭角と静脈屈曲による頻回 VAIVT（図3）

　　70歳台，男性．術後2カ月目に，穿刺困難と CL-Gap 悪化のため，紹介される．吻合部角度鋭角，吻合部から約14 cm のところから，NTO 病変．VAIVT で NTO 再開通後の1カ月後（術後3カ月）と2カ月後（術後4カ月）に，吻合部狭窄と静脈屈曲狭窄による脱血不良．その後，術後6カ月で最初の静脈分枝を結紮した（図3）．

症例4 皮膚切開線瘢痕組織に伴う拡張障害（図4）

　50歳台，男性．術直後から静脈拡張不全があり，穿刺困難が続いていた．術後3週間目に紹介される．動静脈吻合のために，位置をもち上げられた橈骨動脈に橈側皮静脈が吻合されている．吻合部直後の静脈狭窄は強固でPOBA（plane old balloon angioplasty）では拡張を得られず，カッティングバルーン（peripheral cutting balloon：PCB）使用で拡張を得られた．拡張を妨げた因子は，狭窄ポイントが皮膚切開線に一致することから，皮下瘢痕組織がシャント静脈の拡張を阻害したと考えられた（図4）．

8　外科的解決策

　前項に示したように，AVFにおいて術後VAIVTを必要とするのは，静脈発育不全による穿刺困難や吻合部狭窄による脱血困難などである．その原因としては，①静脈分枝部での拡張障害，②吻合部鋭角・吻合部テクニカルエラー，③術前からの動静脈の狭小，④吻合後の静脈屈曲による狭窄，⑤創部皮下瘢痕組織による静脈の圧排，などが考えられる．特に分枝部以降の前腕静脈の発育不全はVAIVTも難渋することが多く，拡張後も再狭窄をきたしやすい．また，吻合角度が鋭角な場合，吻合部VAIVTはrecoilをきたすことが多い．

　これらの欠点を補うように，AVFの手術手技について工夫を加えて作製しているので，その手技（アクセス発育不全と吻合部近傍狭窄をきたしにくいAVF作製術－トランスポジション変法（鵜川法：water pressure dilated, branch ligation and semi-skeltonized vein trans-position method, Ugawa's method））と臨床成績について報告する[12]．

■8-1　目的

　前腕静脈に術直後より十分な拡張が得られ，必要十分な透析効率を得られること，術後吻合部周辺に発生する狭窄に対して容易で効果的なVAIVTができること，を満たす新しいAVF手術手技の確立を目的とした．

■8-2　対象

　2002年6月～2005年12月の期間に作製した76症例（30～95歳，平均年令65.7±13.9歳，男性/女性：44/32）のうち，経過観察が可能であった68症例（新規導入53症例，作り替え15症例：透析歴2年11カ月～22年3カ月）を対象とした．

■8-3　手術手技

　鵜川法で手術を施行した．前腕静脈をより長く遊離するために，S字に皮膚切開，トランスポジションする静脈は，その分枝をすべて結紮切離し，前腕～肘部～上腕静脈まで生理食塩液の圧入で十分に拡張させる．動脈・静脈吻合部の動脈開口径は長軸径で6 mmとし，6-0プロリン糸で1糸連続縫合した．術後吻合部へのVAIVTを考慮して，動静脈はループ状に端側吻合し，ルートは屈曲しないように，また皮膚切開線に重ならないようにU字に固定した（図5～図11）．

a-①) 5.0 mm, non　　b-①)　　c)

a-②) 5.0 mm, PCB　　b-②)

皮膚切開線

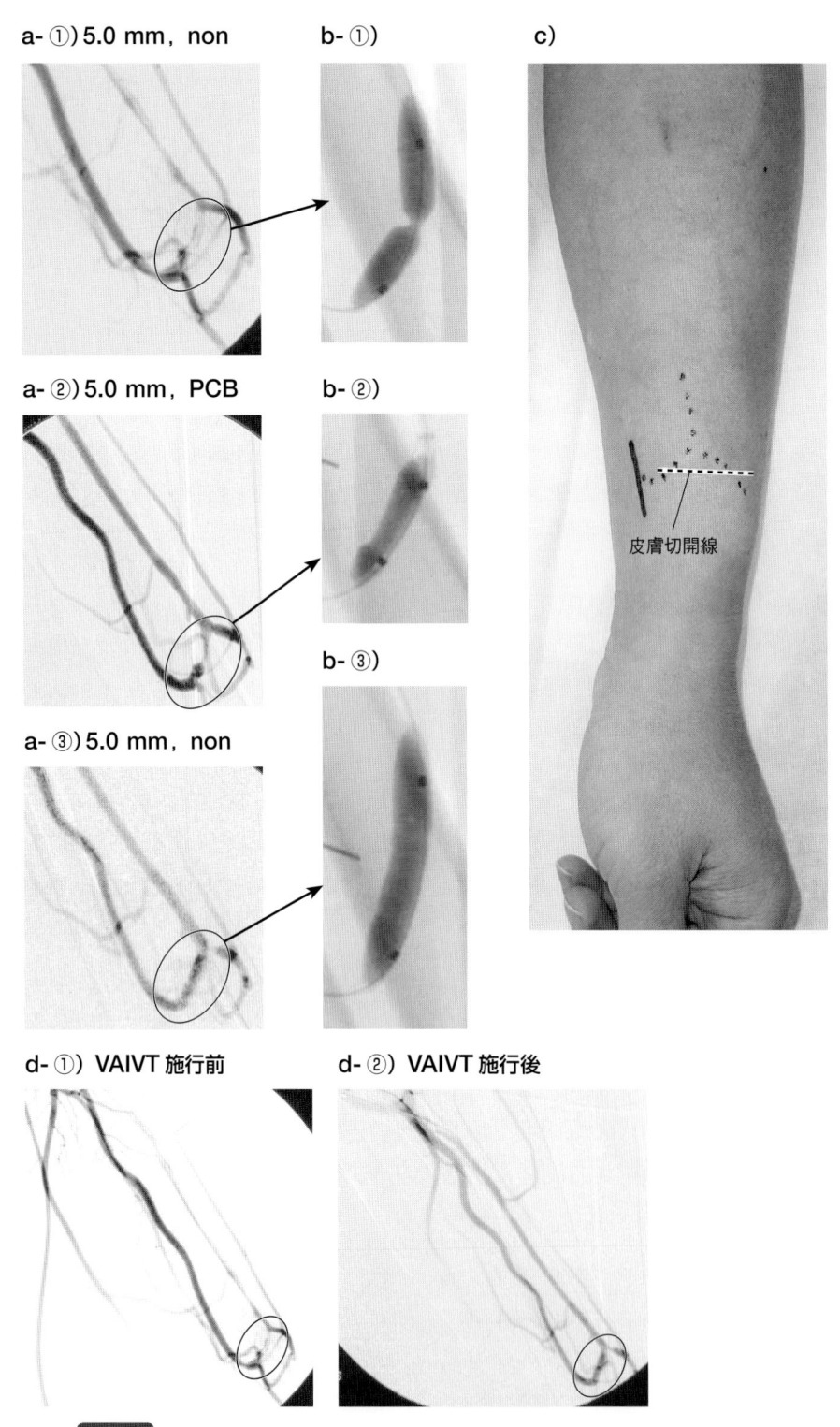

b-③)

a-③) 5.0 mm, non

d-①) VAIVT 施行前　　d-②) VAIVT 施行後

図 4　症例 4　皮膚切開線瘢痕組織に伴う拡張障害（50 歳台，男性）

術後 4 カ月までに VAIVT を 3 回施行した．4 回目に 5.0 mm の PCB を使用して，フル拡張を得られた（a-①〜③，b-①〜③）．狭窄ポイントが皮膚切開線に一致することから（c），皮下瘢痕組織がシャント静脈の拡張を阻害したことが，POBA での拡張を妨げた因子と考えられた（d-①，d②）
a-①) 瘢痕組織に伴う拡張障害のため，バルーンフル拡張が得られない
a-③) PCB 後の VAIVT バルーンフル拡張が可能となった

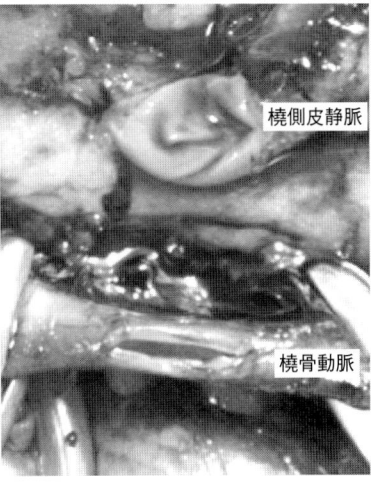

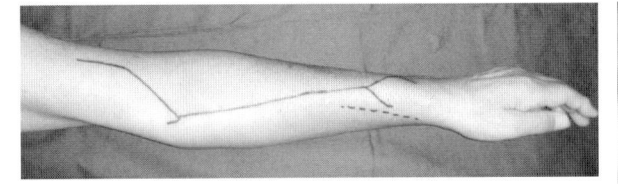

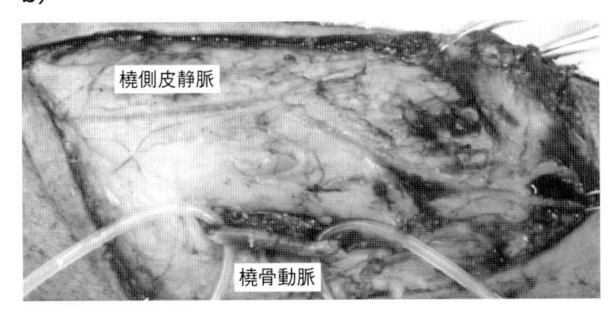

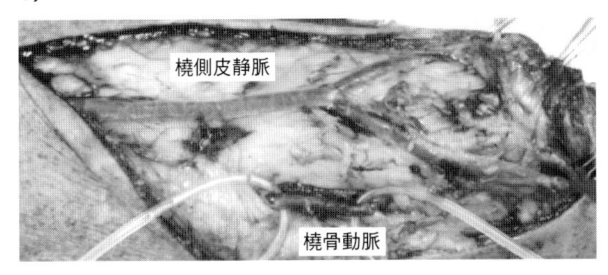

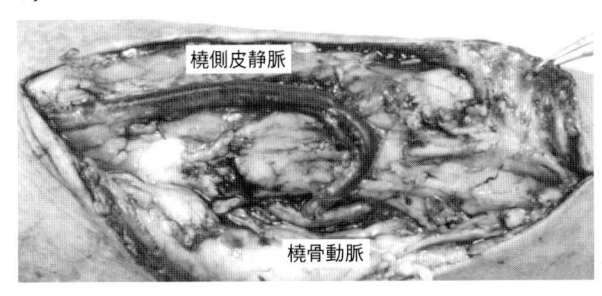

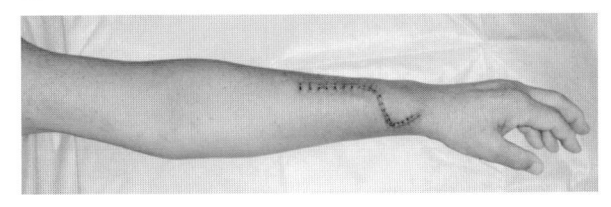

図5 手術症例A：LT 橈骨動脈−尺側皮静脈間 AVF（60 歳台，男性）

water pressure dilatation と branch ligation を施行し，吻合角度を鈍角になるように U 字にトランスポジションした

a) 術前造影検査の結果から，作製する AVF の動静脈走行部位のマーキングと皮膚切開線のデザインを行う
b) 橈側皮静脈と橈骨動脈を剥離する
c) 橈側皮静脈に water pressure dilation を施行し，静脈を拡張する．拡張前静脈径 2.0 mm（b），拡張径 4.5 mm（c）
d) 拡張後の橈側皮静脈の分枝を結紮し，U 字型に橈骨動脈に吻合する
e) 静脈が皮膚切開線に重ならないように閉創する
f) 動・静脈吻合部：橈骨動脈内径 2.0 mm，動脈切開口は長径 6.0 mm に，橈側皮静脈内径 4.0 mm，静脈開口径は 7.0 mm になるように斜めに切離する

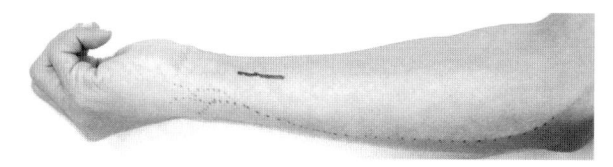

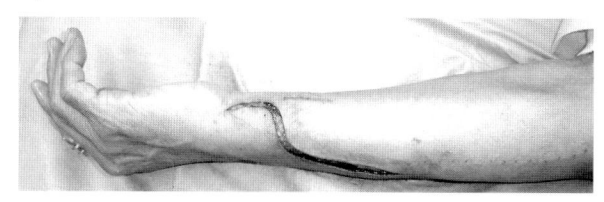

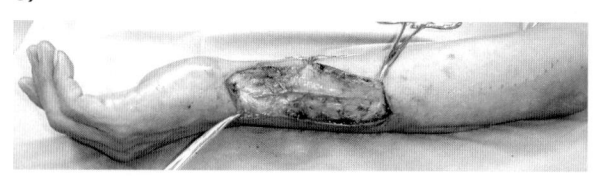

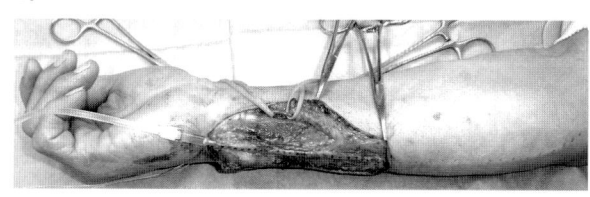

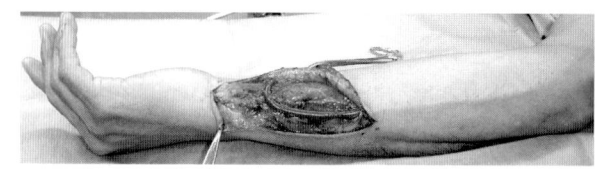

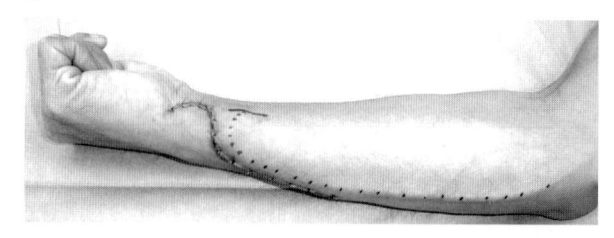

図6 手術症例B：RT 尺骨動脈 - 尺側皮静脈間 AVF（50歳台，男性）

鵜川法（尺骨動脈版）．橈側皮静脈が乏しいため，尺側皮静脈をトランスポジションして尺骨動脈と吻合した
a) 尺骨動脈と尺側皮静脈のマーキング
b) 皮膚切開
c) 動静脈の剝離
d) 尺側皮静脈に water pressure dilation を施行
e) 尺側皮静脈を U 字型に尺骨動脈と吻合する
f) 静脈が皮膚切開線に重ならないように閉創する

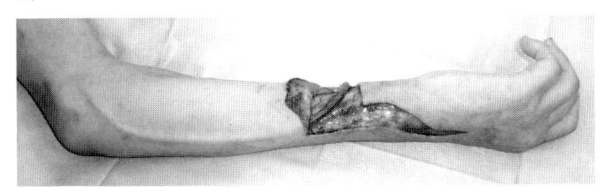

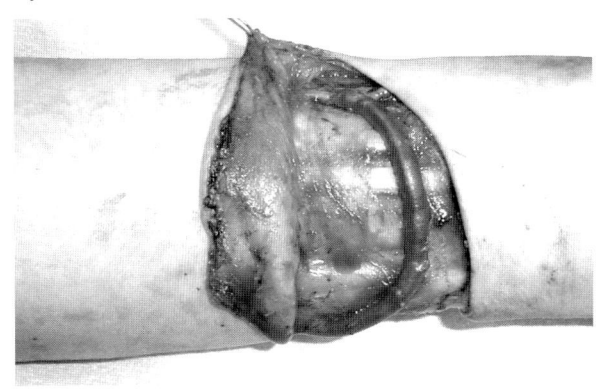

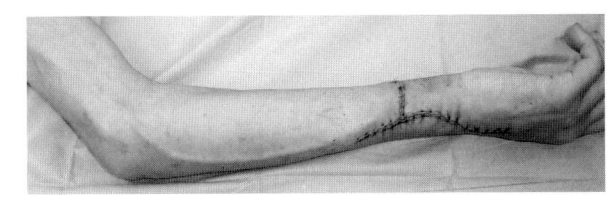

図7：手術症例C：LT 橈骨動脈 - 尺側皮静脈間 AVF（50歳台，男性）

鵜川法変法．尺骨動脈優位の末梢動脈支配．また橈側皮静脈が乏しいため，尺側皮静脈をトランスポジションして橈骨動脈と吻合した
a) 尺側皮静脈を手背近傍まで採取する
b) 手関節内側を切開して尺側から橈側に採取した尺側皮静脈をトランスポジションして，橈骨動脈と吻合する
c) 静脈が皮膚切開線に重ならないように閉創する

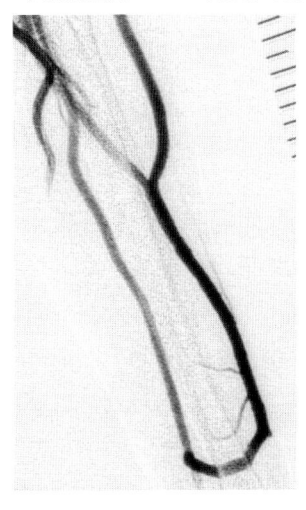

図8　術後症例A，術後症例B（術後DSA）
a) 術後症例A（90歳台，女性）：RT 橈骨動脈−橈側皮静脈間 AVF
b) 術後症例B（70歳台，男性）：LT 橈骨動脈−橈側皮静脈間 AVF．術後 VAIVT を必要としなかった

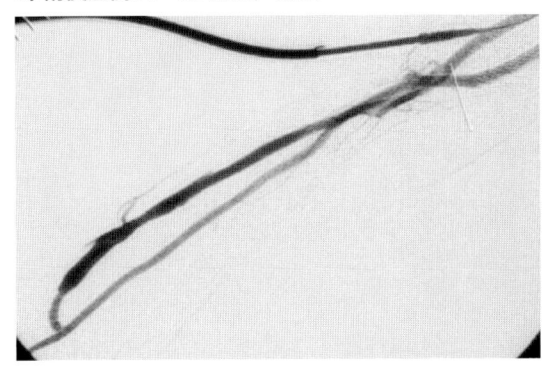

図9 術後症例C：術後DSAおよびVAIVT（50歳台，男性）

LT橈骨動脈－橈側皮静脈間AVF．術後DSAの結果，吻合部（→）と静脈分枝部（►）に狭窄を認め，VAIVT施行した

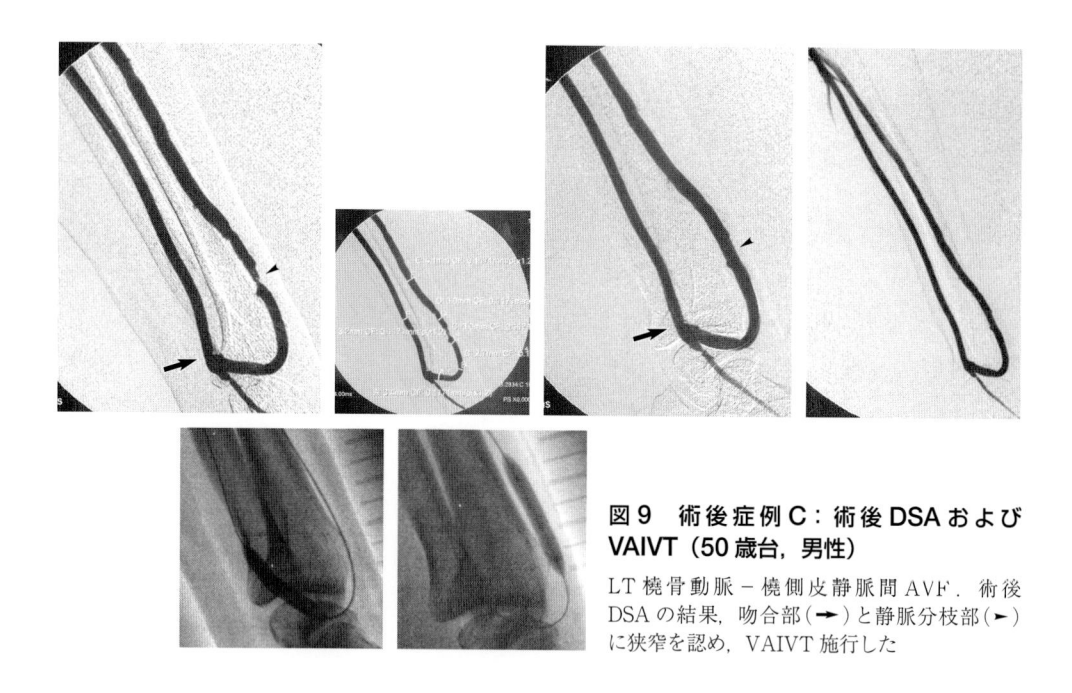

a) 術後症例D：50歳台，男性
a-①) アクセス全体像（前腕）

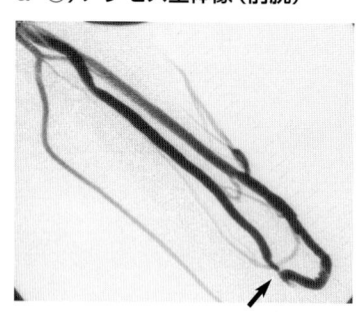

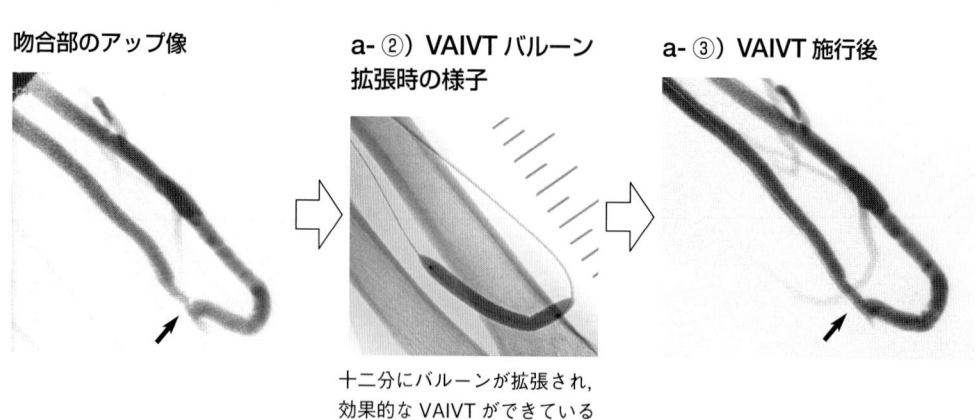

吻合部のアップ像　　a-②) VAIVT バルーン拡張時の様子　　a-③) VAIVT 施行後

十二分にバルーンが拡張され，効果的なVAIVTができている

図10　術後症例D，術後症例E（術後DSAおよびVAIVT）（次ページに続く）

b) 術後症例 E：70 歳台，女性
b-①) b-②)

アクセスの全体像（前腕－上腕）

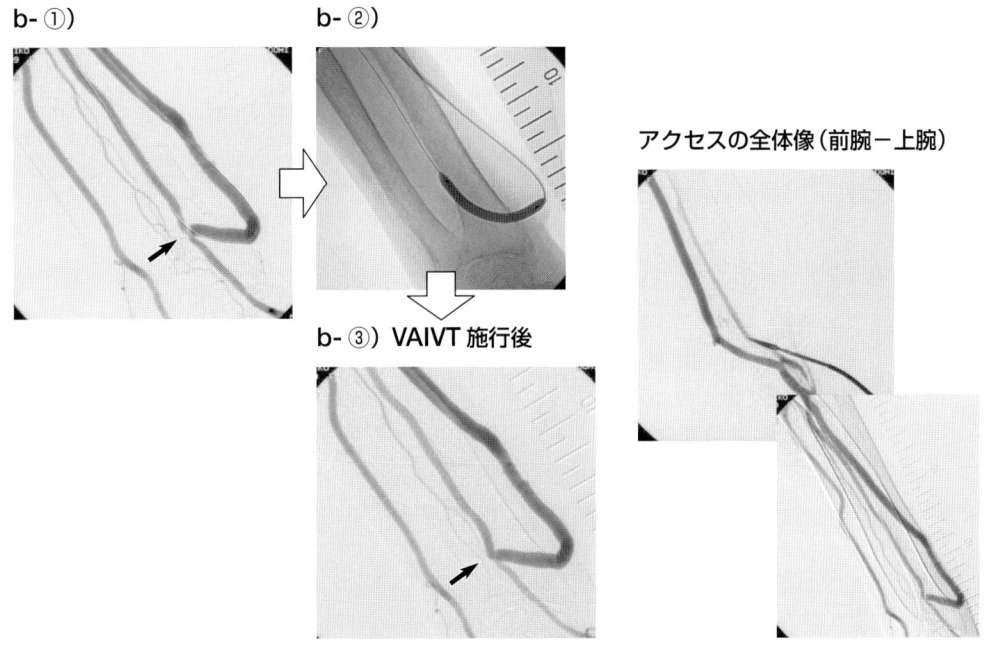

b-③) VAIVT 施行後

図10 術後症例 D，術後症例 E（術後 DSA および VAIVT）

a) 術後症例 D（50 歳台，男性）：LT 橈骨動脈 - 橈側皮静脈間 AVF
b) 術後症例 E（70 歳台，女性）：LT 橈骨動脈 - 橈側皮静脈間 AVF
2 例ともに吻合部動脈の狭窄（→）を認めている．AVF 増設後には血流量が増加することにより動脈径は拡張するが，吻合部動脈には物理的な傷害が発生しているため拡張不全をきたすことがある．術後症例 D では相対的狭窄が顕著である．従来の吻合角度では balloon が鋭角に拡張し，その効果が薄いが，鵜川法では容易に拡張を得られる利点がある（a-②，b-②）

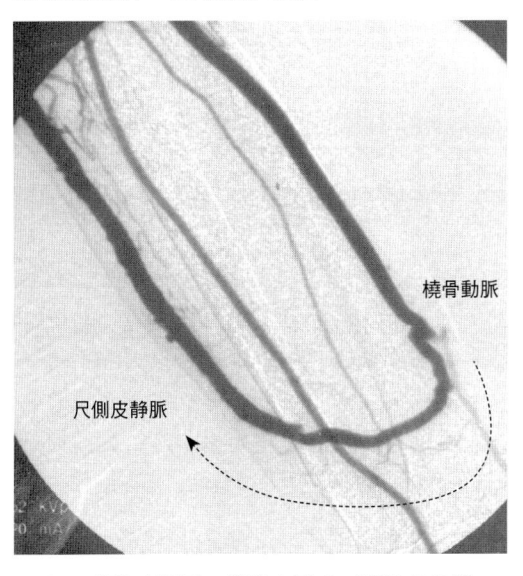

a) 術後症例 F：50 歳台，女性   b) 術後症例 G：30 歳台，男性

橈骨動脈
尺側皮静脈

橈側皮静脈
尺骨動脈

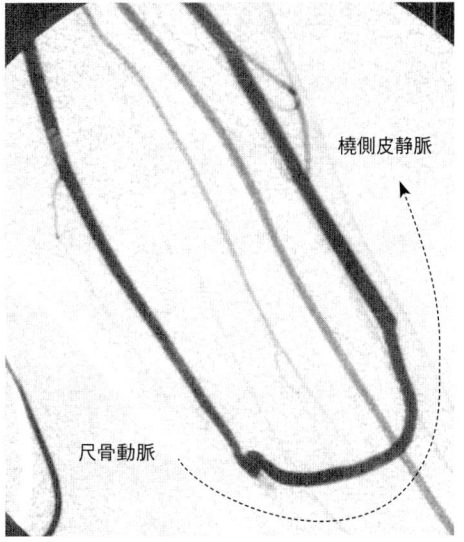

図11 術後症例 F，術後症例 G（術後 DSA）

鵜川法変法．
a) 術後症例 F（50 歳台，女性）：LT 橈骨動脈－尺側皮静脈間 AVF
b) 術後症例 G（30 歳台，男性）：LT 尺骨動脈－尺側皮静脈間 AVF

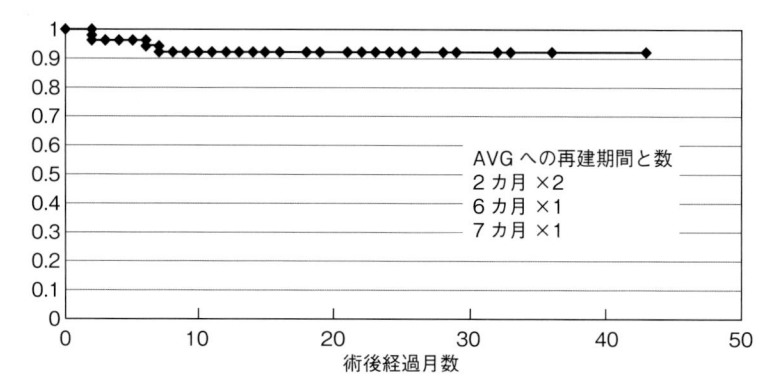

図12 鵜川法の術後3年成績および3年累積開存率
3年累積開存率は92.5%である

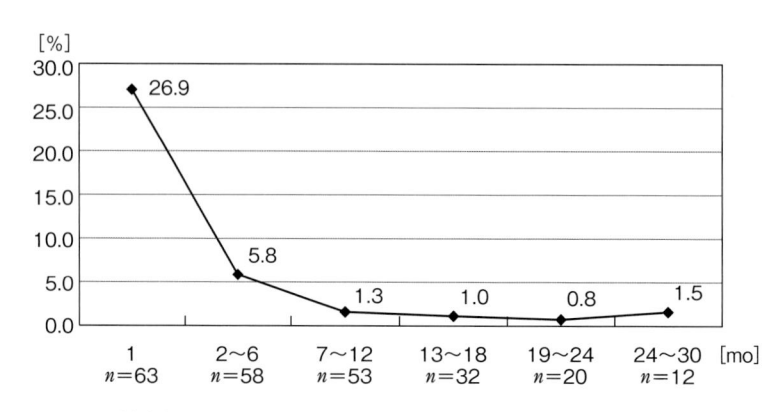

図13 鵜川法の術後3年成績および VAIVT 施行頻度
術後6カ月ごとのVAIVT施行頻度は，術後1カ月以内の確認造影の際に26.9%に，以降の6カ月ごとの頻度は，2～6カ月5.8%，7～12カ月1.3%，13～18カ月1.0%，19～24カ月0.8%，25～30カ月1.5%である

■8-4 結果

術後3年(36カ月)の累積開存率は92.5%（図12），3年6カ月までに発生した急性血栓性閉塞は2回のみ，一方，術後6カ月ごとのVAIVT施行頻度は，術後1カ月以内の確認造影の際に26.9%に，以降の6カ月ごとの頻度は，2～6カ月5.8%，7～12カ月1.3%，13～18カ月1.0%，19～24カ月0.8%，25～30カ月1.5%であった（図13）．68症例中，AVFからAVGに再建したのは4例で，静脈の拡張不良のために術後2カ月で2例，再循環率悪化によるものが術後6カ月と7カ月にそれぞれ1例であった（図12）．過剰血流に伴う心不全症例は発生しなかった．

■8-5 考察

AVF術後の狭窄発生部位は，動・静脈吻合部，吻合部直後の静脈とその分枝部が多い．鵜川法は採取静脈(harvest vein)の可能な限り高位までの分枝を結紮，剥離し，その静脈とそれ以降の前腕静脈を生理食塩液の圧入で拡張することに最大の意義がある．これは冠動脈バイパス移植術(coronary artery bypass graft（ing），CABG）の大伏在静脈グラフト（saphenous vein graft）と同様な手技で行う．特にこの分枝部の拡張が重要で，従来の皮膚切開では処理しにくい部位である．また，分枝の結紮はその後の前腕ルートの拡張障害を軽減し，透析効率およびCL-Gapの維持に効果を示している．U字ループでの端側吻合は，VAIVTを必要とする場合，容易に拡張を得られ，早期の再VAIVTが少ない利点がある．また，water pressure dilated and semi-skeltonized harvestは，静脈径が細い場合には特に効果があり，これは通常の吻合方法では早期発育不全をきたしやすいパターンで，ときにはAVFの作製を敬遠される症例である．留意点として，harvest veinが拡張しても1.5 mm以上に拡張径が得られない，または，前腕ルートへのflowおよび静脈拡張が認められないときには同術式の続行は困難であり，AVGに変更する必要がある．次に，動・静脈吻合部には，術後狭窄が発生する．原因として流入動脈は血流量の増加によって拡張するが，吻合部動脈は血管損傷をきたしているため拡張障害を生じ，相対的狭窄となる．さらに乱流発生のために内膜肥厚が形成される．吻合角度が広角であれば，狭窄発生の程度が緩徐でVAIVTに際しても容易に拡張が得られ，再VAIVTも少ない．鵜川法は吻合部周辺に発生する狭窄病変の発生を少なく，もしくはVAIVTで容易に解消することを目的に手術時のデザインを行った．また，静脈分枝を結紮することでシャント血流心臓負荷量が軽減することは，我々の研究で証明されている[8), 13)]．鵜川法における静脈分枝結紮が過剰血流に伴う心不全発症に対する抑制効果を発揮しているものと考えられる．

■8-6 結果

AVFの開存性（VAIVTによる開存性も含めて）の向上には手術時のデザインが大きく関与していると考えられる．

9　おわりに

心不全治療に対するAVFとの関連性を再考することが必要である．常に患者の状況を客観的な数値で評価することで，透析患者の心不全改善と生命予後，QOL（quality of life）の改善を目指すべきである．そのためには，データ蓄積とその解釈の積み重ねが重要で，透析医療の向上のための基準値の構築が必須課題である．

血液浄化療法の分野において皆様方のたゆみない努力と益々の発展を祈念して文章を締めくくりたい．

[文献]
1) 鵜川豊世武：バスキュラーアクセスインターベンション治療とクリアランスギャップ，クリニカルエンジニアリング 23(8): 772-780, 2012
2) 堅村信介，十倉健介ほか：透析量，臨牀透析 6(7): 967-973, 2000
3) 小野淳一，福島達夫，佐々木環ほか：シャント評価Urea kineticsを応用したシャント部再循環評価法（CL-Gap法）の有用性 － CRIT-LINE法により検出し得なかったシャント部再循環症例の1例 －，腎と透析 50（別冊 アクセス2001）: 84-86, 2001
4) 鵜川豊世武：再循環率クリアランス・ギャップ（CL-Gap）を用いたシャント機能評価，日本透析医学会雑誌 37(Suppl 1): 851, 2004
5) 鵜川豊世武，櫻間一史，椛島成利ほか：バスキュラーアクセス再循環率を示す"クリアランス

ギャップ"を基準とした透析処方とバスキュラーアクセスの管理, 医工学治療 21(1): 23-28, 2009
6) Ugawa T, Sakurama K, Yorifuji T, et al：Evaluating the Need for and Effect of Angioplasty on Arteriovenous Fistulas by Using Total Recirculation Rate per Dialysis Session ("Clearance Gap"), Acta Med Okayama 66(6): 443-447, 2012
7) 鵜川豊世武：AVG開存率の向上をめざして, 臨牀透析 21(12): 1597-1605, 2005
8) 櫻間教文, 鵜川豊世武, 椛島成利ほか：透析効率の低下した多枝バスキュラーアクセスに対して分枝結紮術を施行し, 透析効率の改善が得られた2例, 医工学治療 21(3): 188-191, 2009
9) 鵜川豊世武, 櫻間教文, 辻　晃弘ほか：シャントレスバスキュラーアクセスである上腕動脈ジャンピングバイパス術 (brachial artery jumping bypass grafting：BAJBG) の2年累積開存率, 腎と透析 69(5): 703-707, 2010
10) 鵜川豊世武, 櫻間教文, 椛島成利ほか：動静脈瘻閉鎖および上腕動脈ジャンピングバイパス術で心不全が改善した1例, 医工学治療 21(3): 192-195, 2009
11) 久野貴弘, 石井潤一, 岩島重二郎ほか：透析患者の予後評価におけるトロポニンTとBNP濃度組合せの有用性, 藤田学園医学会誌 30(2): 145-148, 2006
12) 鵜川豊世武：トランスポジション変法AVFの術後5年成績, 累積開存率とAVFの透析能力クリアランスギャップCL-Gapの評価, 日本透析医学会雑誌 37(Suppl.1): 362, 2008
13) 鵜川豊世武, 櫻間教文, 辻　晃弘ほか：AVFでのPTA施行前後と静脈分枝結紮術前後における心拍出量（心係数）の変化, 医工学治療 22(2): 153, 2010

[著者]　鵜川豊世武　*UGAWA, Toyomu* ／岡山大学病院　高度救命救急センター　副センター長

II-2 VAIVT

II-2-2. ステント設置

⚠ VAIVTの3カ月ルールへの対応策

透析シャントの上腕側病変および中心静脈病変において，バルーン形成術を行うも3カ月以内の繰り返す再狭窄病変では，待機的ステント留置の適応と考えられる．ステント留置により再狭窄までの期間の延長が可能であるが，いったんステント内の再狭窄をきたした場合には，再度再狭窄を繰り返す病変も認められ，ステント留置の適応を十分に考慮する必要がある．
今後は，薬剤溶出性バルーン（drug-eluting balloon）により冠動脈においてはステント内再狭窄の治療が良好であるとの報告もあり[1]，この薬剤溶出性バルーンによりステント内再狭窄への対応が可能となることも考慮されるが，現時点でわが国では使用を認められていない．

1 はじめに

透析シャント狭窄または閉塞病変に対する血管内治療（vascular access interventional therapy：VAIVT）では，バルーン拡張による治療が基本とされる[2]が，バルーン形成術によるVAIVT後1年の再狭窄は約50%と高率である．当院でもこのような再狭窄を繰り返す病変，あるいはバルーン拡張にて十分な病変拡張が得られない病変，または中心静脈病変ではステント留置が必要となる症例を経験することがある[3,4]．

透析シャント血管へのステント留置として次の2つが考えられる[5,6]．
①バルーン拡張後に生じた急性の血流障害に対応するための退避的ステント留置（bailout stenting）
②繰り返す再狭窄病変または閉塞血管病変に対して，長期開存を期待して行う待機的ステント留置（elective stenting）

本項では末梢シャント病変に対する退避的および待機的ステント留置，および中心静脈病変に対する退避的および待機的ステント留置について，実際の症例を提示して解説する．

2 わが国で使用できる透析シャント病変に対するステント（表1）

血管内留置ステントは，バルーンにより拡張するballoon-expandable stentと自己拡張型のself-expandable stentに分類される．現在，わが国で使用可能なステントを表1に提示する．いずれも腸骨動脈などの末梢動脈の病変に適応されるが，これらのステントを透析シャント血管に応用して

表1 わが国で使用可能なステント

		ステント径 [mm]	ステント長 [mm]	ステント留置圧 [atm]
バルーン拡張型	PALMAZ® stent	4〜8	10〜39	8〜10
	Express™ stent	7〜10	17〜57	8〜10
自己拡張型	S.M.A.R.T.® CONTROL™ stent	6〜10	30〜100	
	E・Luminexx™ vascular stent	3〜12	30〜120	
	Wallstent™ RP	6〜10	20〜69	
	Zilver® vascular stent	6〜10	20〜80	

いる．基本的に6 Frのシースおよび0.035インチのガイドワイヤーでのステント留置となる．

■2-1 バルーン拡張型ステント(balloon-expandable stent)

「PALMAZ® stent」および「Express™ stent」が使用され，いずれも316 Lステンレススチール製であり，8〜10 atmが推奨留置圧である．バルーン拡張型のステントは外力により容易に変形するため，前腕部あるいは上腕部の透析シャント病変には不適当であり，病変長の短い鎖骨下静脈病変あるいは腕頭静脈・無名静脈・腸骨静脈病変が適応となる．

■2-2 自己拡張型ステント(self-expandable stent)

「S.M.A.R.T.® CONTROL™ stent」，「E・Luminexx™ vascular stent」，「Wallstent™ RP」または「Zilver® vascular stent」が用いられる．「Zilver® vascular stent」は5 Frのシースでの留置が可能である．自己拡張型ステントは，前腕部・上腕部・中心静脈いずれに対しても留置可能であるが，おのおのの拡張性能あるいは断端の形状に特徴があり，これを理解した留置が必要である．

また，VAIVTでのステント留置時のヘパリンナトリウム使用量は5000単位の投与を行っており，手技時間が1時間を超えるときにはヘパリンナトリウム1000単位/時間の追加投与を行っている．

3 末梢シャント病変に対する退避的および待機的ステント留置

■3-1 退避的ステント留置(bailout stenting)

バルーン拡張後に生じた急性の血流障害に対して行う緊急退避的なステント留置であり，急性静脈解離による血流障害に対するステント留置と繰り返す急性の高度リコイル(recoil，血管自体の弾性などによる拡張血管の戻り)による血流障害に対するステント留置がある．

症例1　急性静脈解離①（図1〜図2）

50歳台，男性．左肘部分での人工血管と尺側皮静脈との吻合シャントであり，返血圧の上昇にて紹介．人工血管穿刺後のシャント造影にて，人工血管と静脈吻合部およびその中枢側に2カ所の高度狭窄を認めた(図1a)．病変は高度に屈曲Uターンした病変であり，人工血管から6 Frのシース挿入し，0.014インチのガイドワイヤーにて病変通過後，5.0 mmバルーンにて6 atm拡張を数回行った(図1b)．その直後の造影にて，屈曲部静脈の静脈解離を合併し，高度血流障害が出現した(図1c)．このため緊急退避的ステ

a) 前造影　　　　　　　b) バルーン拡張　　　　　　c) バルーン拡張後の高度血流障害

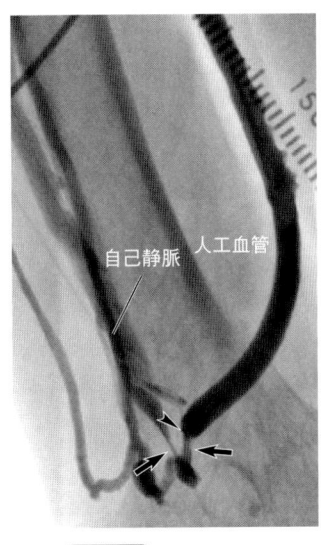

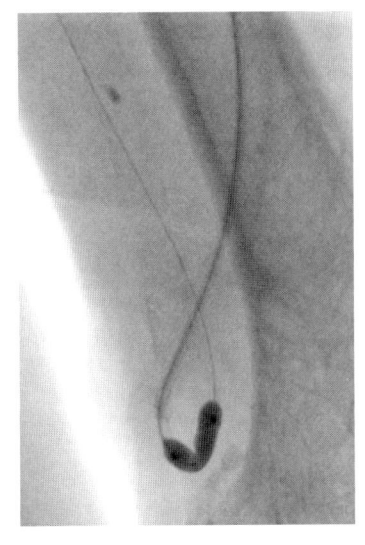

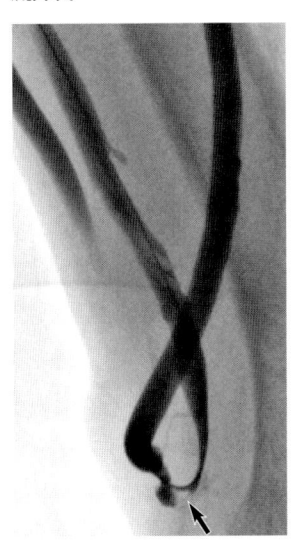

図1　症例1　自己静脈人工血管吻合部および静脈高度狭窄

人工血管と静脈吻合部（▶）およびその中枢側に2カ所の高度狭窄（→）を認めた（a）．病変は高度に屈曲Uターンした病変であり，5.0 mmバルーンにて6 atm拡張を数回行った（b）．その直後の造影にて，屈曲部静脈の静脈解離（→）を合併した（c）．

a) ステント留置および
バルーン後拡張　　　　b) 最終造影

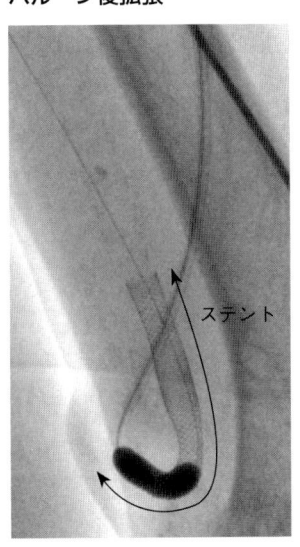

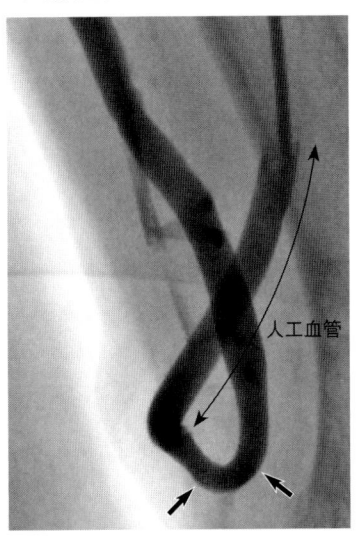

図2　症例1　ステント留置による退避処置

バルーンでの拡張後に静脈解離が生じたため，緊急退避的ステント留置を行った．「Wallstent™ RP」（6 × 59 mm）を尺側皮静脈の狭窄部位から人工血管までをフルカバーとして留置し，再度5.0 mmバルーンにて最大20 atmの後拡張を行うことで（a），十分な血流再開に成功した（b）．

ント留置を行った．0.014インチのガイドワイヤーを4 Frの「TEMPO™ カテーテル」を用いて0.035インチの「ラジフォーカス® ガイドワイヤー」に交換し，「Wallstent™ RP」（6 × 59 mm）を留置した．尺側皮静脈の狭窄部位から人工血管までをフルカバーとして留置し，再度5.0 mmバルーンにて最大20 atmの後拡張を行うことで，十分な血流再開に成功した（図

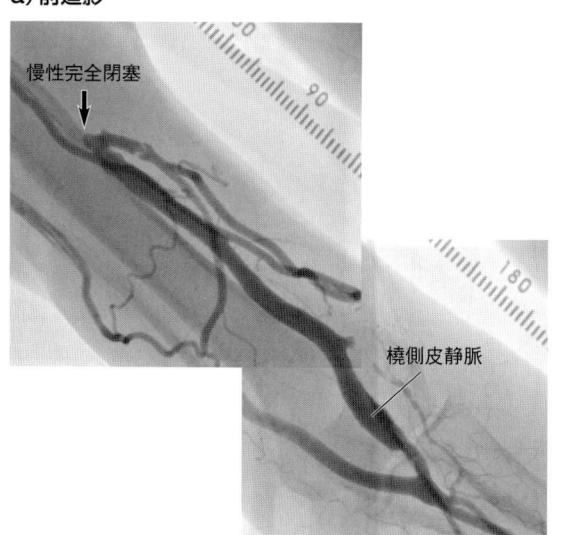

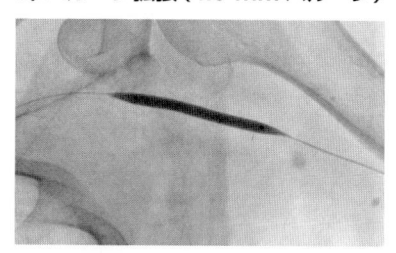

図3 症例2 左上腕部橈側皮静脈の慢性完全閉塞病変に対する VAIVT

a）前造影
慢性完全閉塞
橈側皮静脈

b）バルーン拡張（2.5 mm バルーン）

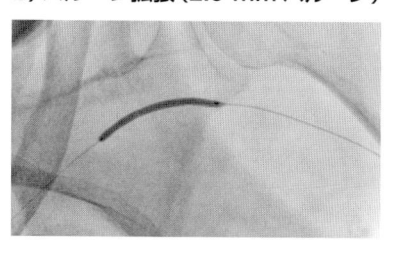

c）バルーン拡張（4.0 mm バルーン）

シャント造影にて，左上腕部橈側皮静脈の完全閉塞（→）を認めた（a）．鎖骨下静脈流入部までの広範な閉塞病変であったが，0.014 インチガイドワイヤーの通過に成功した．2.5 mm および 4.0 mm バルーンにて病変全体を拡張した．鎖骨下静脈に流入する cephalic arch vein の拡張（b），上腕部橈側皮静脈の拡張（c）

2a，図 2b）．

　本例のように，高度屈曲病変の場合，「Wallstent™ RP」は良好な屈曲追従性がある．「Wallstent™ RP」留置の際には，ステントの遠位エッジの位置決めは容易であるが，ステント留置時にステント近位エッジはかなり短縮するので注意が必要である．

症例2　急性静脈解離②（図3〜図6）

　70 歳台，女性．返血圧の上昇を認め，透析維持困難となり紹介となった．左前腕の自己動静脈吻合の透析シャントである．透析シャント造影にて，左上腕部橈側皮静脈の完全閉塞を認めた（図 3a）．鎖骨下静脈流入部までの広範な閉塞病変であったが，0.014 インチのガイドワイヤーの通過に成功した．閉塞時期不明の完全閉塞部病変であり血栓の関与も考慮されたため，「Thrombuster Ⅲ」を用いて吸引を行い，2.5 mm および 4.0 mm バルーンにて病変全体を拡張した（図 3b，図 3c）．4.0 mm バルーン拡張後の造影にて閉塞部位の再開通を確認したが（図 4a）．拡張不十分と判断し，6.0 mm バルーンにて病変部全体を低圧拡張（最大 4 atm）した．その直後の造影にて血管造影の途絶を認め，no flow 現象（血流の途絶現象）が出現した（図4c）．ガイドワイヤーを抜かずに Y コネクタを付けた 4 Fr の「TEMPO™ カテーテル」を病変に挿入し，中枢側から順次造影することで，静脈解離部位を確認した（図 5a）．「S.M.A.R.T.® CONTROL™ stent」（以下，S.M.A.R.T.® stent）」（6 × 60 mm）を静脈解離部分に留置し，さらに 6.0 mm バルーンにてステント内の後拡張を最大 6 atm で行った（図 5b）．最終造影にて，再還流した橈側皮静脈の中枢側に血栓の残存を認めるも，慢性閉塞であった静

a) 4.0 mm バルーン拡張後のシャント造影

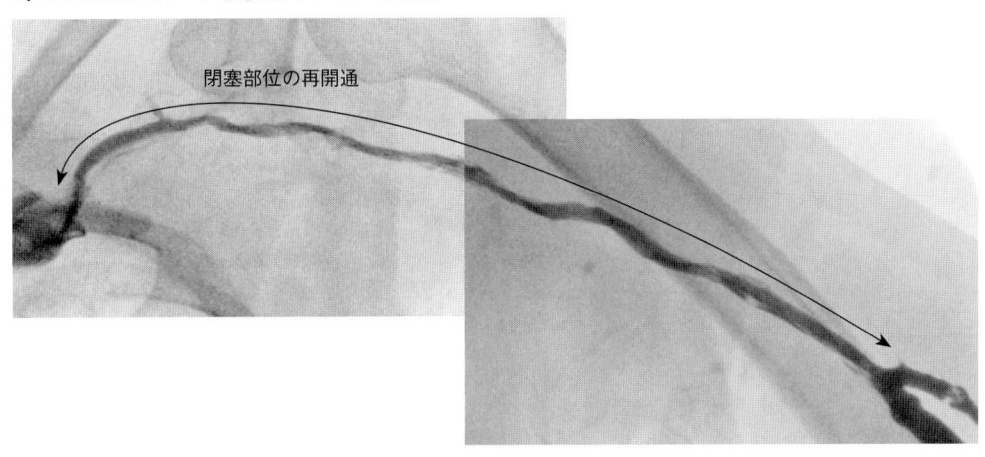

閉塞部位の再開通

b) 追加バルーン拡張

c) 6.0 mm バルーン拡張後の造影
（no flow 現象）

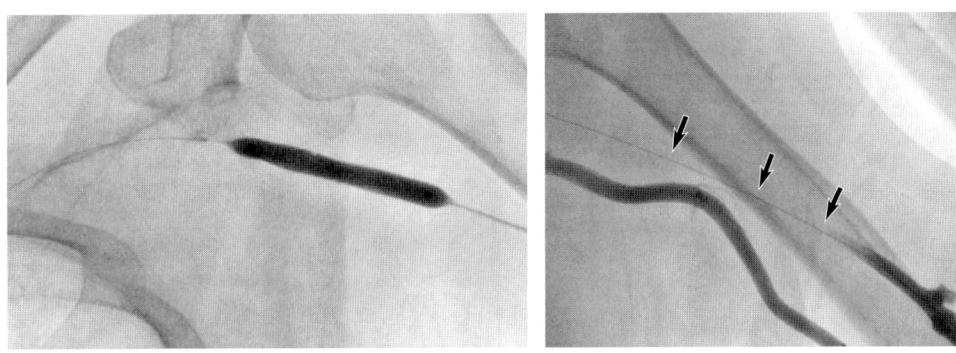

図4 症例2 慢性閉塞部位をバルーン拡張後に no flow 現象

4.0 mm バルーン拡張後の造影にて閉塞部位の再開通を確認した（a）．造影にて拡張不十分と判断し，6.0 mm バルーンにて病変部全体を低圧拡張した（b）．その直後の造影にて血管造影の途絶を認め，no flow 現象（血流の途絶現象，➡）が出現した（c）

a) 4 Fr の「TEMPO™ カテーテル」による先端造影

静脈解離部位

b) 「S.M.A.R.T.® stent」留置および拡張

S.M.A.R.T.® stent

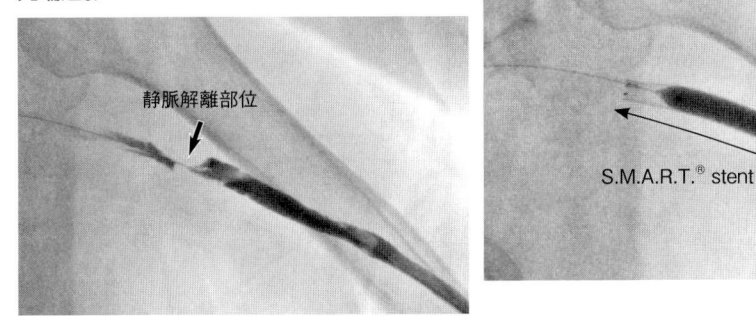

図5 症例2 静脈解離の確認とステント留置

ガイドワイヤーを抜かずに 4 Fr の「TEMPO™ カテーテル」を病変に挿入し，中枢側から順次造影することで，静脈解離部位（➡）を確認した（a）．「S.M.A.R.T.® stent」を静脈解離部分に留置し，さらに 6.0 mm バルーンにて後拡張を行った（b）

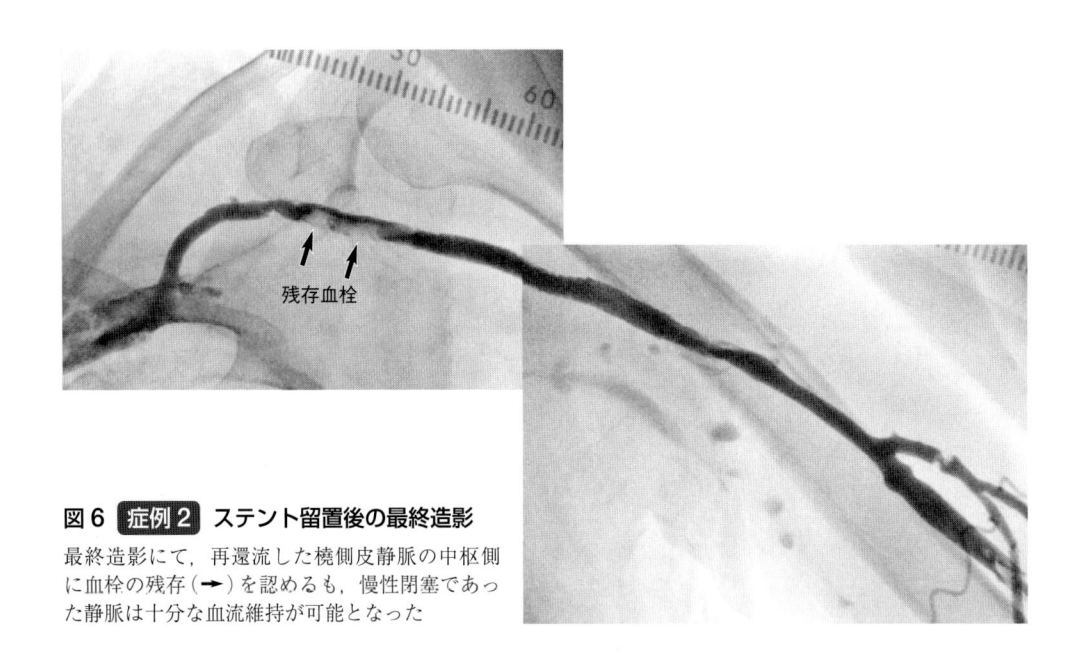

図6 症例2 ステント留置後の最終造影
最終造影にて，再還流した橈側皮静脈の中枢側に血栓の残存（→）を認めるも，慢性閉塞であった静脈は十分な血流維持が可能となった

脈は十分な血流維持が可能となった（図6）．

＊　＊　＊　＊　＊

　本例のように，いったん開通したシャント静脈が no flow となった場合には，静脈解離が原因であることが多い．このような静脈解離は上腕部のシャント静脈に発生しやすく，特に血管径より大きなサイズのバルーン拡張を行った際には注意が必要である．また no flow 現象を認めた際には，決してガイドワイヤーを抜いてはならない．ガイドワイヤーを抜いて再挿入を試みても解離血管偽腔にガイドワイヤーが進行し，再度本幹を捉えることが困難であることが多い．本例では4 Fr のカテーテルを用いて解離部位を確認したが，小径のバルーンにて病変部全体を再拡張し造影することで若干の再還流が得られ，解離部位を同定できることも多い．解離部位を同定した後には，ステント留置がほぼ必須である．

症例3 高度の急性リコイル症例（図7～図9）

　60歳台，男性．左前腕の自己動静脈シャントであり，返血圧の上昇にて紹介となった．吻合部近傍に石灰化した静脈瘤を伴っており，また橈側皮静脈は慢性完全閉塞である（図7a）．上腕部の尺側皮静脈に高度狭窄を認め，6.0 mm，バルーン6 atm 拡張を行ったが（図7b），高度のリコイルを呈した（図7c）．再度バルーン拡張行うも高度リコイルを繰り返した．このため，病変性状の確認目的に「Visions® PV」を用いて血管内超音波（intravascular ultrasound：IVUS）を行った．狭窄中枢側で造影の薄い部分は血管外からの中等度圧排所見を認め（図8a），また静脈分岐部では2本の静脈内腔が明瞭に描出された（図8b）．狭窄部位は軽度のプラークを認めたが，血管外方からの高度圧排所見を認め，これが狭窄の主因と判断された（図8c）．さらに末梢側の健常部位では血管内径約9 mm と判断された（図8d）．シャント血管狭窄の主因は，血栓にて器質化した静脈からの圧迫である可能性が考慮された．狭窄は高度なリコイルの拡張不全病変であり，また圧排による狭窄

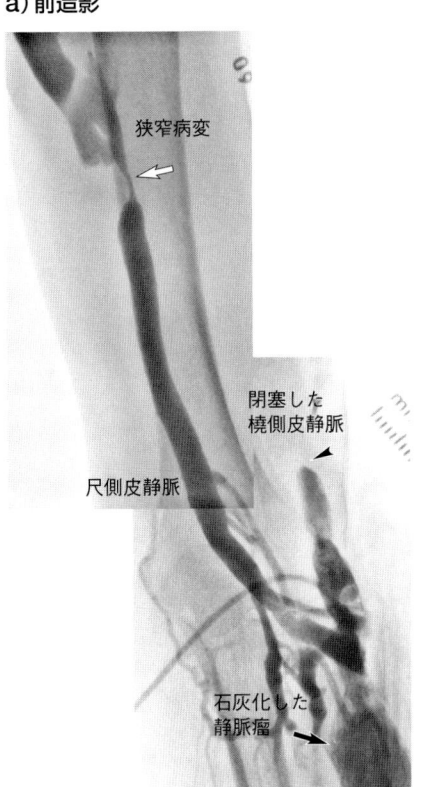

a)前造影　　　　　　　　b)バルーン拡張　　c)拡張後の高度リコイル

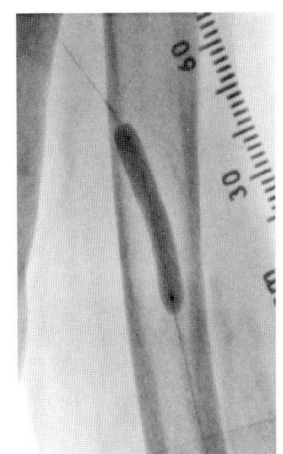

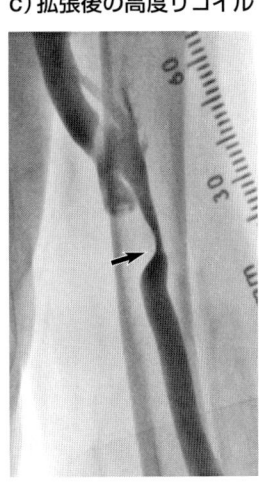

図7　症例3　上腕部尺側皮静脈に対するVAIVT 吻合部近傍に石灰化した静脈瘤（→）を伴っており，また橈側皮静脈は慢性完全閉塞（▶）である（a）．上腕部の尺側皮静脈に高度狭窄（⇨）を認め，6.0 mmバルーン拡張を行った（b）が，高度のリコイル（→）を呈した（c）

病変であることからバルーンでは拡張不能と判断された．そこで「S.M.A.R.T.® stent」（10×60 mm）を留置し，10 mmバルーンにて最大10 atmの後拡張を行った（図9a）．これらの手技により病変は十分に拡張された（図9b）．

　本例では急性の血流障害は認めなかったが，バルーンにて拡張不能の病変であり，長期的な透析効率の改善を目的にステント留置を行った．また血管内超音波は狭窄の原因および病変性状を評価するのに非常に有用な手段[7]である．

■3-2　待機的ステント留置（elective stenting）

　繰り返す再狭窄病変または閉塞血管病変に対して，長期開存を期待して行うステント留置方法である．

症例4　短期間に繰り返す再狭窄病変①（図10～図12）

　80歳台，女性．右肘部分での自己動静脈シャントで，上腕部の橈側皮静脈の短期間に繰り返す再狭窄病変である．本例では開存期間の延長を目的にステント留置を予定した．返血圧の上昇を認めていたが，前回のVAIVTから3カ月待ってシャント造影を施行した．中枢側の再狭窄病変（→）は，造影遅延を伴う99%再狭窄となっていた（図10a）．そのため5.0 mmバルーンにて4 atmで狭窄部位（→）を前拡張して（図10b），「S.M.A.R.T.® stent」（7×100 mm）を留置し（図10c），前拡張で用いたバルーンにて後拡張を最大12 atmで行った．穿刺部近傍の狭窄病変（▶）も再々狭窄病変

図8 症例3 高度リコイル部位のIVUS

血管内超音波では，狭窄中枢側で造影の薄い部分は血管外からの中等度圧排（→）を認め(a)，また静脈分岐部では2本の静脈内腔（→）が明瞭に描出された(b)．狭窄部では血管外方からの高度圧排（→）を認め，これが狭窄の主因と判断された(c)．さらに末梢側の健常部位では血管内径約9 mmと判断された(d)

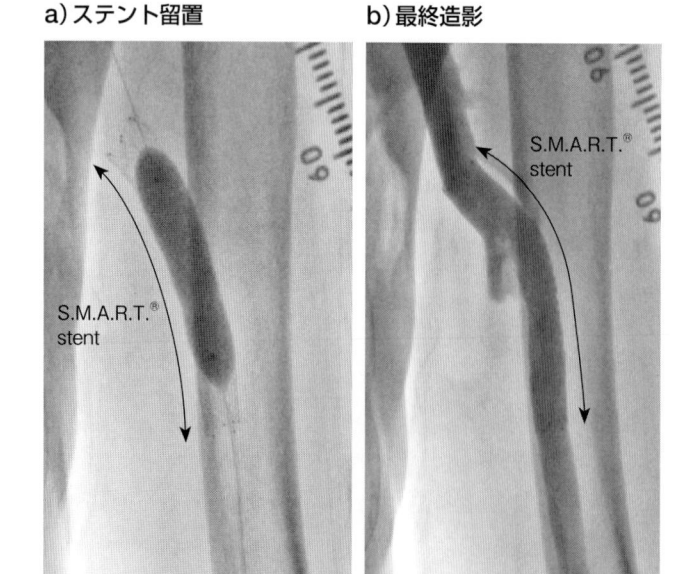

図9 症例3 ステント留置後の最終造影

高度なリコイルの拡張不全病変であり，また圧排による狭窄病変であることからバルーンでは拡張不能と判断され，「S.M.A.R.T.® stent」を留置し，10.0 mmバルーンにて最大10 atmの後拡張を行った(a)．これらの手技により病変は十分に拡張された(b)

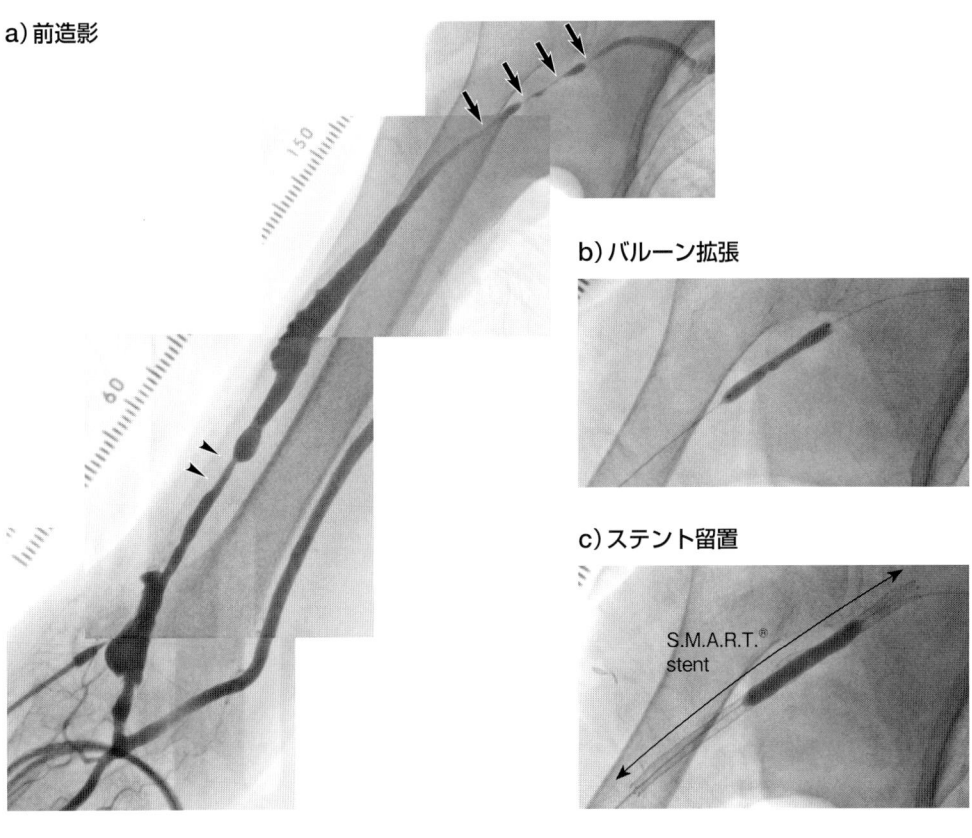

図10 症例4 繰り返す再狭窄病変に対する VAIVT

a) 前造影
b) バルーン拡張
c) ステント留置 S.M.A.R.T.® stent

中枢側の再狭窄病変（→）は造影遅延を伴う99%再狭窄となっていた（a）．そのため5.0 mmバルーンにて4 atmで狭窄部位（→）を前拡張して（b），「S.M.A.R.T.® stent」を留置し，前拡張で用いたバルーンにて最大12 atmで後拡張を行った（c）．穿刺部近傍にも狭窄病変（▶）がある

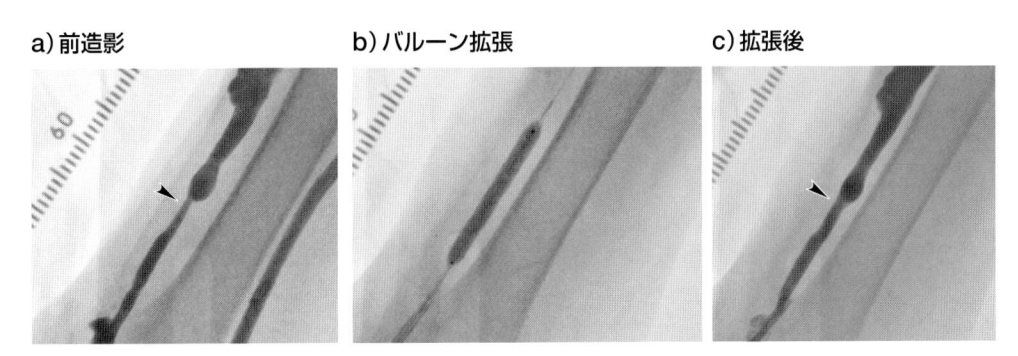

図11 症例4 穿刺部近傍の狭窄病変

a) 前造影
b) バルーン拡張
c) 拡張後

穿刺部近傍の狭窄病変（▶）も再々狭窄病変であるが，再度バルーン拡張のみでの治療を予定した．比較的低圧での病変拡張が可能な「AngioSculpt PTA balloon」を用いた．5.0 mmの「AngioSculpt PTA balloon」にて，4 atmの長時間拡張（240秒）を行った（b）．これにより病変は十分に拡張された（c）

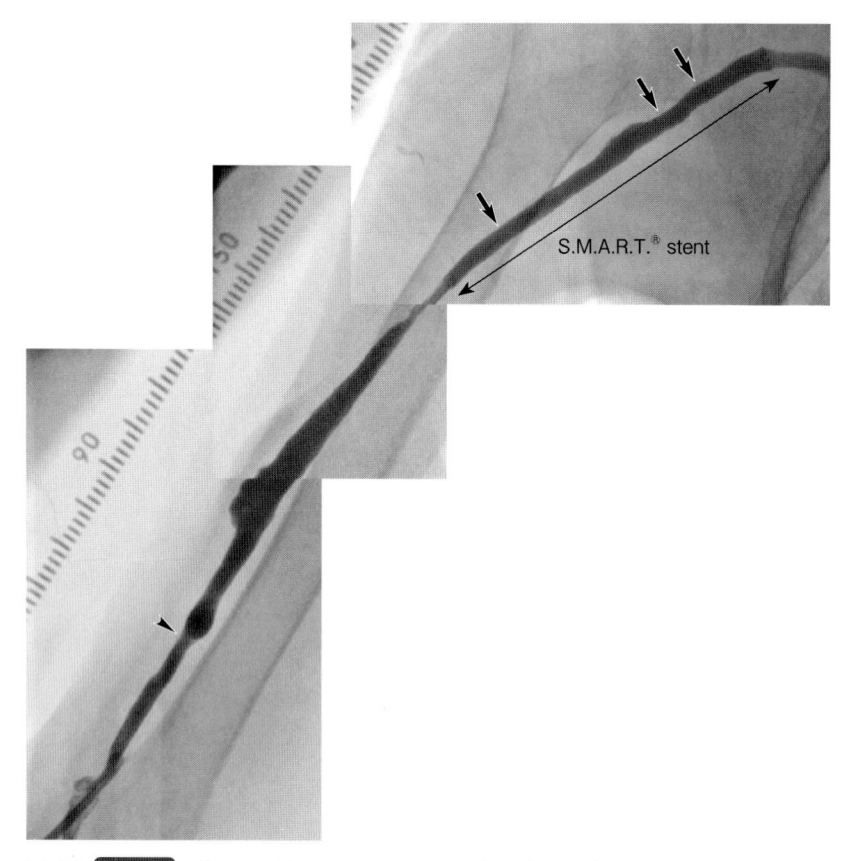

図12　症例4　バルーン拡張およびステント留置後の最終造影
中枢側の狭窄（→），穿刺部近傍の狭窄（▶）ともに，十分に拡張されている

であるが，返血の穿刺部近傍であり，再度バルーン拡張のみでの治療を予定した．今回は，比較的低圧での病変拡張が可能な「AngioSculpt PTA balloon」を用いた．このバルーンは，バルーンの表面にscoring element（血管に切れ目を入れる細いワイヤ）4本を有しており，このelementにて血管壁の一部に亀裂を生じさせることで病変拡張を行うデバイスであり，parallel wire technique[8]と同様の拡張機序である．5.0 mmの「AngioSculpt PTA balloon」にて，4 atmの長時間拡張（240秒）を行った（図11b）．これにより病変は十分に拡張された（図11c，図12）．

症例5　短期間に繰り返す再狭窄病変②（図13〜図15）

　70歳台，女性．糖尿病性腎症の症例であり，返血圧の上昇にて紹介となった．左前腕の自己動静脈シャントで，左上腕部の橈側皮静脈の狭窄に対して「S.M.A.R.T.® stent」が留置されている．シャント造影にて左鎖骨下静脈に流入するcephalic arch部位の高度狭窄を認めたため（図13a），6.0 mmバルーンにて6 atmでの拡張を行い（図13b），十分に血流が改善された（図13c）．しかし2カ月後に再度返血圧の上昇を認め，再度VAIVTを施行した．以後2〜3カ月間隔で再狭窄を4度繰り返したためcephalic archに「S.M.A.R.T.® stent」（6×40 mm）を留置した．しかし2カ月後に再度血流不

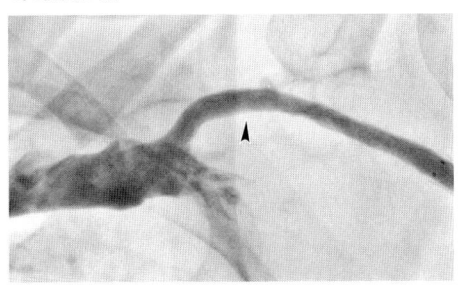

図13 症例5 繰り返すcephalic arch再狭窄に対するVAIVT

a) 前造影　b) バルーン拡張　c) 最終造影

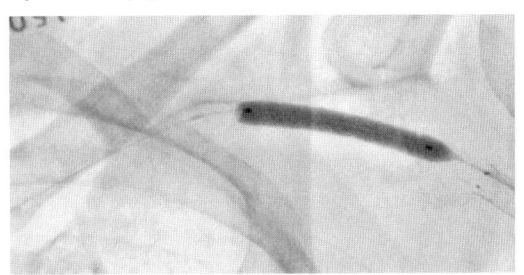

シャント造影にて，左鎖骨下静脈に流入するcephalic arch部位の高度狭窄（→）を認めた（a）．6.0 mmバルーンでの拡張を行い（b），十分に血流が改善をされた（c，▶）．

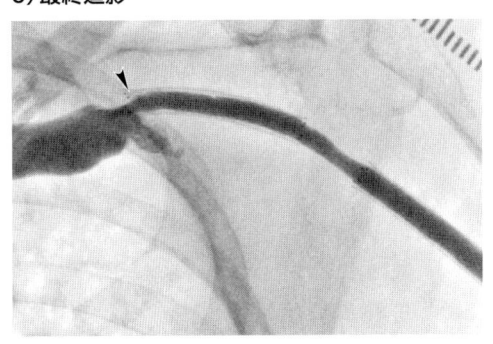

図14 症例5 ステント中枢側の再狭窄

a) ステント中枢側の再狭窄　b) バルーン拡張 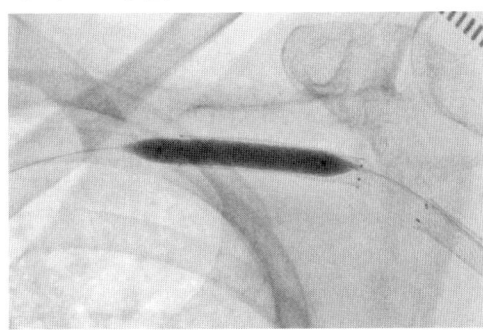　c) 最終造影

繰り返すcephalic archの狭窄に「S.M.A.R.T.® stent」を留置したが，再度血流障害となり，血管造影にて，ステント中枢側エッジにて高度な再狭窄（→）を認めた（a）．このため6.0 mmバルーンにて拡張を行い（b），十分な内腔確保（▶）となった（c）．しかし，以後2.5年間で同じ部位のステントエッジ再狭窄を11回繰り返した

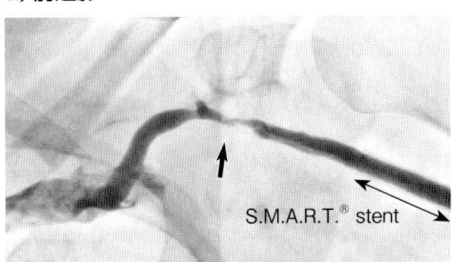

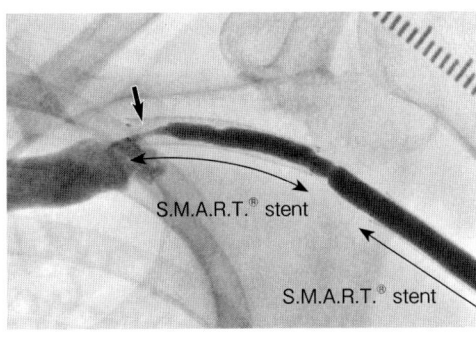

a）前造影：繰り返す再狭窄

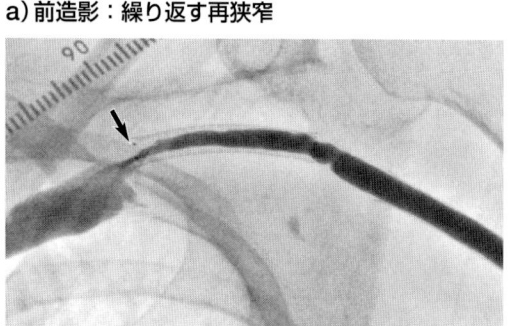

b）前拡張（6.0 mm バルーン）

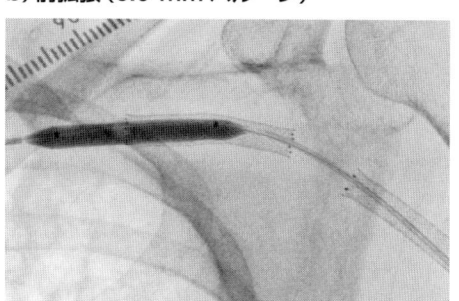

c）ステント留置

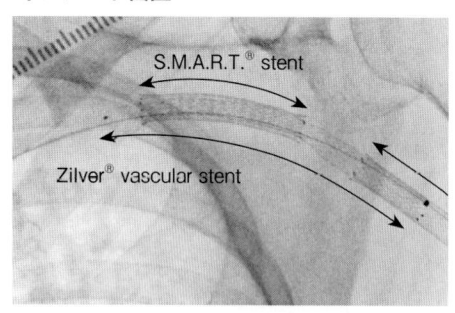

d）後拡張（6.0 mm バルーン）

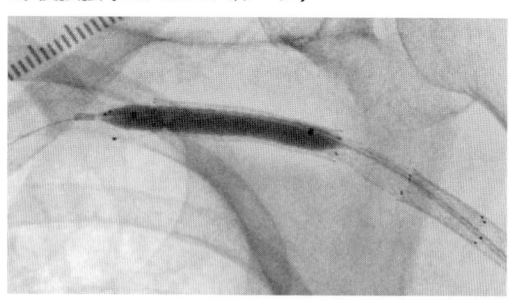

e）最終造影

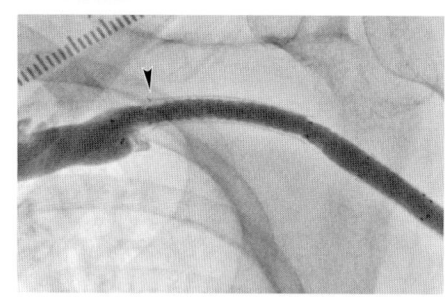

図15　症例5　繰り返す再狭窄病変にステント留置

短期間に繰り返す再狭窄病変（→）であり（a），今回はステント留置を予定した．6.0 mm バルーンにて前拡張を行い（b），「Zilver® vascular stent」を鎖骨下静脈に少し入り込む部位から留置した（c）．さらに 6.0 mm バルーンにて後拡張を追加した（d）．最終造影にて，再狭窄部位である cephalic arch から鎖骨下静脈流入部の高度狭窄の十分な拡張を確認した（e）

全にて紹介となった．血管造影にて，これまでの再狭窄部位に狭窄は認めなかったが，ステント中枢側エッジにて高度狭窄を認めた（図14a）．このため 6.0 mm バルーンにて拡張を行った（図14b，図14c）．以後 2.5 年間で，3 カ月以内の同じ部位のステントエッジ再狭窄を 11 回繰り返した．

そのため今回はステント留置を予定した．前造影にて同じ部位の再狭窄であることを確認（図15a）し，6.0 mm バルーンにて前拡張を行い（図15b），「Zilver® vascular stent」（8 × 80 mm）を鎖骨下静脈に少し入り込む部位から上腕部の「S.M.A.R.T.® stent」部位までフルカバーして留置した（図15c）．さらに 6.0 mm バルーンにて後拡張を追加した（図15d，図15e）．本例はステント留置以後，7 カ月間再狭窄を認めていない．

*　　*　　*　　*　　*

上腕部の短期間に繰り返す高度狭窄病変に対しては，ステント留置が有用な方法である．ステント留置後は再狭窄までの期間の延長が可能であるが，いったんステント内再狭窄が生じた場合には，短期間に再狭窄が繰り返す場合もあり注意が必要である．著者らは，上腕部シャントの狭窄病変に関しては，

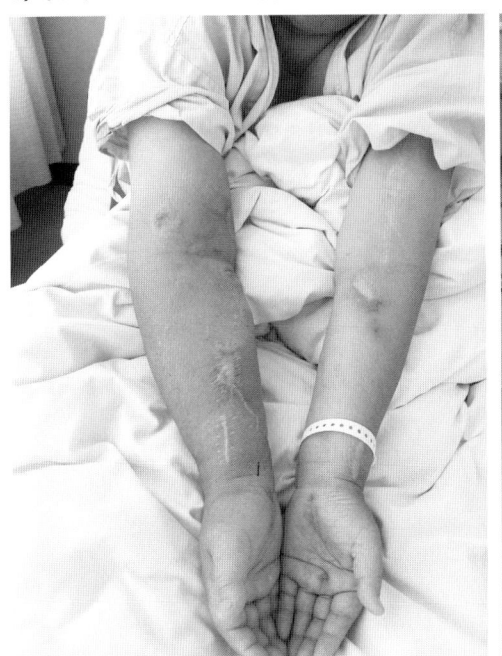

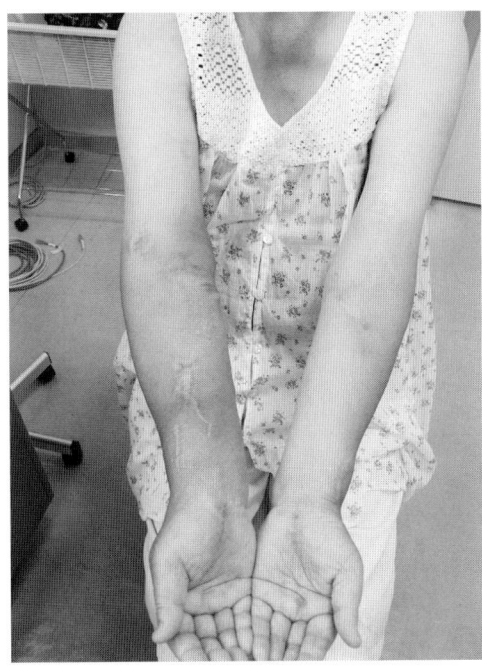

図16 中心静脈閉塞病変のインターベンション後の透析右上肢腫脹の改善
a) 右前腕周囲径 32 cm
b) 右前腕周囲径 27 cm

3カ月以内に繰り返す高度再狭窄病変をステント留置の適応と考えている．
　また前腕部の透析シャントに対するステント留置は，できる限り避けることが望ましい．これはステント留置にて透析時の穿刺部位に支障が生じる可能性があること，および透析シャントの外科的再建時の障害となることからである．

4 中心静脈病変に対する退避的および待機的ステント留置

■4-1 透析シャントの中心静脈病変

　透析シャント肢の中心静脈に狭窄または閉塞などの病変が出現すると，下記の症状，病態が生じる．
　①透析時の送血圧（返血圧）の上昇，静脈高血圧の発生
　②静脈圧が50 mmHg以上上昇した場合や常時150 mmHg以上で持続した場合には，透析シャントの中枢側静脈の病変が疑われる．
　③再循環などの透析効率の低下
　④透析肢の高度の腫脹と痛み（図16a）
　⑤透析肢の皮膚表面の静脈の発達・怒脹
　これらの中心静脈病変出現の原因としては，中心静脈カテーテルの挿入・留置による静脈壁の損傷，シャントによる動脈血の流入と血流増加によるshear stressでの静脈壁・静脈弁の肥厚，鎖骨および第一肋骨による圧迫などの解剖学的要因，腋窩および鎖骨下静脈の胸壁筋による解剖学的圧迫など

鎖骨下静脈病変
鎖骨に挟まれる部分であり，基本的に自己拡張型ステントが適応であるが，短い病変ではバルーン拡張型ステントも適応
自己拡張型ステントでは，血管壁への密着を考慮し，血管径より少し大きめのステントを選択

鎖骨下静脈
左腕頭静脈（無名静脈）
右腕頭静脈
上大静脈

左腕頭静脈病変
血管長が長く，大動脈弓と胸骨に挟まれる部分であり，増殖内膜による狭窄・閉塞病変では，自己拡張型ステントを選択
静脈外方からの圧排による狭窄病変では，バルーン拡張型ステントを選択

右腕頭静脈病変
右腕頭静脈病変は血管長が短く，基本的にバルーン拡張型ステントを選択

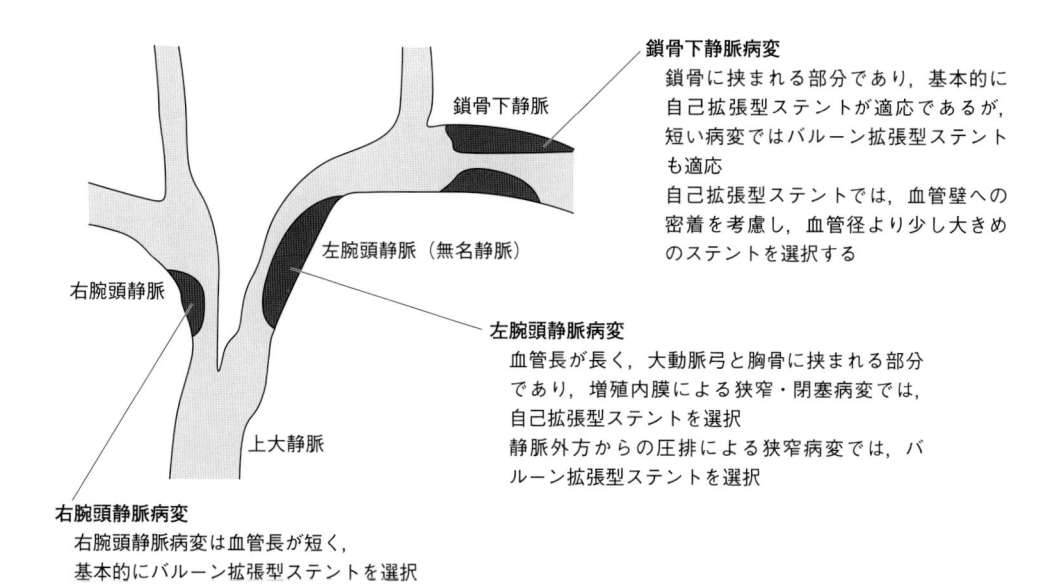

図17　中心静脈病変部位によるステントの選択基準

が報告されている[9), 10)]．この中心静脈病変に対するVAIVTにより，①シャント肢の温存が可能，②血管内治療終了直後からシャントが使用可能，③静脈高血圧および返血圧上昇の速やかな改善，④シャント肢腫脹あるいは痛みの速やかな改善（図16b），⑤皮膚表面の側副血行静脈の怒脹の消失が可能である．また，心機能が保持されている症例では，中心静脈へのVAIVTにより急激な心臓への血流増加を認めるが一過性であり，心機能に大きな影響を及ぼすことはない[11)]．

　中心静脈のVAIVTでは，透析シャント末梢血管のインターベンション治療と同様にバルーン形成術が基本である．しかし，バルーンのみで十分な血流を得られない症例あるいは短期間に再狭窄を繰り返す症例などでは，ステント留置が必要となる．現時点で著者らの中心静脈病変に対すバルーン拡張およびステントの適応について，以下のように考えている[6), 7)]．

- 初回狭窄病変，または病変長の短い慢性完全閉塞病変（chronic totally occlusion：CTO）では，バルーン形成術を行う．
- バルーン拡張にて高度のリコイルなどの拡張不全，解離の発生，急性閉塞病変では，ステント留置を行う（退避的ステント留置，bailout stenting）．
- 短期間に繰り返す再狭窄病変，長い慢性完全閉塞病変ではステント留置を行う（待機的ステント留置，elective stenting）．

■4-2　中心静脈病変部位によるステントの選択基準（図17）

　鎖骨下静脈病変は，基本的に鎖骨に挟まれる部位で，さらに上肢の運動に伴う伸展屈曲を受けやすい部位であるため自己拡張型ステントの適応である．しかし短い病変ではバルーン拡張型ステントも使用可能である．自己拡張型ステントでは血管壁の密着を考慮し，対照血管径よりも少し大きい径のステントが選択される．バルーン拡張型ステントでは，基本的に対照血管径に合わせたステントが選択される．

左腕頭静脈（無名静脈）は，比較的血管長が長い部位である．プラークなどの内膜増殖による狭窄・閉塞病変では，自己拡張型ステントが選択される．しかし時に，大動脈弓または右の腕頭動脈と胸骨に左腕頭静脈が挟まれることにより狭窄を生じる場合が認められる．この血管外方からの圧迫に伴う狭窄の場合には，自己拡張型ステントでは拡張不十分となる病変が認められ，バルーン拡張型ステントを選択すべき病変と考えている[12]．

また右腕頭静脈病変では，血管長が比較的短く，基本的にバルーン拡張型ステントの適応と判断される．

■4-3 中心静脈VAIVTでのガイドワイヤーの選択と留置

シースを挿入した後，ガイドワイヤーを病変に挿入することになるが，通常は0.035インチの先端の柔らかいガイドワイヤーにて病変通過が可能である．著者らは0.035インチの先端がJ型の「ラジフォーカス®ガイドワイヤー」を用いている．血管内超音波にて血管内腔を確認する際には0.018インチまたは0.014インチのガイドワイヤーを使用することになる．慢性完全閉塞病変であっても最初のガイドワイヤーは0.035インチのガイドワイヤーを使用し，容易に通過可能な病変も多く経験する．病変通過したガイドワイヤーは，可能であれば下大静脈あるいは腸骨静脈まで深く挿入しておくことが望ましい．これはガイドワイヤーが右心房・右心室へ迷入し不整脈を誘発することを予防するためと，留置したステントが何らかの原因で移動した際に，右心室・肺動脈へ流出することを予防するためである．もしステントが移動した場合には，ステントの回収は困難であり，腸骨静脈への留置を考慮すべきである．

以下に実際の症例を提示し，中心静脈への手順を解説する．

4-3-1 退避的ステント留置（bailout stenting）

バルーン拡張後に生じた急性の血流障害に対して行う緊急退避的なステント留置である．

症例6 バルーン拡張後の血流不全病変（図18，図19）

40歳台，男性．左前腕の自己動静脈シャントであり，左上肢の高度腫脹および疼痛，さらに返血圧の上昇にて紹介となった．術前のMDCT（multidetector-row computed tomography）にて左腕頭静脈の完全閉塞と診断され，造影にて比較的短い左腕頭静脈完全閉塞および発達した側副血行静脈を認めた．右大腿静脈から6Frの「Destination®」の長いシャトルシースを上大静脈まで挿入し，左上肢のシャントから6Frのシースを挿入することで閉塞血管の両方向からのアプローチ（bi-directional approach）とした（図18a，図18b）．0.035インチの「ラジフォーカス®ガイドワイヤー」は不通過であり，4FrのJudkin's Right Catheterをバックアップとして0.018インチの「Treasureガイドワイヤー」操作を両方向から行い，上大静脈からのアプローチのガイドワイヤーにて閉塞病変通過に成功した（図18c）．その後2.0mmバルーンにて拡張し，さらに4.0mmバルーンにサイズアップして拡張を行ったが，拡張後の造影にて再還流は得られなかった（図19a，図19b）．バルーン拡張後の血流不全であり，ステント留置を行った．「Express™ stent」（8×17mm）を6atmで留置し，さらに留置されたス

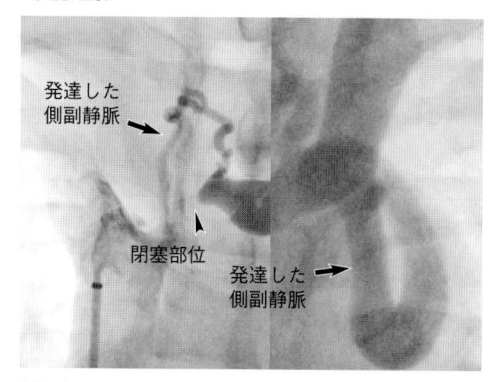

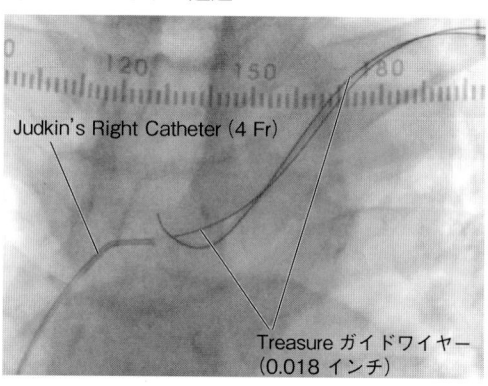

図18 症例6 左腕頭静脈の慢性完全閉塞病変に対する PTA

造影にて比較的短い左腕頭静脈完全閉塞（▶）および発達した側副血行静脈（→）を認めた（a）．右大腿静脈から 6 Fr のシャトルシースを上大静脈まで挿入し，左上肢のシャントから 6 Fr のシースを挿入することで閉塞血管の両方向からのアプローチ（bi-directional approach）とした（b）．4 Fr の Judkin's Right Catheter（をバックアップとして 0.018 インチの「Treasure ガイドワイヤー」操作を両方向から行い，ガイドワイヤーの閉塞病変通過に成功した（c）

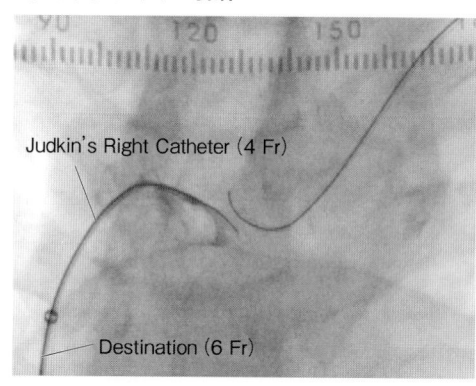

テント前後を 10 mm バルーンにて 4 atm 拡張し，ステント体部を 2 atm で後拡張した（図19c）．最終造影にて十分な血流再開を確認した（図19d）．病変前後の圧較差は 28 mmHg から 0 mmHg に著明な改善を認めた．

＊　＊　＊　＊　＊

中心静脈病変のバルーン拡張に際しては，初回からの大きなバルーンでの拡張は血管穿孔または静脈解離を惹起しやすく，小径のバルーンから順次大きなバルーンにサイズアップして拡張することが肝要である．また 5〜8 mm の血管内腔が確保されれば，上肢の腫脹・返血圧の上昇などの臨床症状は軽快可能である．したがって，大きな対照血管径にこだわることなく使用するバルーン径を選択することが，血管穿孔などの合併症を回避するうえでも重要である．

また本例では，バルーン拡張型のステント留置後に 10 mm 径バルーンを用いてステント前後を dog-bone 様に拡張することで，ステントの移動を防ぎ，血管壁へ密着させる手技を行っている．

a) バルーン拡張（4.0 mm バルーン）

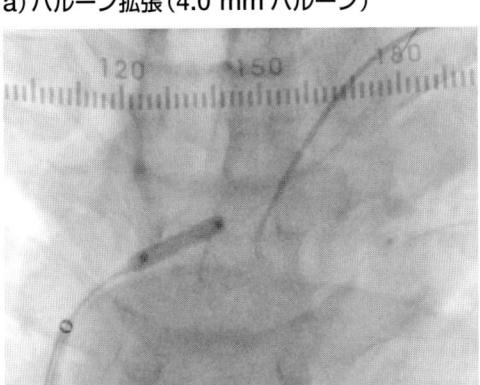

b) バルーン拡張後の造影

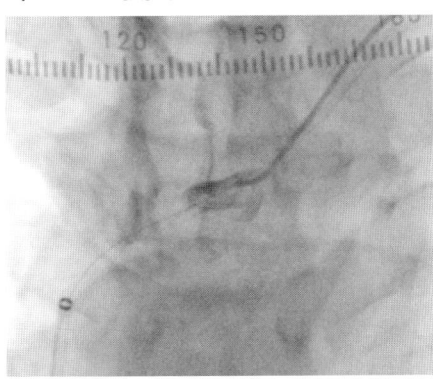

c) ステント留置およびバルーン拡張（10.0 mm バルーン）

d) 最終造影

Express™ stent

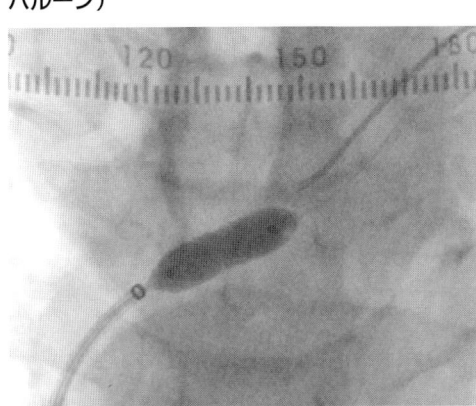

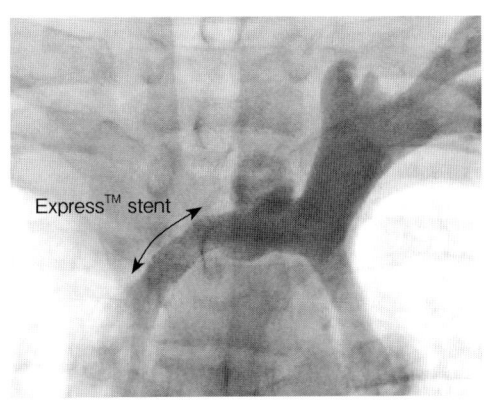

図19　症例6　バルーン拡張およびステント留置
4.0 mm バルーンにサイズアップして拡張を行ったが（a），拡張後の造影にて再還流は得られなかった（b）．「Express™ stent」を6 atm で留置し，さらに留置されたステント前後を10.0 mm バルーンにて低圧拡張した（c）．造影にて十分な血流再開を確認した（d）

症例6'　中心静脈ステント再狭窄に対するバルーン拡張後の静脈解離（図20～図22）

症例6はステント留置後6カ月で，再度左上肢の腫脹にて再紹介となった．造影にて「Express™ stent」留置部は再度完全閉塞となっていた（図20a）．左上肢のシャント血管からVAIVTを開始したが0.035インチの「ラジフォーカス® ガイドワイヤー」および0.014インチの「Treasure ガイドワイヤー」が不通過であったため，再度右大腿静脈から6 Fr のシャトルシースを挿入し，閉塞病変の両方からのアプローチとした．先端の硬い0.014インチの「Astato ガイドワイヤー」にて病変通過に成功．1.5 mm バルーンにて前拡張し，血管内超音波にてガイドワイヤーの真腔通過を確認した．その後4.0 mm バルーンで拡張し，さらに7.0 mm バルーンに変更し拡張を追加した（図20b）．しかしステントの遠位端にて陰影欠損を伴う静脈解離による血流障害が発生した（図20c）．このため退避目的に「S.M.A.R.T.® stent」（10 × 40 mm）をステント内に留置し，9.0 mm バルーンにて後拡張を行い，血流維持に成功した（図21a，図21b）．

a) 前造影　　　　b) バルーン拡張　　　c) バルーン拡張後の血管造影

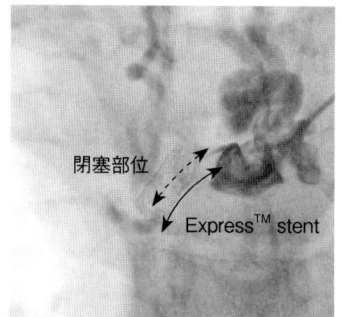

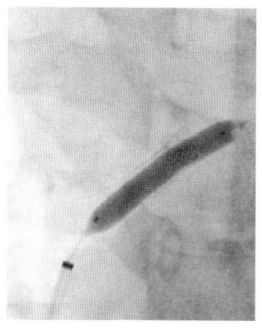

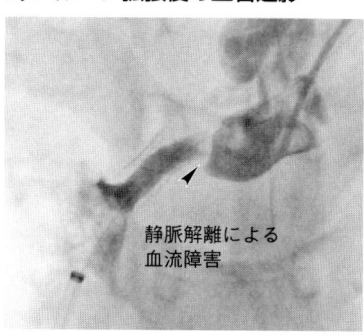

図20　症例6'　ステント留置部再閉塞と再度のバルーン拡張

シャント造影にて「Express™ stent」留置部は再度完全閉塞となっていた(a)．このため再度閉塞病変の両方からのアプローチとし，先端の硬いガイドワイヤーにて病変通過に成功．1.5 mmバルーンにて前拡張し，血管内超音波にてガイドワイヤーの真腔通過を確認した．7.0 mmバルーンにて拡張を追加したが(b)，ステントの遠位端にて陰影欠損を伴う静脈解離による血流障害(▶)が発生した(c)

a) ステント留置およびバルーン拡張　　　b) 最終造影

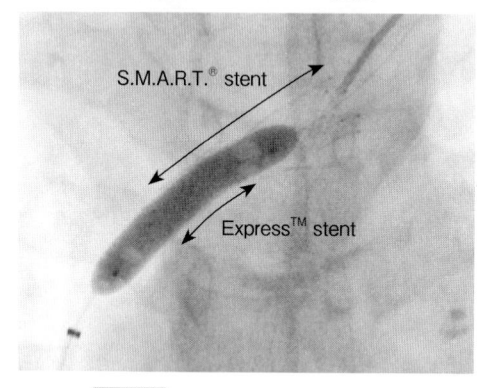

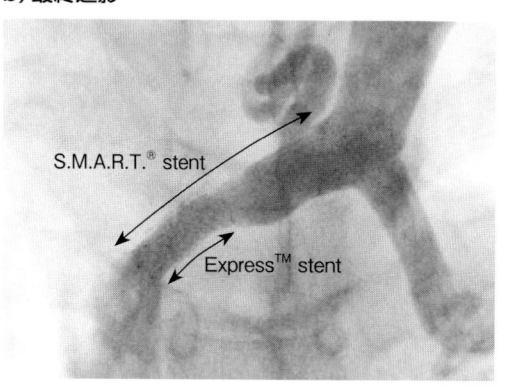

図21　症例6'　再度ステント留置と最終造影

退避的ステント留置目的に「S.M.A.R.T.® stent」をステント内に留置し，9.0 mmバルーンにて後拡張を行い(a)，血流維持に成功した(b)

a) 前造影　　　　b) バルーン拡張　　　c) 最終造影

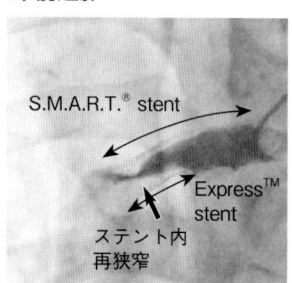

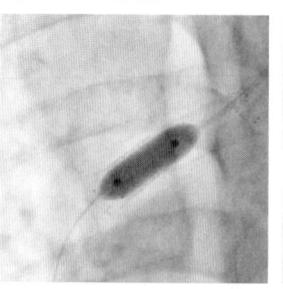

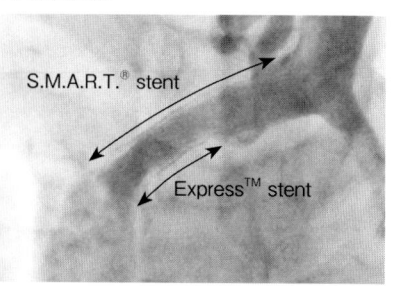

図22　症例6'　ステント留置部の再々狭窄と再度のバルーン拡張

この病変は 16 カ月後にステント内再狭窄となり（図 22a），再度バルーン拡張を追加にて再拡張している（図 22b，図 22c）．

症例 7 慢性閉塞病変に対するバルーン拡張後の血流不全病変
（図 23，図 24）

80 歳台，女性．左上肢の高度腫脹および返血圧の上昇にて紹介となった．血管造影にて左鎖骨下静脈は完全閉塞であり，良好な側副血行静脈により左腕頭静脈が描出されている（図 23a）．左上腕シャント静脈からのアプローチにてガイドワイヤー通過困難であり，右大腿静脈から 5 Fr のシース挿入し，Judkin's Right Catheter を左腕頭静脈まで進行し，閉塞部両側からの両方向性アプローチを行った（図 23b）．0.014 インチの「Treasure ガイドワイヤー」でも通過困難であり，より先端の硬い 0.014 インチの「Astato ガイドワイヤー」を使用して閉塞部両側から操作を行った．上腕シャントからの「Astato ガイドワイヤー」の通過に成功し，1.5 mm バルーンにて初期拡張を行った（図 23c）．その後ガイドワイヤーを先端の柔らかい 0.014 インチの「Aguru™ ガイドワイヤー」（300 cm）に交換し，ガイドワイヤー先端を腸骨静脈まで挿入した後に，3.0 mm バルーンにて追加拡張した．この後の造影を施行したが，良好な再還流は得られなかった（図 24a）．このため「S.M.A.R.T.® stent」（8 × 40 mm）留置を行い，6.0 mm バルーンにて後拡張を追加した（図 24b）．ステント留置にて慢性閉塞病変は十分に拡張され，側副血行静脈は消失した（図 24c）．また，病変前後の圧較差は 31 mmHg から 1 mmHg に著減した．

4-3-2 待機的ステント留置（elective stenting）

繰り返す再狭窄病変または閉塞血管病変に対して，長期開存を期待して行うステント留置方法である．

＊　＊　＊　＊　＊

慢性閉塞病変では，バルーン拡張を行ってもまったく血流再開が認められない病変もしばしば経験する．この際には，バルーンのみの不完全拡張にて手技を終了すると，臨床症状の改善が得られないのみでなく，早期の再閉塞となる．したがって，積極的なステント留置を考慮すべきである．

症例 8 バルーンにて短期間に再狭窄を繰り返す病変（図 25 〜図 27）

70 歳台，女性．右肘部の人工血管シャント症例であり，右上肢の高度腫脹および返血圧の上昇にて紹介となった．高度の右腕頭静脈狭窄を認め VAIVT 施行した．5 Fr のシースを挿入し，0.014 インチの「Runthrough® Ph ガイドワイヤー」にて病変通過．5.0 mm バルーンが病変不通過であり，3.0 mm バルーンにて前拡張を行った（図 25a，図 25b）．その後に 5.0 mm バルーンにて拡張を行ったが，高度のリコイルを認めたため，7.0 mm バルーンにサイズアップして 6 atm，180 秒の長時間拡張を 3 回行った（図 25c，図 25d）．これにより病変は拡張されたが，最終造影にて軽度のリコイルを認めた（図 25e）．

しかし，以後 1 年以内に 3 回の再狭窄を繰り返した．このためステント留置を予定した．前造影にて高度再狭窄を確認し（図 26a），5.0 mm バルーンにて前拡張を行い「PALMAZ® stent」（8 × 25 mm）を低圧から徐々に加

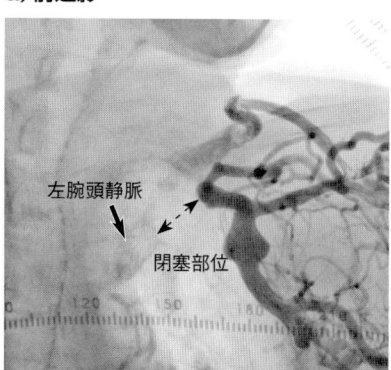

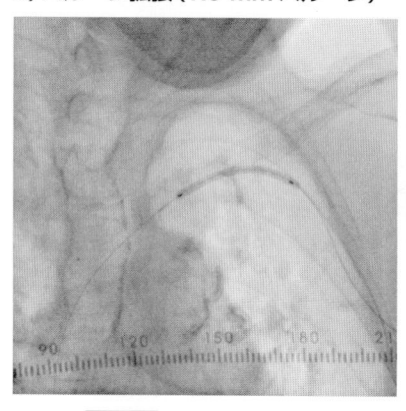

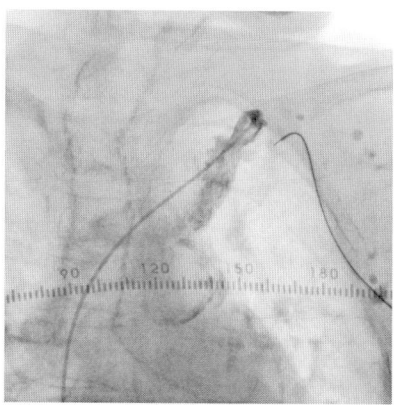

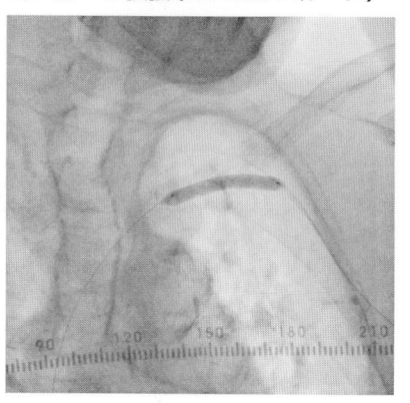

図23 症例7 **左鎖骨下静脈の慢性完全閉塞症例に対するVAIVT**

血管造影にて左鎖骨下静脈は完全閉塞であり，良好な側副血行静脈により左腕頭静脈（→）が描出されている(a)．閉塞部両側からの両方向性アプローチを行い(b)，上腕シャントからのアプローチのガイドワイヤーの通過に成功し，1.5 mm バルーンにて初期拡張を行った(c)．その後，3.0 mm バルーンにて追加拡張した(d)

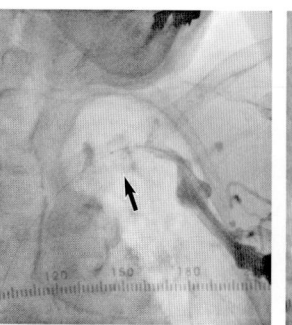

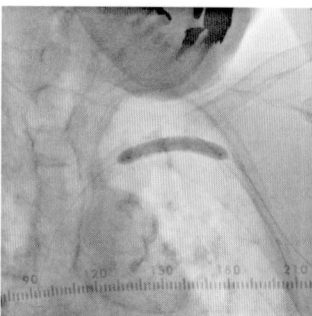

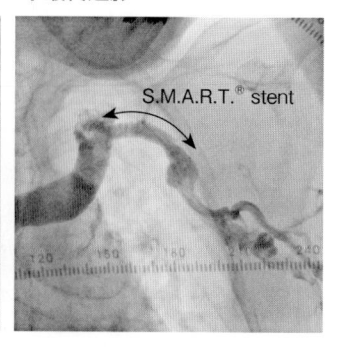

図24 症例7 **ステント留置および最終造影**

3.0 mm バルーンにて拡張後の造影にて，血流の再還流は得られず(a，→)，このため「S.M.A.R.T.® stent」留置を行い，6.0 mm バルーンにて後拡張を追加した(b)．ステント留置にて閉塞病変は拡張され，側副血行静脈は消失した(c)

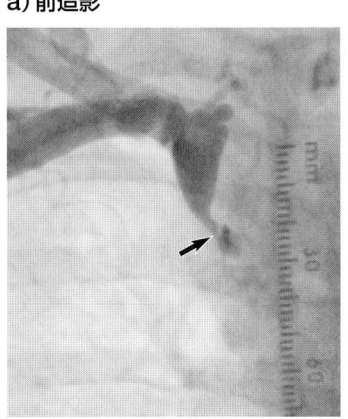

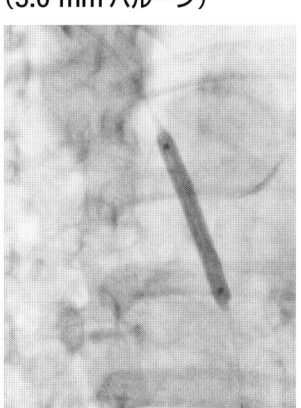

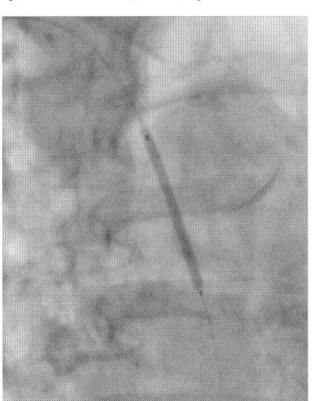

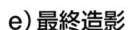

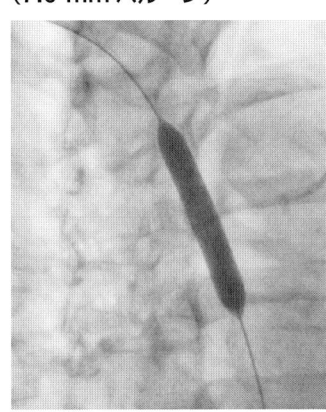

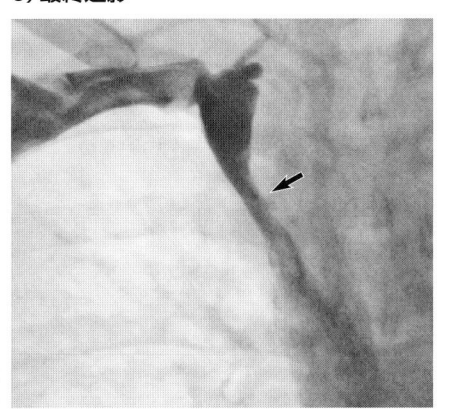

図25 症例8 右腕頭静脈高度狭窄に対するVAIVT

高度の右腕頭静脈狭窄を認め（a，→）VAIVTを施行した．3.0 mmバルーンにて前拡張を行い（b），さらに5.0 mmバルーンにて拡張を行ったが（c），高度のリコイルを認めたため，7.0 mmバルーンで6 atm，180秒の長時間拡張を3回行った（d）．高度狭窄病変は拡張され十分な血流となっているが，拡張部位（→）は（d）で提示の7.0 mmバルーン径より小さく軽度のリコイルを呈している（e）

圧して，8 atmで留置した（図26b，図26c）．ステント留置後に血管造影を行い，血管穿孔などの合併症のないことを確認した（図27a）．さらに10.0 mmバルーンを用いて，まずステント中枢側を4 atmで拡張し，次にステント末梢側を4 atmで追加拡張した（図27b，図27c）．これによりステントをdog-bone様に拡張した．最終造影にて狭窄血管の十分な開大を確認した（図27d）．

　　　　　　＊　＊　＊　＊　＊

著者らは，バルーン拡張型ステントを中心静脈に留置する際には，ステントの中枢および末梢側を大きめのバルーンにて低圧（2〜4 atm）にて追加拡張し，ステントがdog-bone様になるような拡張を追加している．このように拡張することで，ステントの移動を予防すると同時に，ステント中枢および末梢側を血管壁に十分密着させることが可能となる．また，この追加拡張の

a) 前造影　　b) バルーン拡張　c) ステント留置　d) ステント留置

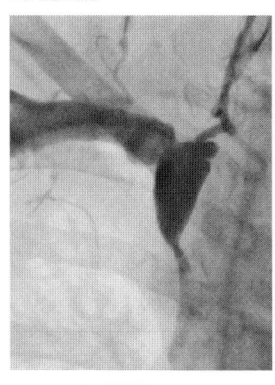

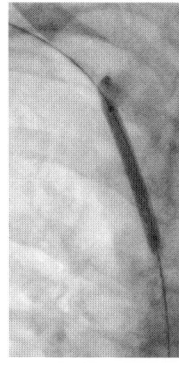

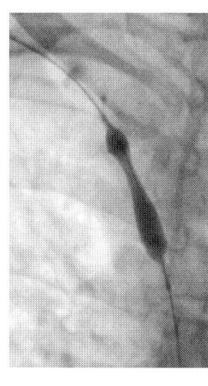

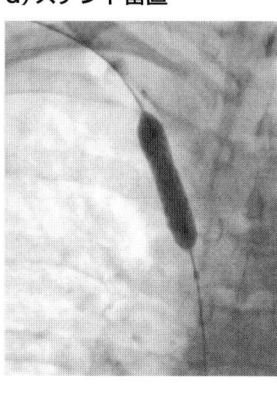

図26 症例8 **早期再狭窄に対するステント留置**
前造影にて高度再狭窄を確認し(a)，5.0 mm バルーンにて前拡張を行い(b)，「PALMAZ® stent」を低圧から徐々に加圧して(c) 8 atm で留置した(d)

a) ステント後の造影　b) ステント中枢側拡張　c) ステント末梢側拡張　d) 最終造影

PALMAZ® stent

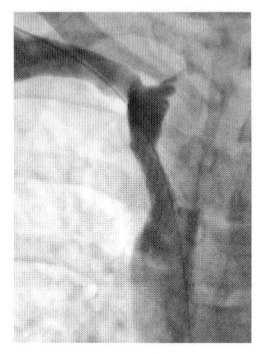

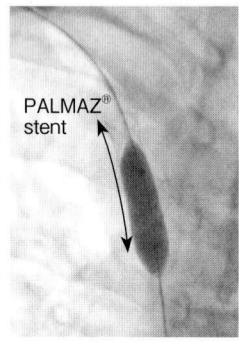

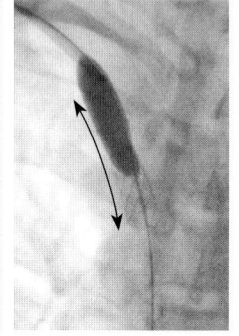

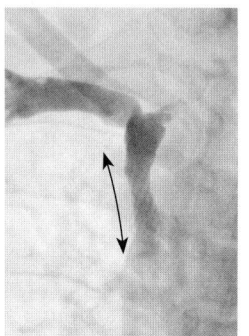

図27 症例8 **ステント留置後の後拡張および最終造影**
ステント留置後に血管造影を行い，血管穿孔などの合併症のないことを確認(a)．さらに10.0 mm バルーンにてステント中枢側および末梢側を 4 atm で追加拡張した(b，c)．これによりステントを dog-bone 様に拡張し，最終造影にて狭窄血管の十分な開大を確認した(d)

際には中枢側から拡張することが望ましい．バルーンサイズが大きいために，末梢側から拡張するとバルーンがウイング状となり，中枢側にバルーンを進める際にステントを押し出す危険性がある．

症例9 **バルーンにて再狭窄を繰り返し，完全閉塞となった病変**
（図28〜31）

　70歳台，女性．右前腕シャント症例であり，右腕頭静脈狭窄に対してバルーン拡張を3回行ったが，短期間(2カ月)で再狭窄を繰り返すようになった．そのため今回はステント留置を予定した．今回の血管造影では，右腕頭静脈病変は完全閉塞へと進行していた(図28a)．4 Fr の Judkin's Right Catheter のバックアップで0.035 インチの「ラジフォーカス® ガイドワイヤー」にて VAIVT を始めたが，ガイドワイヤー不通過であり，先端の硬い0.014 インチの「Treasure ガイドワイヤー」に変更し，病変通過に成功した

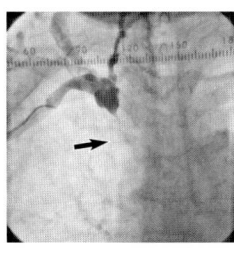

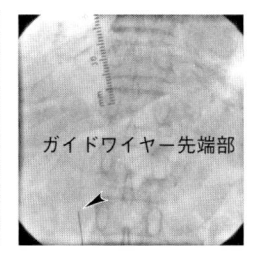

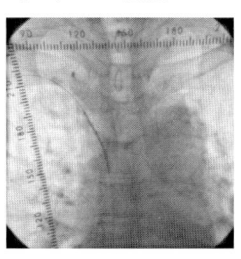

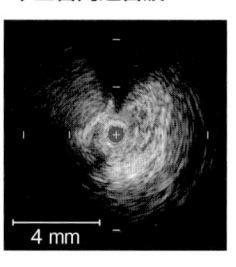

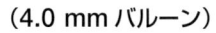

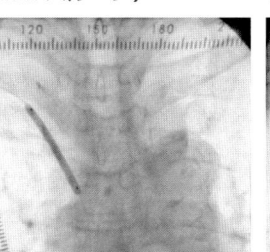

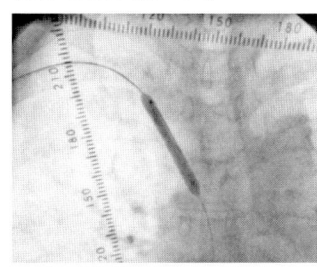

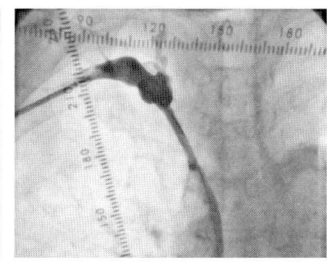

図28 症例9 バルーン拡張にて再狭窄を繰り返した右腕頭静脈の慢性閉塞性病変に対するPTA

右腕頭静脈病変は完全閉塞（→）となっており(a)，先端のガイドワイヤー(▶)にて病変通過に成功した(b)．比較的硬いガイドワイヤーを用いたため，いったん2.0 mmバルーンで病変拡張(c)した後に先端の柔らかいガイドワイヤーに交換し，さらに血管内超音波にてガイドワイヤーの通過部位を確認した(d)

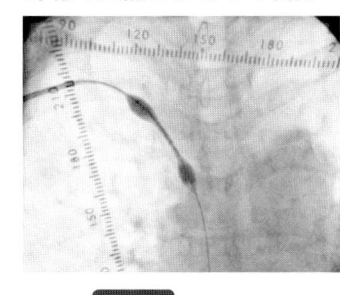

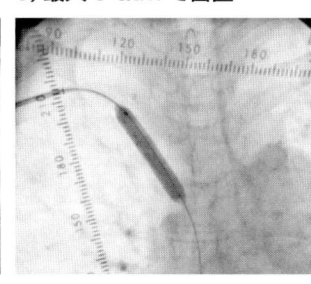

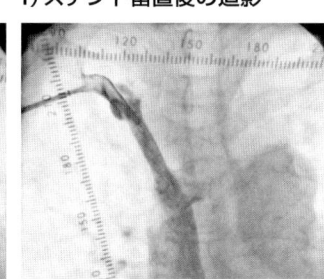

図29 症例9 バルーン拡張およびステント留置

血管解離または穿孔を避けるために小径バルーンからの拡張を行った．4.0 mmおよび6.0 mmバルーンで拡張した後，造影にて血管損傷がないことを確認した(a, b, c)．「Express™ stent」を徐々に加圧して拡張し(d)，最大8 atmで留置した(e)．ステント留置後に再度造影し，血管穿孔がないことを確認した(f)

（図28b）．ガイドワイヤーを下大静脈まで挿入し，右心房または右心室へのガイドワイヤー迷入を予防した．比較的硬いガイドワイヤーを用いたため，いったん2.0 mmバルーンで病変拡張した（図28c）後に先端の柔らかいガイドワイヤーに交換し，さらに血管内超音波にてガイドワイヤーの通過部位を確認した．ガイドワイヤーは閉塞病変の中央部を通過していた（図28d）．完全閉塞病変では最初から大きなバルーン拡張を行うと血管解離または穿孔をきたす可能性があり，小径バルーンからの拡張を行った．4.0 mmおよび6.0 mmバルーンを8 atmで拡張した後，造影にて血管損傷が

ないことを確認した（図29a, 図29b, 図29c）．「Express™ stent」（8×37 mm）を徐々に加圧して拡張し，最大8 atmで留置した．ステント留置後に再度造影し，血管穿孔がないことを確認した（図29d, 図29e, 図29f）．さらに10.0 mmバルーンにて留置されたステントの前後を3 atmで追加拡張した（図30a）．拡張内ステントはdog-bone状となっており，これによりステントは移動しにくくなっている（図30b）．最終造影にて良好な拡張を確認した（図30c）．

この症例では，さらに血管内超音波にてステントの血管壁への密着状況をIVUSで評価した（図31）．このようにステントの一部が血管壁から浮いていても，血栓症などの合併症を認めることはなく，より大きなバルーンでの拡張は不要である．

本例は，1年9カ月後にステント内再狭窄にて再度バルーン拡張を行っているが，長期の開存維持が可能であった．

＊　＊　＊　＊　＊

透析シャント病変，特に中心静脈病変は，いったん閉塞すると再開通にガイドワイヤー，バルーン，ステントなど多くのデバイスが必要となる．したがって，短期間に再狭窄を繰り返す症例では，完全閉塞をきたす前にステント留置が望ましいと考えられる．

症例10　左腕頭静脈の圧迫狭窄病変（図32～図34）

80歳台，女性．左前腕の自己動静脈シャントであり，約1年前から左上肢の腫脹が出現し次第に増悪した．さらに左上肢の皮膚びらん・潰瘍形成が出現し，紹介となった（図32a）．MDCTにて左腕頭静脈の高度狭窄を認め，また水平断CT画像にて左腕頭静脈は，右腕頭動脈と胸椎とに挟まれた圧迫が原因の狭窄であることが明瞭に描出されている（図32b）．左腕の透析シャントから6 Frのシースを挿入し，5.0 mmバルーンにて前拡張後に「Express™ stent」（7×37 mm）を8 atmで留置した（図33b, 図33c）．さらにステント前後を10.0 mmバルーンにて4 atmで拡張しdog-bone様とし，十分な拡張に成功した（図34a, 図34b, 図34c）．

＊　＊　＊　＊　＊

本例のように，大動脈または右腕頭動脈からの圧迫による左腕頭静脈狭窄がしばしば認められ，その術前診断にはMDCTによる造影が非常に有用である．また，このような圧迫による狭窄では自己拡張型ステント留置では拡張不十分となる病変も認められ，バルーン拡張型ステントによる拡張が有用である[12]．

中心静脈病変のVAIVTに際してIVUSの使用は，対象病変の情報を知るうえで非常に有用である．狭窄病変が内膜プラーク増殖による器質的狭窄か，あるいは圧迫による狭窄であるかの情報は，治療手段を決めるうえできわめて重要である．また，閉塞病変でのガイドワイヤーの通過位置の情報，あるいは正確な対照血管径を知ることはバルーン径の選択・拡張圧を考える際に重要であり，また安全な中心静脈へのVAIVTが可能となる[7]．しかし，VAIVTにおいてはIVUSが保険償還できない施設もあり，注意が必要である．

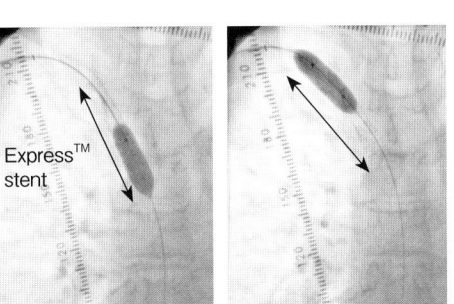

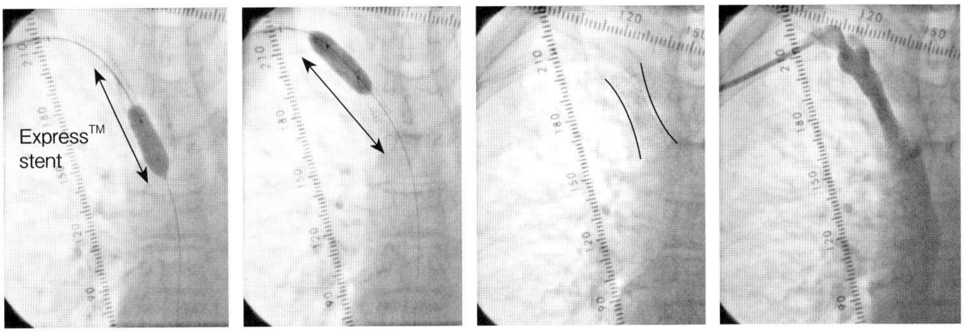

a) ステント両端の追加拡張　　b) dog-bone 状のステント　　c) 最終造影

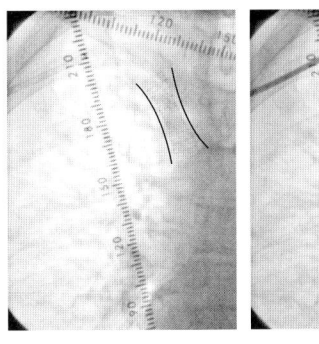

図30　症例9　追加バルーン拡張にてステントの移動を予防
10.0 mm バルーンにて留置されたステントの中枢側と末梢側を 3 atm で追加拡張した（a）．拡張されたステントは dog-bone 状となっており（b），最終造影にて良好な拡張を確認した（c）

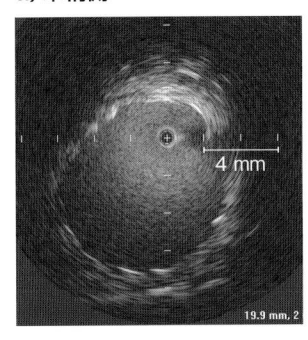

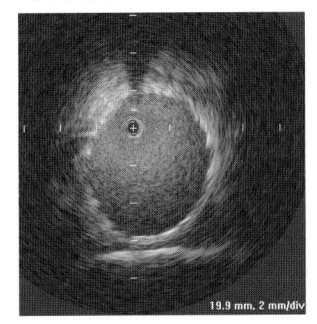

a) 末梢側　　b) 病変部　　c) 中枢側

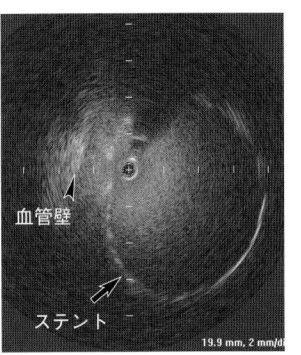

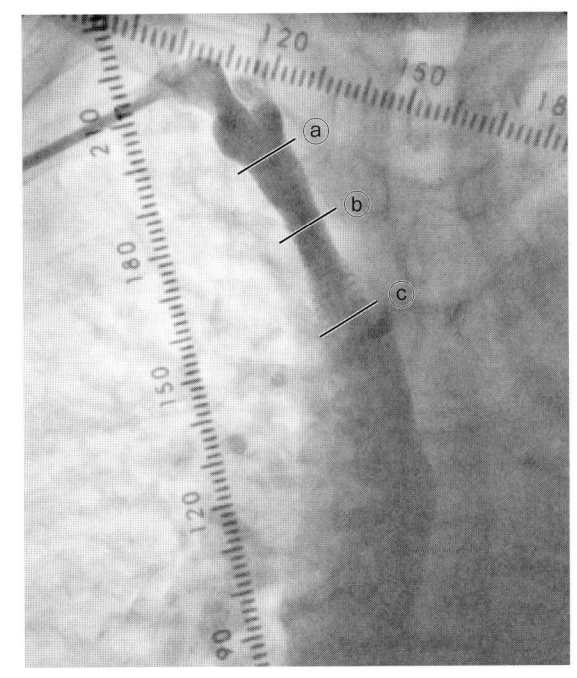

図31　症例9　ステント留置後のIVUS 所見

ステントの末梢側は 10 mm 径となり血管に密着していた（a）．狭窄病変部は 9 × 8 mm 程度で十分に拡張され，血管壁へのステント密着も良好であった（b）．ステントの中枢側は上大静脈に位置しており，ステントと血管壁との密着は不十分であるが，これ以上の拡張は不要と判断した（c）

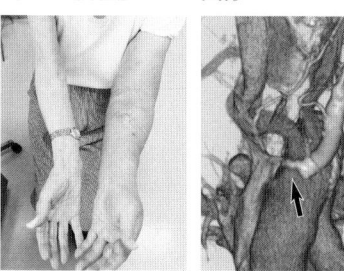

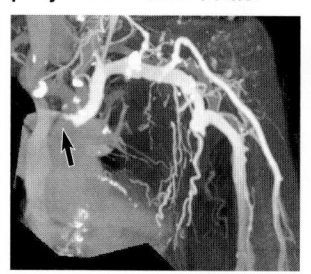

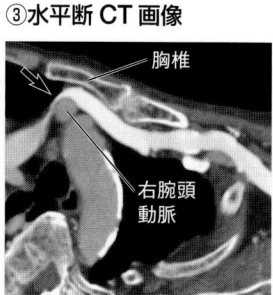

図32　症例10　著明な左上肢の腫脹と左腕頭静脈狭窄のMDCT画像

左上肢の高度腫脹があり(a)，MDCTにて左腕頭静脈の高度狭窄を認める(b①➡，b②➡)．また水平断CT画像にて，左腕頭静脈の狭窄(➡)は，右腕頭動脈と胸椎とに挟まれた圧迫が原因であることが明瞭に描出されている(b③)

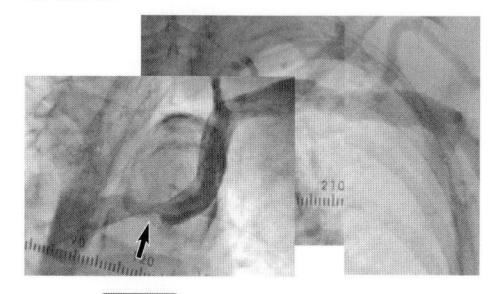

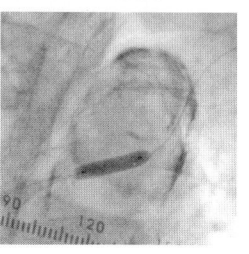

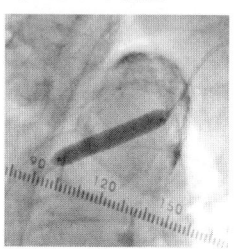

図33　症例10　左腕頭静脈狭窄に対するVAIVT

前造影にて左腕頭静脈狭窄(➡)を確認し(a)，5.0 mmバルーンにて前拡張(b)後に「Express™ stent」(7×37 mm)を8 atmで留置した(c)

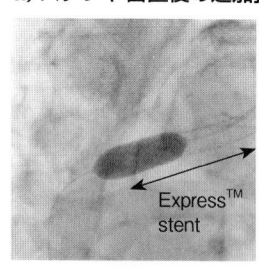

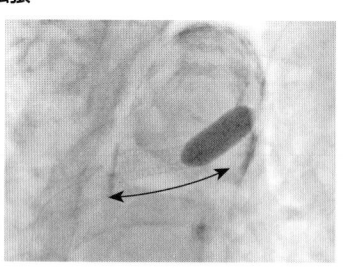

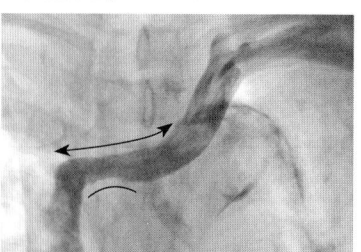

図34　症例10　ステント後の追加拡張と最終造影

さらにステント中枢側と末梢側を10.0 mmバルーンにて4 atmで拡張し(a)，dog-bone様とし，十分な拡張に成功した(b)

鎖骨下静脈穿孔
血管内側からバルーン低圧拡張および
体表面から用手的に圧迫止血（サンドイッチ止血法）

腕頭静脈・上大静脈・腸骨静脈穿孔
①血管内側からバルーン低圧拡張
②補液による血圧維持
③動静脈シャントの圧迫遮断にて静脈シャント流量の減少
④プロタミン硫酸塩投与にて，ヘパリンナトリウムの中和
＊上大静脈穿孔では，心タンポナーデの合併があり
　心嚢ドレナージが必要となる．
＊腸骨静脈穿孔では，緊急での外科的修復を要する場合も
　念頭に置くことが肝要である．

（腕頭静脈，上大静脈，心膜腔，右心房，腸骨静脈）

図35　中心静脈穿孔の対処方法

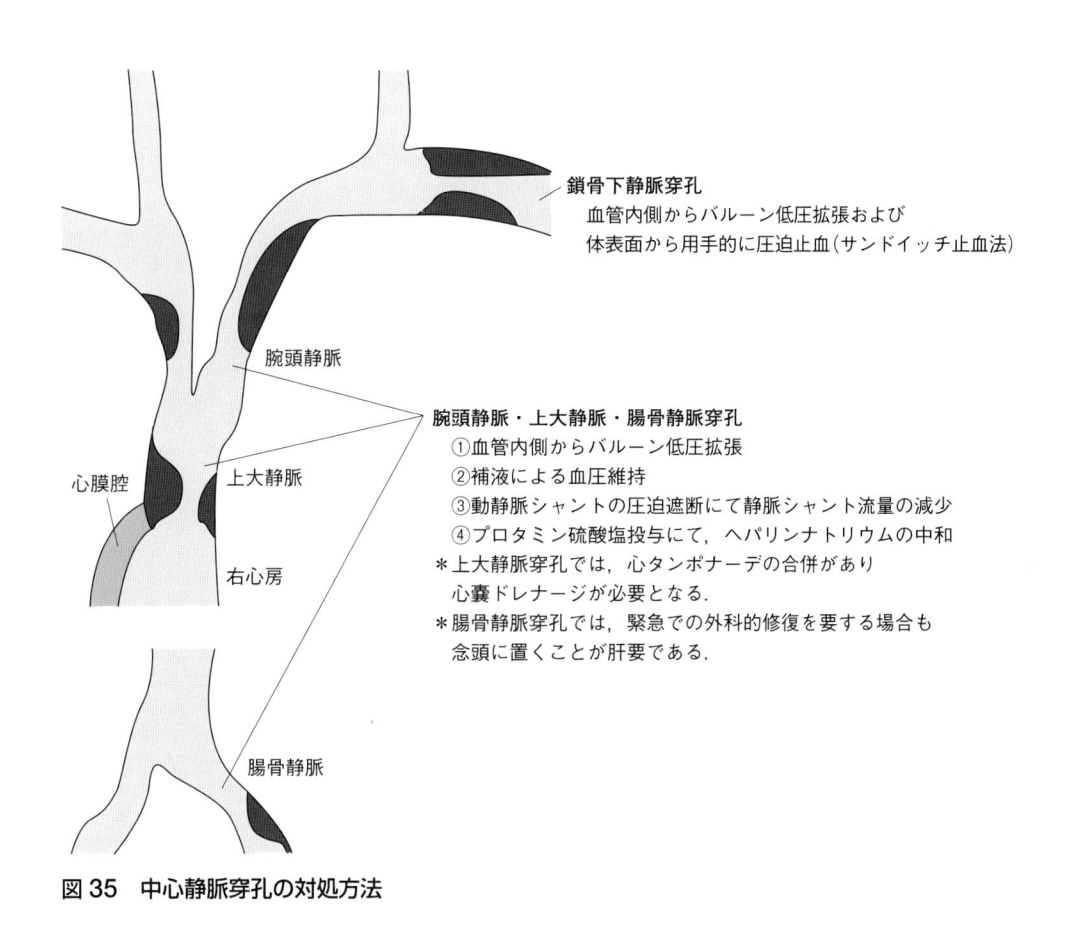

5　中心静脈に対するVAIVTでの合併症への対応（図35）

　中心静脈のVAIVTにおいても末梢シャント血管と同様に，対照静脈径より大きなバルーン径にて拡張を行った場合，硬化が高度な血管を拡張した場合，偏在性病変の拡張を行った場合に，まれに静脈穿孔を合併することがある．中心静脈ではステントを血管壁に密着させる目的で大きなバルーンで低圧拡張するとき以外は，最大でも7〜8 mmバルーン径とすべきである．中心静脈穿孔を起した際の対処方法を図35に提示した．

■5-1　鎖骨下静脈での穿孔
　鎖骨下静脈で穿孔を合併した場合には，血管内側からのバルーンの低圧拡張および皮膚表面からの用手的圧迫，いわゆるサンドイッチ止血法を長時間行うことで止血が可能である．これで止血できなければ，ヘパリンナトリウムの中和目的にプロタミン硫酸塩を投与してサンドイッチ法を再度行う．また，必要に応じて動静脈シャントを圧迫して穿孔血管への血液流入を減少させることも有用である．

■5-2　腕頭静脈での穿孔
　腕頭静脈での穿孔は縦隔血腫を形成することになる．この部位は外科的修復が困難な場所であり，直ちに血管内側からのバルーンの低圧拡張，シャント血流の遮断，ヘパリンナトリウムのプロタミン硫酸塩による中和が必要で

ある．また補液にて血圧を維持することも重要である．

■5-3 上大静脈での穿孔

上大静脈の穿孔では心嚢腔内に出血することになり心タンポナーデとなる．血圧低下・頻脈などが出現すれば直ちに十分な補液を行い，心エコーにて心嚢液貯留が確認された場合は，心嚢ドレナージが必要となる．

■5-4 腸骨静脈での穿孔

大腿部に動静脈シャントを有する症例では腸骨静脈での狭窄も認められる．腸骨静脈のVAIVTに伴う穿孔でも，腕頭静脈穿孔と同様の処置を行い，バルーンなどで修復不能のときには，速やかに外科的修復が必要である．

6 ステント留置後の薬物療法

著者らはステント留置後には，金属ステントの表面が新生内膜に覆われる少なくとも1カ月間の抗血小板剤（バイアスピリン®100 mg/day）の投与を行っている．

7 おわりに

透析シャント病変に対するVAIVTでは，バルーン形成術が第一選択であり，ステント留置は第二の選択の治療方法である．しかし，バルーン拡張直後の静脈解離・急性閉塞などに対する退避的ステント留置，あるいは長期開存を期待しての待機的ステント留置は，透析シャント血流の長期維持を考えた場合には，必要な治療法である．

またステント留置に際しては，今後の透析シャントの外科的再建の可能性を十分に考慮した判断が必要である．特に短期間に再狭窄を繰り返す症例の中心静脈狭窄あるいは閉塞に対するVAIVTは，病変を拡張することにより良好な維持透析を行うための手段であり，合併症の可能性が高い場合や生命の危険性がある場合には決して行うべき治療法ではないことを念頭に置かなければならない．

[文献]
1) Unverdorben M, Vallbracht C, Cremers B, et al : Paclitaxel-coated balloon catheter versus paclitaxel-coated stent for the treatment of coronary in-stent restenosis, Circulation 119(23): 2986-2994, 2009
2) 日本透析医学会：(社)日本透析医学会「慢性血液透析用バスキュラーアクセスの作製および修復に関するガイドライン」，日本透析医学会雑誌 38(9): 1491-1551, 2005
3) 堀田祐紀，名村正伸，池田正寿ほか：透析患者の中心静脈病変に対する Interventional Therapy の初期成績，腎と透析 66: 81-86, 2009
4) 堀田祐紀，名村正伸，池田正寿ほか：当院での透析シャント慢性閉塞病変に対する interventional therapy の初期成績，腎と透析 71: 274-277, 2011
5) 堀田祐紀（著），中村正人（編）：透析シャントの中心静脈PTA, Endovascular therapy －エキスパートはこう考える－, p304-317, メジカルビュー社, 2012
6) 堀田祐紀：透析シャントのインターベンション (2) 中心静脈，格段にうまくいくEVTの基本とコツ－症例でわかるデバイスの選択・操作とトラブルシューティング－，横井宏佳（編），p299-314, 羊土社, 2011
7) 堀田祐紀（著）：トラブルの診断，IVUS, バスキュラーアクセス診断学，大平整爾（編），春口洋昭（編著），p138-153, 中外医学社, 2012
8) 堀田祐紀，田口富雄，伊藤英樹ほか：内シャント狭窄のPTAに際し parallel wire technique が有用であった2症例, 日本透析医学会雑誌 31(6): 1031-1037, 1998

9) Surratt RS, Picus D, Hicks ME, et al：The importance of preoperative evaluation of the subclavian vein in dialysis access planning, AJR Am J Roentgenol 156(3): 623-625, 1991
10) Glanz S, Gordon DH, Lipkowitz GS, et al：Axillary and subclavian vein stenosis: percutaneous angioplasty, Radiology 168(2): 371-373, 1988
11) Horita Y, Namura M, Ikeda M, et al：Serial cardiac influence of volume overload induced by interventional therapy for central venous stenosis or occlusion in chronic hemodialysis patients, J Cardiol 57(3): 316-324, 2011
12) 堀田祐紀，名村正伸，池田正寿ほか：透析症例の左腕頭静脈病変に対するPTAでのステント選択：病因に基づきself-expandable stentとballoon-expandable stentの使い分けが必要，医工学治療 23: 135(Suppl): 2-11, 2011

[著者]　堀田祐紀　HORITA, Yuki ／心臓血管センター金沢循環器病院　副院長

II-2 VAIVT

II-2-3. 経皮的血栓溶解・経皮的血栓除去療法の実際

> **VAIVTの3カ月ルールへの対応策**
>
> アクセス閉塞に対するインターベンション治療では，まずアクセス血流を再開させることが第一の使命となる．しかし，この治療の本来の役割はそれだけにとどまらず，その後も長くアクセスを機能させることにある．つまり，我々治療者側の使命はどのように治療すれば長くアクセスを機能させ得るかを考え，挑戦することにある．残念ながら現在のところ，インターベンションで治療したアクセス不全例の10〜15％は3カ月以内に再びアクセス不全に陥る．
>
> 今回の「3カ月ルール」は医療経済的な意味も込めて大きな宿題を診療報酬の引き上げの代わりに医療者側に提起することとなった．しかし，本来我々の目標としている開存期間は決して3カ月程度ではないはずである．本来の目標はより長期の開存であり，再度のインターベンションが不要となる治療法の開発であろう．今は宿題をやり遂げる足元の努力と工夫が必要であるが，今回の新ルールに関しては，本来の目標に向けた新たなデバイスの登場への期待とまったく異なる治療アプローチを模索して，超長期開存可能なVA治療を目指していくよいきっかけとしたい．

1 はじめに

2011年版（社）日本透析医学会『慢性血液透析用バスキュラーアクセスの作製と修復に関するガイドライン』[1]（以下，ガイドライン）に記載されているように，バスキュラーアクセス（vascular access：VA）閉塞時の対応についての原則は以下の通りである．

1) VA閉塞は血液透析実施に支障が出ることのみならず，血栓による合併症拡大を防ぐため，早急な治療が必要である．
2) VA閉塞治療は，インターベンション治療でも外科的治療でも可能である．まずは血栓の確実で安全な体外排除や血栓溶解などの処置を行うと同時に，閉塞の原因に対する治療や対応が必要となる．
3) VA狭窄や閉塞への修復治療に対しては，合理的かつ経済的なプランニングのうえで行うべきである．

2012年4月の診療報酬改定により，これらの学術的原則に調整を必要とする事態が生じた．いわゆる「3カ月ルール」とガイドラインと現実の治療では整合しない可能性が出てきたのである．たとえば3カ月以内かどうかにかかわりなく，ガイドライン上「早急な治療が必要である」とされているVA閉塞に対する治療も同様である．本項においては，VA閉塞の治療を概観し，各治療法の実際とコツについて述べ，VA閉塞におけるインターベン

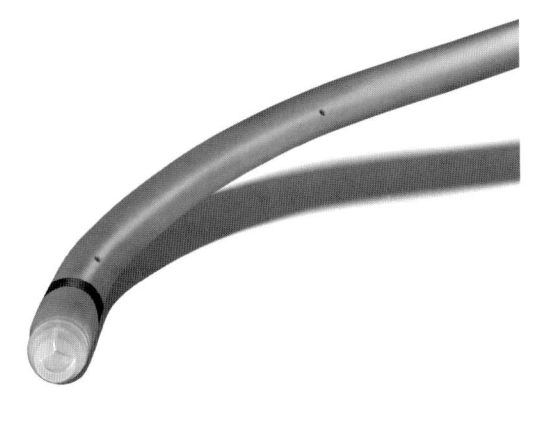

図1 Cragg-McNamara® カテーテル
(写真提供：コビディエン ジャパン（株）)
血栓溶解用カテーテルの草分け的存在の1つである

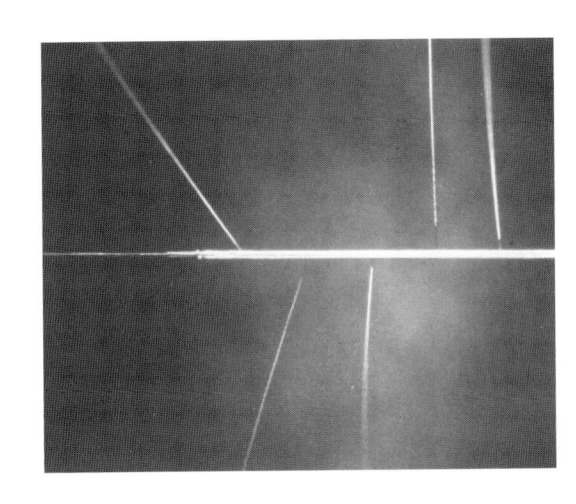

図2 ウルトラヒューズカテーテル
血栓溶解用カテーテルの初期のもの．側孔からウロキナーゼ溶液が噴出している

ション治療の3カ月ルールに対する考え方を考察することとする．

2 経皮的血栓溶解・経皮的血栓除去療法の歴史的変遷

慢性血液透析患者と透析医療従事者を最も悩ませるVA合併症の1つである閉塞に対するインターベンション治療用システムは，1990年代に先進的な医師たちによってすでに導入され始めていた．図1は当時使用されていた血栓溶解用カテーテルの1つである．当時，多くのカテーテルが臨床現場に上梓されたが（図2），それらの基本的な考え方はウロキナーゼを用いて閉塞血管内の血栓を溶解し，血流回復後にバルーンカテーテルを用いて閉塞の原因を治療するというコンセプトに基づいており，この原則は現在も変わりない．

その後，高い圧力で血栓を機械的・薬理学的に破砕溶解する，治療の効率性を高めたカテーテルが用いられ始めた（図3）．

一方，血栓を溶解する場合であっても，一部血栓は完全には溶解されず，血流に乗って肺動脈系へ運ばれ肺塞栓の原因となるのではないかとのおそれから，血栓を溶かすのではなく，吸引するためのさまざまなデバイスが考

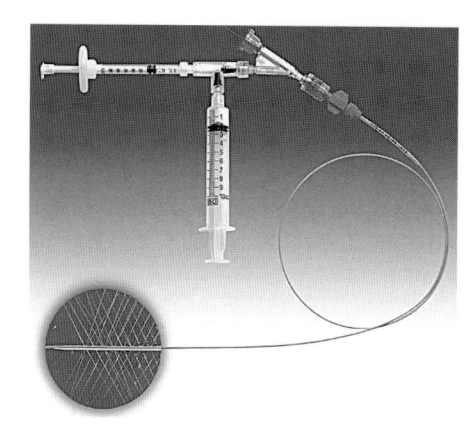

図3 機械的・薬理学的血栓溶解療法に用いられるカテーテル
(写真提供:東レ・メディカル(株))

血栓溶解剤(ウロキナーゼ)を血栓性に閉塞したシャント内に噴出させ,物理的・化学的に血栓を溶解する

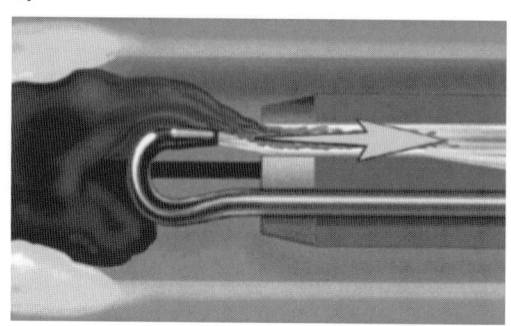

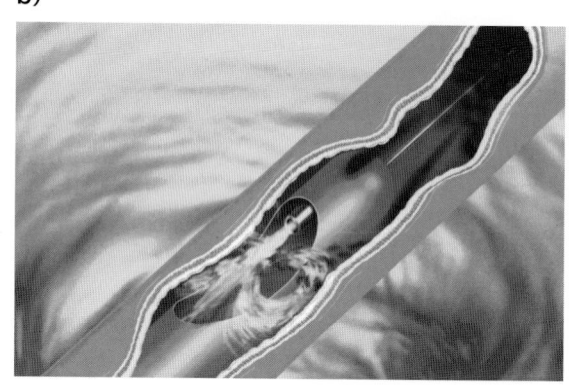

a)

b)

図4 流体力学的設計の血栓除去カテーテル
a) 水流ジェット噴射によるベンチュリー効果により,カテーテル先端近くに血栓を吸引する
b) ベンチュリー効果の陰圧により血栓を微小粉砕し,回収ルーメンから血栓を回収パックへ誘導する

案された.初期のものは大口径のシースそのものであったり,その先端形状を修正して血管内操作をしやすくしたものであった.さらには流体力学的設計を用いたカテーテルが比較的多く使用された時期もあった(図4a,図4b).その後これらの血栓吸引型カテーテルは形状,効率などにさまざまな改良が加えられ,現在に至っている(図5,図6).デバイスの世界はアイデアと工業技術が融合して常に進歩しつつある分野である.今後もVA閉塞

a) 先端部の拡大図　　　b) カテーテルの全体像

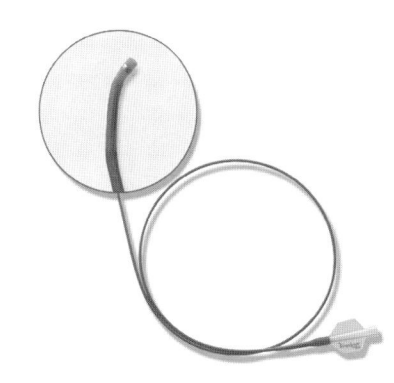

c) キット内容

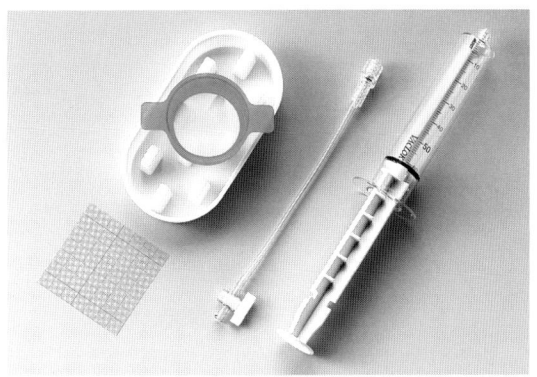

図5　手動式陰圧ポンプを使用するタイプの血栓吸引カテーテル
「バスピライザー™ プラス」

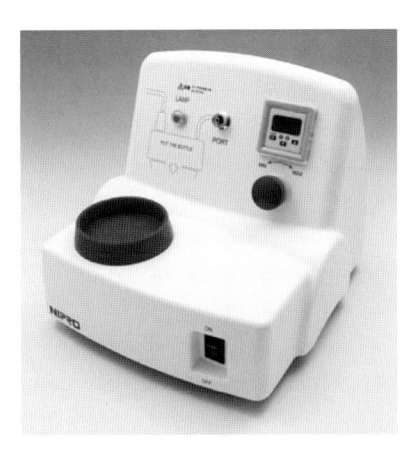

図6　吸引ポンプを使用するタイプの血栓吸引システム
「E-VAC」

に関するもののみならず，多くの有用な治療用具が登場するであろう．

3　経皮的血栓溶解・経皮的血栓除去療法の特徴

経皮的血栓溶解療法，経皮的血栓除去療法はそれぞれの名称が示すように，経皮的血栓溶解療法はVA内に形成された血栓を「溶かして流す」治療であり，経皮的血栓除去療法は血栓を「体外に吸い出す」方法である．いずれもセルジンガー法によるカテーテル治療の範疇に属するが，以下のような特徴がある（**表1**）．

■3-1　血栓溶解療法

血栓溶解療法では，血栓はヘパリンナトリウムとウロキナーゼ溶液により溶解あるいは破砕される．この過程は酵素化学反応に依存するため，治療時間の総計は比較的長時間であるが，カテーテルが小口径であるためシース径も比較的小径（4 Fr～）で可能である．遺残血栓は少なくてすむ．ただし，

表1　血栓溶解療法と血栓除去療法の比較

	血栓溶解法	血栓除去法
血栓	溶解・破砕	吸引・排出
薬剤	ヘパリンナトリウム＋ウロキナーゼ	ヘパリンナトリウム
治療時間	長い	短い
シース径	4 Fr～	6 Fr～
止血時間	長い	短い
遺残血栓	少ない	自家動静脈：多い 人工血管：少ない
出血量	少ない	時に多い

治療法の選択は症例ごとに閉塞原因，患者のリスク評価，術者の熟練度，デバイスの有用性などを多角的に検討し，最適の方法を選択する必要がある．

ウロキナーゼを投与するため，圧迫だけではしばしば止血に時間を要する．

■3-2　血栓除去療法

血栓除去療法では血栓はさまざまな方法で吸引・排出される．使用されるデバイスは血栓を効率的に吸引しなければならないので大口径となり，シース径は6 Fr以上とやや大きめとなる．自家動静脈内の血栓は人工血管内の血栓に比べて古いことが多く，吸引するという原理に伴って生じる血液吸引による出血には注意する必要がある．

4　閉塞アクセスに対する治療戦略－外科的治療か？　インターベンションか？

まず，ガイドラインを参照し，現在の我々の治療における立ち位置を確認しよう．以下は，ガイドラインが示すVA閉塞に対する治療の方針である．

1) VA閉塞には血栓性閉塞と非血栓性閉塞があるが，血栓形成の最大の理由は狭窄である．ほかに，低血圧，脱水，過凝固能，外科，穿刺部圧迫，感染なども要因となる．狭窄がすでに存在し，そのうえでこのような2次性要因が加わったときに閉塞が生じやすい．閉塞後は，カテーテル挿入を回避するために，あるいはカテーテル挿入期間を短くするため，48時間以内にVA閉塞治療を速やかに行うことが望ましい．

2) インターベンション治療：血栓量が少ない場合は，バルーンPTA (percutaneous transluminal angioplasty) のみで再開通が可能な場合もあるが，血栓量がある程度以上あれば，バルーンPTAの前に経皮的な血栓溶解療法，血栓除去療法，血栓吸引療法などで血栓を処理する必要がある．経皮的薬学的血栓溶解療法としてウロキナーゼやヘパリン化生理食塩液が用いられるが，ウロキナーゼ使用量は可能な限り抑えることが望ましい．一方，経皮的血栓除去療法・経皮的血栓吸引療法は，迅速な処置が可能であるが，排液量（出血量）のモニタリングが必要となる．閉塞血栓のうち，最も上流部分の血栓処理は最後に行うことが重要である．

3) 外科的治療：血栓性閉塞であっても，閉塞後，長時間経過していれば，インターベンション治療の成功率が落ちることから，外科的治療の適応となる．手術は血栓除去カテーテルを用いて血栓除去術を施行する．血

栓除去術が不十分な場合は動静脈再吻合術，あるいはグラフトバイパス術などを行う．
4）非血栓性閉塞の場合

非血栓性閉塞に対しては，閉塞部をガイドワイヤーが通過すればインターベンション治療が可能で，ほとんどの場合，バルーン PTA などの拡張のみで再開通が可能である．ガイドワイヤーが非通過の場合は，外科的再建術が必要となる．

これらを実際の治療に関するところを中心に要約すると，次のようになり，治療の安全と効果のバランスを考えた妥当な指針であるといえよう．
① できる限り閉塞後 48 時間以内にインターベンション治療を行うこと．
② インターベンションによる操作中に血栓を末梢動脈や肺動脈系に流出させ塞栓源とならないよう，治療上の工夫を凝らし，細心の注意を払うこと．
③ インターベンション治療が困難と考えられる閉塞後長時間経過した症例などでは，外科的血栓除去が治療の選択肢となるが，遺残血栓や静脈弁などとの関係を精査しつつ手術が行われる．術式については，血栓除去術が第一選択であるが，症例ごとの閉塞原因をよく検討したうえで，バイパス術やグラフト延長術などさらに追加的な手術を行わなければならない．

5　治療手技

ここではガイドライン上にうたわれているそれぞれの治療法について，具体的な手技まで踏み込んで説明する．

■5-1　インターベンション治療

5-1-1　経皮的血栓溶解療法

1）lyse and wait 法

経皮的血栓溶解療法のうち，最も経済性に優れた lyse and wait 法をまず紹介する．本法はあらかじめ閉塞血管にウロキナーゼを注射し，しばらく時間をかけてウロキナーゼの酵素反応による血栓の溶解を待った後（理想的には VA 血流が回復した後），バルーンカテーテルで閉塞原因となった狭窄などの病変の治療をシンプルに行おうというものである．以下に具体的な実施方法を示す（図 7）．
① まず全体をよく視診・触診する．
② 血栓の存在箇所を確認し，またウロキナーゼ溶液が無駄に流れてしまわないよう，分枝血管の位置も確認する．
③ ウロキナーゼ 6 万単位をヘパリンナトリウム（1000 単位 /mL）3 〜 5 mL で溶解する．
④ ウロキナーゼ濃度は濃いほどよい．
⑤ 23 G 針と注射器で血栓の中にウロキナーゼを注入する．
⑥ 穿刺は数カ所に分けて行うことが多い．
⑦ 人工血管の血栓は動脈側・静脈側吻合部の両方に付着していることがほとんどであるから，注射器をポンピングしつつ吻合部付近の比較的固い血栓を少しずつ溶解する．

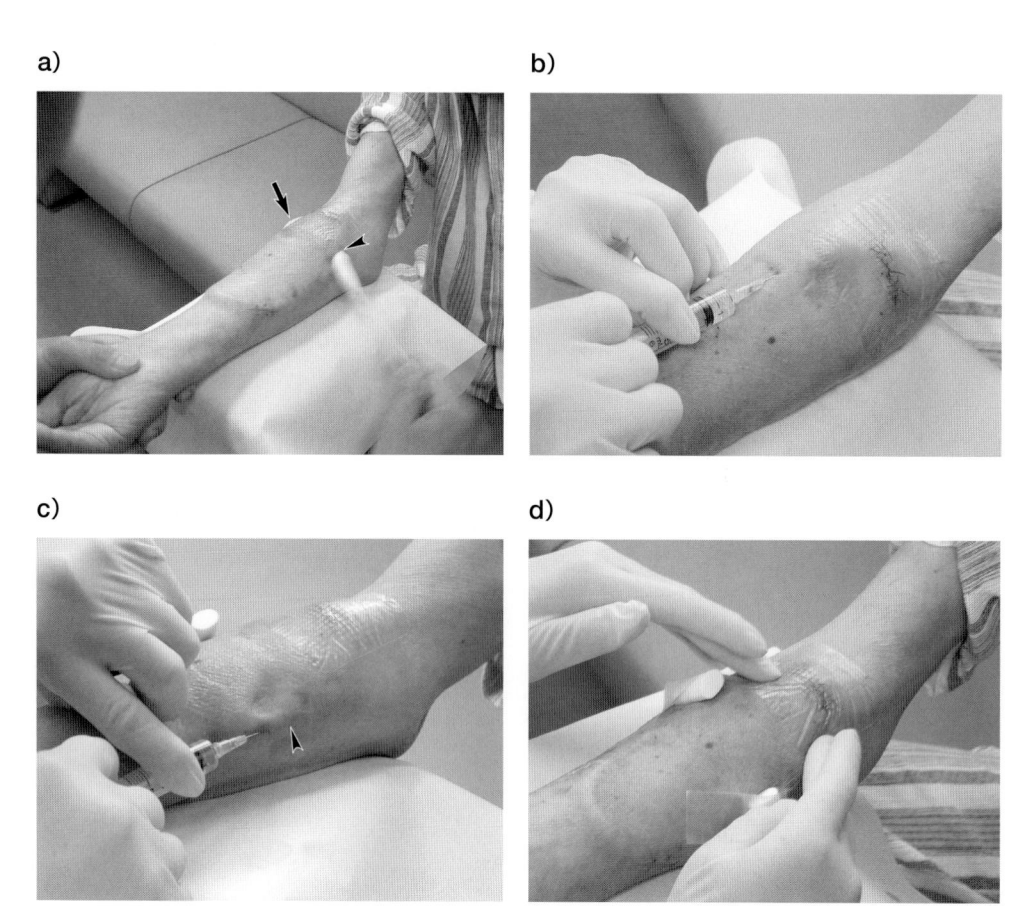

図7 lyse and wait 法

a) シャント肢全体を消毒しながら，まず全体をよく視診・触診する．血栓の存在箇所（→）を確認し，またウロキナーゼ溶液が無駄に流れてしまわないよう，分枝血管の位置（▶）も確認する
b) 23G 針と注射器で血栓の中にウロキナーゼを注入する．穿刺は数カ所に分けて行うことが多い
c) 人工血管内の血栓は動脈側・静脈側吻合部の両方に付着していることがほとんどであるから，注射器をポンピングしつつ，吻合部（▶）付近の比較的硬い血栓を少しずつ溶解する
d) 血流が回復していない場合には，マッサージを試みる．マッサージは動脈内に血栓を押し込まないよう十分に用心して行う

⑧ポンピングの量は血栓の溶解とともに増やしていく．
⑨人工血管全体にウロキナーゼが行きわたるよう溶解量を見ながら，工夫して注入する．
⑩ウロキナーゼを血栓に作用させるため2時間程度待機する（このとき，患者には自由にしてもらう）．この際，穿刺部には止血用枕子などを当てて止血する．血流が回復する過程でしばしば穿刺部からの出血がみられるが，これは血流が回復しつつあり，よい兆候である．
⑪このような出血に対しては，ガーゼをひも状にして枕子を縛るなどして，しっかりと止血し，観察を怠ってはならない．
⑫血流の回復は聴診器などを用いて確認する．
⑬血流が回復していない場合には，マッサージを試みる．
⑭マッサージは動脈内に血栓を押し込まないよう十分に用心して行う．

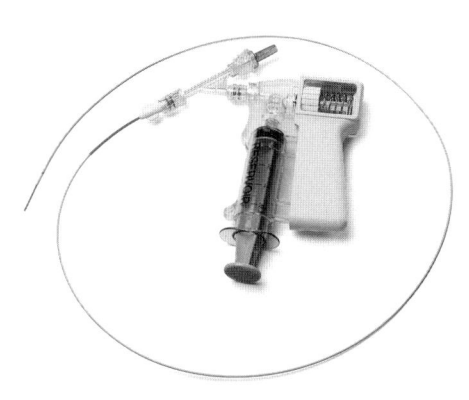

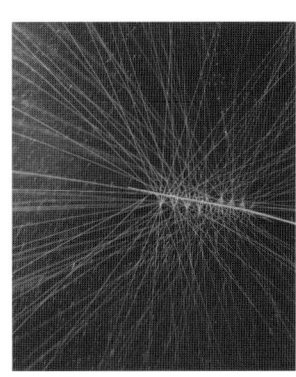

図 8　機械的・薬理学的血栓溶解療法システムの一例（シーマン（株））

「ファウンテンカテーテル」とカテーテルに接続されたウロキナーゼ溶液の加圧噴出用デバイスを示す

⑮ここで血流が回復しなければ血管造影室で血栓溶解用カテーテルなどを用いたIVT（経静脈的血栓溶解療法：intravenous thrombolytic therapy）に変更する．

⑯血流が回復すればDSA（digital subtraction angiography）を引き続き行い，狭窄部および遺残血栓をバルーンカテーテルで破砕し，閉塞の原因を治療する．

2）機械的・薬理学的血栓溶解療法

　機械的・薬理学的血栓溶解療法はパルススプレー法とも呼ばれているが，「パルススプレーカテーテル」を代表とする一群の血栓溶解用カテーテルを用いた治療法である．セルジンガー法を用いてカテーテルを閉塞血管の血栓内に誘導した後，カテーテルの側孔またはスリットからウロキナーゼ溶液を高圧で噴射し，血栓を破砕，溶解する方法である（図3，図8）．本法は単純な血栓溶解用カテーテルより効果に優れるものの，やはりウロキナーゼと血栓が接触することによる酵素薬理学反応にかかる時間そのものは必須であるため，治療時間はやや長くなる傾向にある．また，血栓を水圧で機械的に破砕しウロキナーゼを注入させるため，カテーテルスリット部がきちんと血栓内にあることがきわめて重要である（図9）．逆にスリット部が血栓内になければ，ウロキナーゼの全身投与と何ら変わりなく，本来の治療効果を期待してはいけない．

5-1-2　経皮的血栓除去療法

　経皮的血栓除去療法にはデバイスメーカ各社からさまざまに工夫されたカテーテルや吸引用機器が上梓されている．いずれもセルジンガー法を用いてカテーテルを閉塞血管に挿入し，手動または機器を用いて血栓を吸引する．この際，①カテーテルが効果的に血栓を吸引できるよう，シース挿入位置（カテーテルをアプローチさせる場所）の選択を十分に検討してから治療を開始すること，②血栓吸引時に付随的に生じる血液の吸引量に十分注意することが大切である．この2点を考慮せずに適当にシースなどの挿入位置を決めると，血栓の吸引が不十分なばかりか，血栓化していない血液ばかり不必要に吸引することにもなりかねない．また，手技中は造影を行いつつ，血栓の遺残，移動に注意を払い，効果的な治療となるよう十分なモニタが必要である．実際の手技を図10に示す．

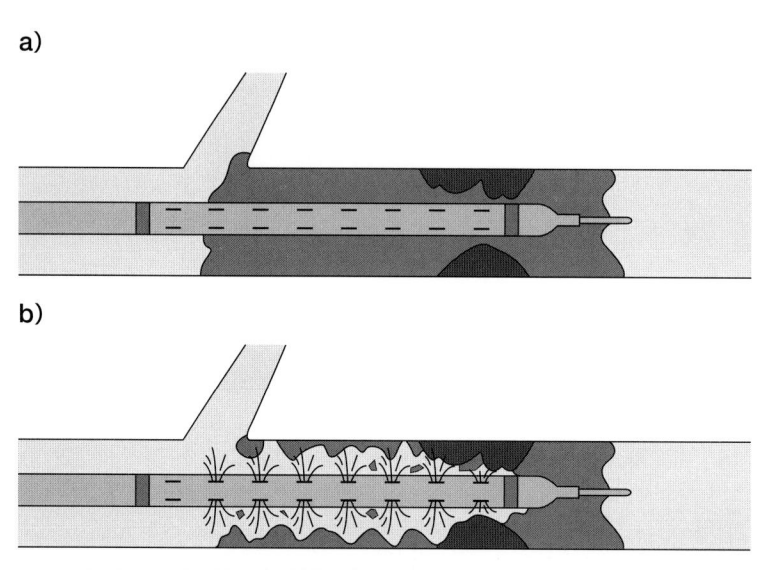

図9 機械的・薬理学的血栓溶解療法の原理
a) 血栓化した血管内に「パルススプレーカテーテル」が閉塞部を通過している
b) はカテーテルの横に設けられたスリットから加圧されたウロキナーゼ溶液が図3のように血栓内に噴出し，機械的・薬理学的に血栓を破砕，溶解している

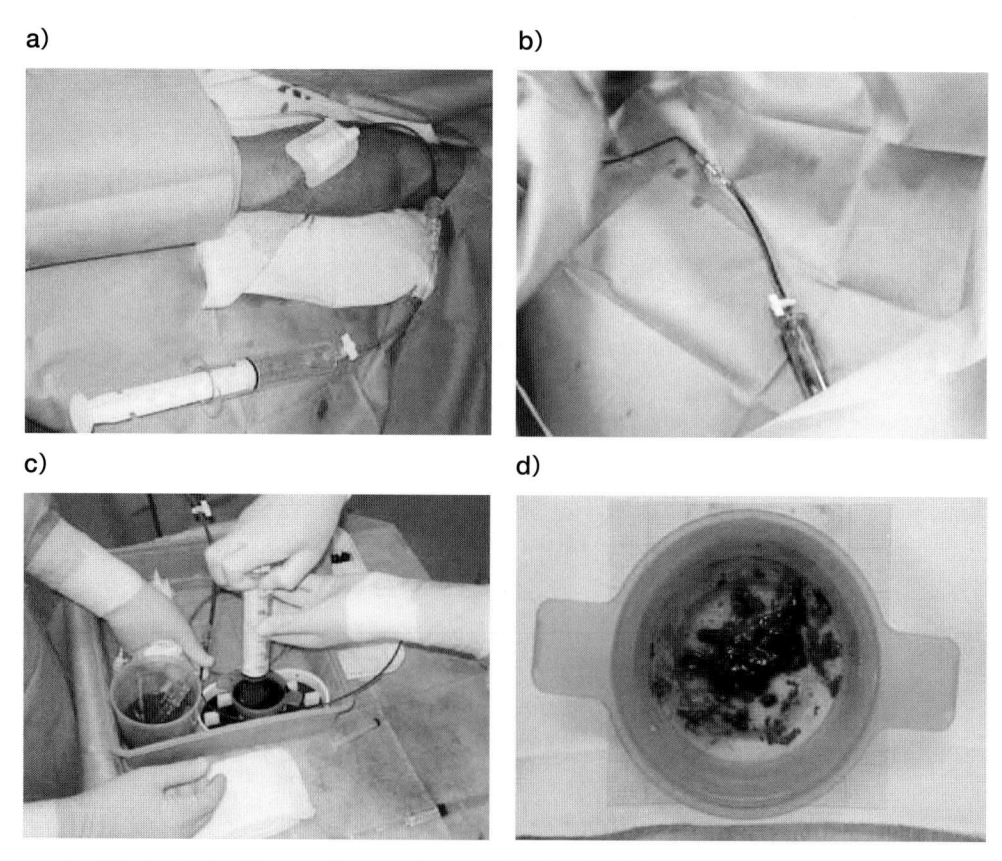

図10 機械的・薬理学的血栓溶解療法（写真提供：天野　泉先生）
a) セルジンガー法を用いて吸引カテーテル「バスピライザー™プラス」を閉塞血管に挿入している
b) シリンジを用いて血栓を吸引する
c) 吸引した血栓はセットに付属されたフィルタで回収し，確認する
d) フィルタに回収された血栓

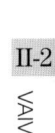

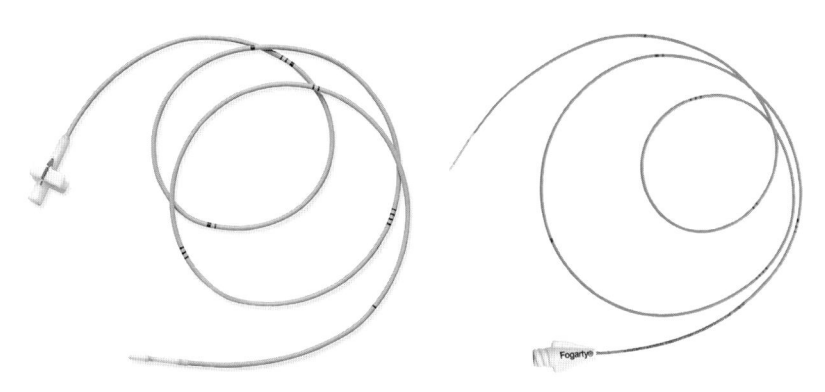

図11 代表的なフォガティー血栓除去カテーテルの全体像(写真提供：エドワーズライフサイエンス(株))

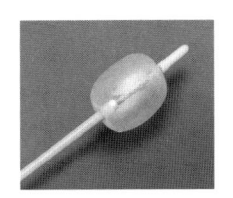

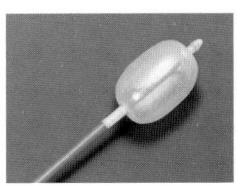

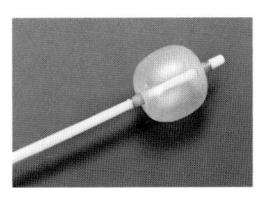

図12 フォガティー血栓除去カテーテルの先端部分(写真提供：エドワーズライフサイエンス(株))

「フォガティーカテーテル」の使用に際しては，血栓除去の対象となる血管の口径によりバルーンのサイズを選択する必要がある．一般に細い(3 Fr)カテーテルはバルーンが破裂しやすく，取り扱いは慎重に行わなければならない．サイズが大きくなるに従い，バルーンの厚みも増すため取り扱いが容易になるが，カテーテルシャフトのコシが強くなるため，血管損傷に注意を払う必要がある

これら血栓溶解療法と血栓除去療法にはそれぞれのメリット・デメリットがあるので，術者はその特徴をよく知り，操作法を習熟したうえで，適切な適応を判断しなければならない(表1)．

■5-2 外科的血栓除去

血栓性閉塞であっても，閉塞後48時間を超えて治療開始となる場合は，インターベンション治療の成功率が落ちることから，外科的治療の適応となる．特に自家動静脈内シャントの場合は，古い血栓がすでに数週間〜数カ月血管内壁に付着して白色血栓化して，有効な血管内腔が細くなっていた部位が最終的に血栓閉塞する場合がしばしば認められるので，古い血栓も含めてすべての血栓を除去することが困難な場合もある．

一方，人工血管内シャントは閉塞の原因の多くが静脈側吻合部から吻合部の中枢側自家静脈内に生じた狭窄に起因することが多く，閉塞後1週間程度経っていてもインターベンション治療で血流再開が可能な場合もある．したがって，アクセスの種類，部位，既往，閉塞の形式などを総合的に判断して，手術的に治療とその方法を決定しなければならない．

手術は，基本的に血栓除去カテーテル(図11〜図14)を用いた血栓除去術であるが，血栓がきちんとすべて除去できたかどうかの判断には熟練を要する(図15)．また，術中エコーを用いて遺残した血栓を確認することは，治療成績向上のためのよい方法である(図16)．

しかしすべての血栓が除去されても，アクセス閉塞の原因が取り除かれた

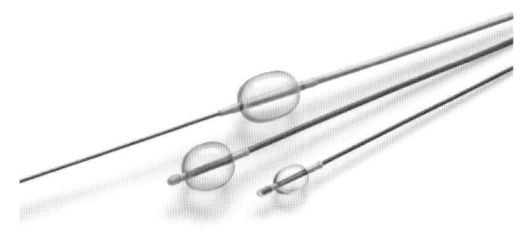

図13 ガイドワイヤー用ルーメンを備えた血栓除去カテーテルの先端部分

「LeMaitre 血栓除去カテーテル」．最近はガイドワイヤールーメンを備えた血栓除去カテーテルが登場して，ハイブリッド手術室における透視下でのより安全なカテーテル操作が可能となってきた

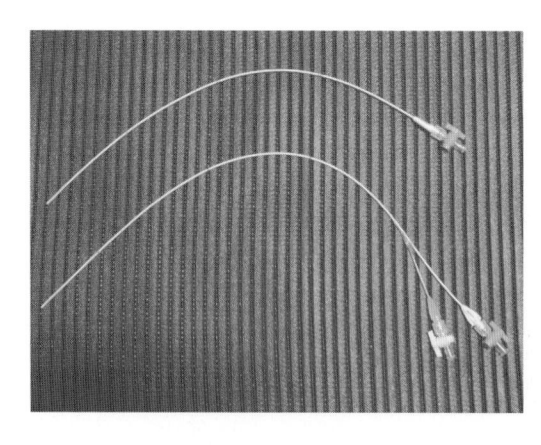

図14 ガイドワイヤー用ルーメン付き血栓除去カテーテルの全体像

「LeMaitre 血栓除去カテーテル」

わけではない．閉塞の原因の同定と解決を行わなければ再び閉塞する可能性があることを忘れてはならない．血栓除去に引き続き（または同時並行して），エコー，アンギオ・グラフィーなどを行える手術室（いわゆるハイブリッド手術室）をもった施設では，一期的に閉塞原因の解消まで行うことが可能である．原因同定ができた場合，血栓除去術だけで不十分と判断されれば，バイパス術やグラフト延長術，動静脈再吻合術，あるいは追加的インターベンション治療などを行う．

6 症例提示

「3カ月ルール」後の閉塞に対するインターベンション治療の一例として，閉塞後5週間後にインターベンションを行った閉塞症例を提示したい．この症例は，70歳台，男性で2009年7月29日に左前腕人工血管内シャント（使用グラフト：5 mm ePTFE：expanded polytetrafluoroethylene）で作製した．術後3年目より5カ月，2カ月の間隔で閉塞を繰り返した（図17）．したがって本症例はいわゆる「3カ月ルール」の影響のため，インターベンション治療の開始が3カ月を過ぎるまで5週間治療を待ったケースである．治療までの期間は非カフ型カテーテルによるカテーテル透析を行った．ガイドライン的に適正な治療時期と治療法の選択とはいえない症例であるが，今後は本例のようなケースが一定の割合で生じることになるので，医学的な治療の必要性と医療経済上の妥当性のバランスをいかにとるかという課題が議論されることになろう．

治療はウロキナーゼ6万単位を閉塞血管内に注射し，投与後3時間目に

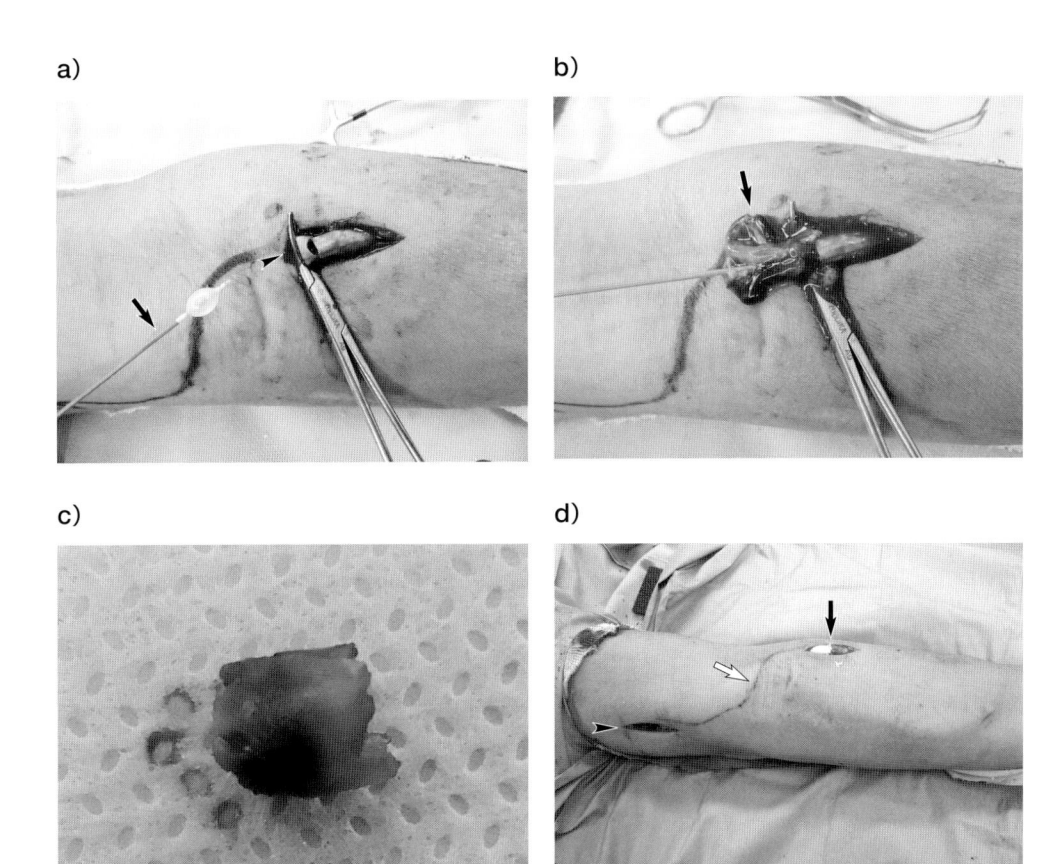

図15 外科的血栓除去

a) 左前腕人工血管内シャントの静脈側吻合部近傍で人工血管が露出され，切開されている．画面左下から4 Fr「フォガティーカテーテル」（➡）が動脈方向に挿入されようとしている．この写真では静脈側がモスキートペアンで遮断されているが（▶），本来はより愛護的にブルドック鉗子やサテンスキー鉗子が用いられるべきである．この症例では人工血管を延長して，上腕静脈への再吻合をあらかじめ計画していたため，ペアンを用いた
b) 「フォガティーカテーテル」を動脈方向から引っ張ることで，人工血管内の血栓が除去されつつある．血栓除去は一気に行うべきではなく，動脈側に血栓を押し込まないよう，少しずつ，細心の注意をもって行う．本症例では血栓は半ば白色化している（➡）
c) 動脈側血栓の端．一部白色化した血栓になっている．このような独特の形の血栓が除去できると，動脈側から力強く血液が噴出するようになる．もしこの血栓の端が得られてなお，血液の噴出が悪ければ，さらに閉塞の原因を精査しなければ再閉塞の可能性が高くなる
d) 血栓除去が終わり，血流が再開したところで，人工血管の延長と中枢側静脈での再吻合が行われた．古い人工血管が切断され，新しい人工血管と吻合されている（➡）．人工血管の皮下の通過経路を線で示す．肘の屈曲に対応できるようにデザインされている（⇨）．写真では視認できないが，この創の高さで上腕静脈と吻合されている（▶）

血流の回復がないままインターベンション治療を開始した．動脈側吻合部は，ウロキナーゼの作用によりすでに拍動を触知できる状態であったが，動脈側吻合部をバルーンカテーテルで拡張し，血管内壁に付着している可能性のある血栓を動脈側から人工血管内と順序よく破砕した．最後に静脈側吻合部とその中枢側を拡張して血流を回復させた．造影所見で静脈側吻合部とその中枢側静脈に再狭窄が存在し，これが2カ月程度の期間で再閉塞した原因と判断し，この部位にステント（図18）を留置し手技を終了した（図17）．

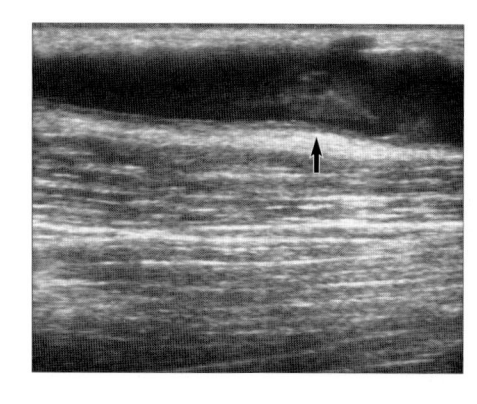

図16 血栓除去術後に術中に静脈弁と関連してエコーで確認された血栓（→）
（写真提供：春口洋昭先生）

このような確認作業がきちんと行われれば，治療生成の向上に繋がる

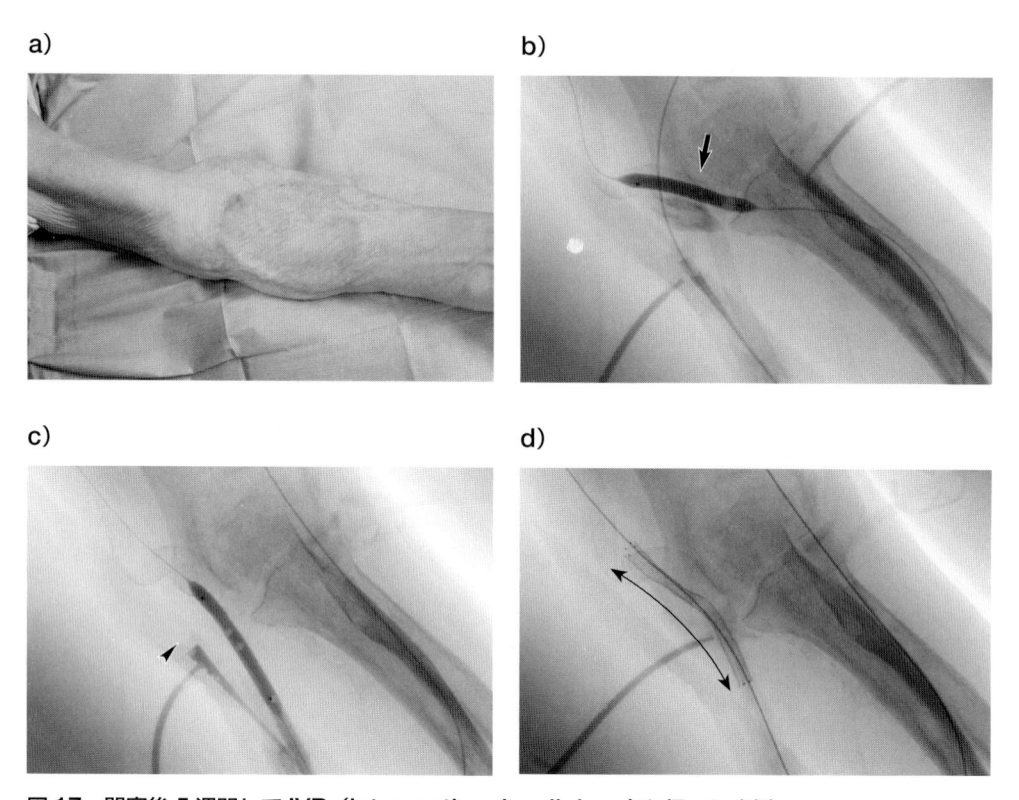

図17 閉塞後5週間してIVR（interventional radiology）を行った症例

a) 70歳台，男性．2009年7月29日，左前腕AVG（arteriovenous graft）：5 mm ePTFEで作製した．術後3年目より5カ月，2カ月の間隔で閉塞を繰り返した
b) 動脈側吻合部（→）をバルーンカテーテルで拡張し，血管内壁に付着している可能性のある血栓を動脈側から人工血管内と順序よく破砕した
c) 静脈側吻合部（▶）とその中枢側を拡張して血流を回復させた
d) 中枢側静脈に再狭窄が存在したので，開存の3カ月以上の長期化をもくろで，ステントを留置し手技を終了した

術中，酸素飽和度の低下を含め，バイタルサインモニタに異常は認めなかった（図19）．

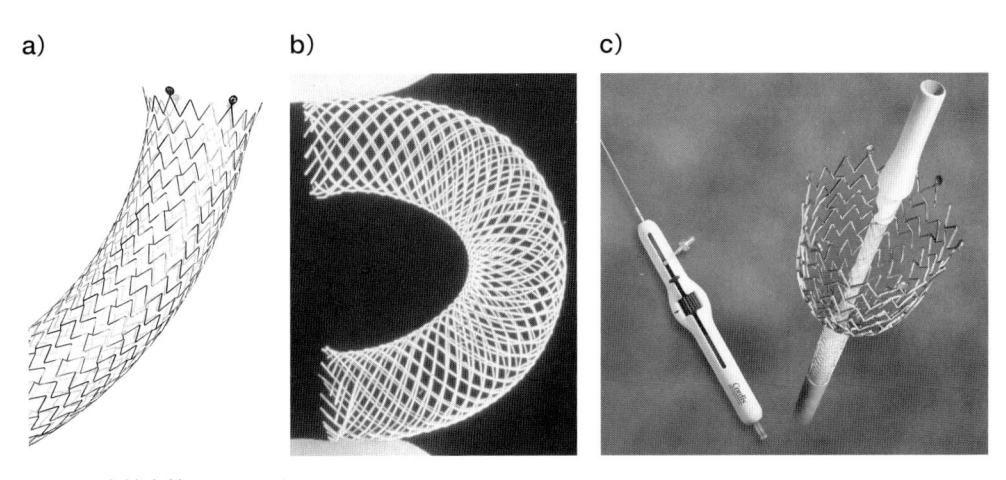

図18　末梢血管用ステント
現在多種の末梢血管用ステントが上梓され，VAのインターベンション治療領域で使用可能となっている．今後は「3カ月ルール」をクリアするためにステントの使用頻度が増加するであろう．ステントにはデリバリー（ステント設置方法）も含めてそれぞれ特徴があり，治療者はその特徴を十分に理解し，適切な使用法に習熟する必要がある
a)「S.M.A.R.T.® CONTROL™」
b)「Wallstent™ RP」．屈曲部に非常によく追従可能なステント
c)「S.M.A.R.T.® CONTROL™」とデリバリーシステム

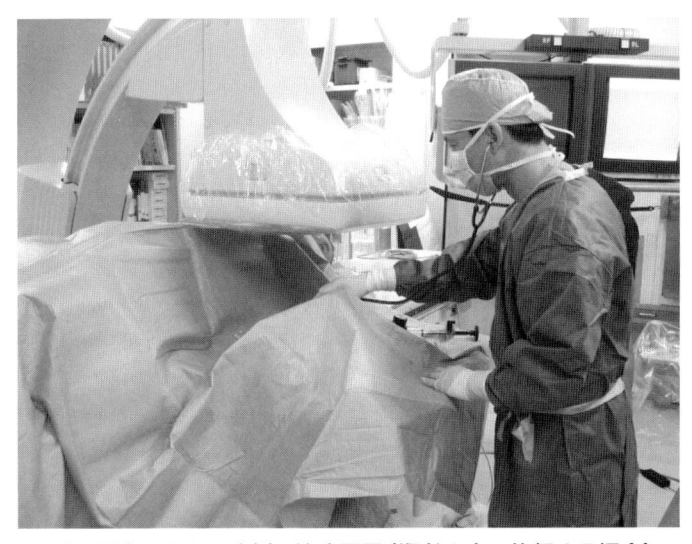

図19　閉塞アクセス症例の治療風景（術者1名で施行する場合）
手技中は患者のバイタルサインや疼痛に気を配るとともに，血流の回復の程度を（聴診，エコーなどで）モニタしつつ治療を進める必要がある

7　おわりに

　このように，アクセス閉塞に対するインターベンション治療ではまずアクセスの血流回復を図り，しかる後その原因に対する治療を行う2段階構えの治療態度が常に必要である．

　筆者は本症例の患者に，インターベンション治療まで5週間という待機期間を結果的に強いたことを是としない．VA閉塞後，直ちに手術的に血栓除去を行う選択肢もあったと考える．本症例で学ぶべき点は①インターベンション治療か外科的治療の選択は，そのアクセスが治療によってどのような影響を受けるのか？　穿刺部位が限局され穿刺しづらくなるのか，など治療後のVAの状態を思い描いて，患者の将来の透析法についての予想を立てつつ現在の治療法を決定しなければいけないこと，②人工血管内シャントの閉塞例ではある程度長期間閉塞していても，血流回復が可能であることの2点に要約できよう．

　謝辞　貴重な臨床データを快くご提供くださった天野　泉先生（名古屋バスキュラーアクセス天野記念診療所），春口洋昭先生（飯田橋春口クリニック），デバイスデータ収集にご協力いただいた大久保　智氏（(株)JCT熊本営業所所長），資料をお寄せいただいた各デバイスメーカの担当者の皆様に深く御礼申し上げます．

[文献]
1) (社)日本透析医学会：慢性血液透析用バスキュラーアクセスの作製および修復に関するガイドライン, 2005
2) (社)日本透析医学会：2011年版 慢性血液透析用バスキュラーアクセスの作製および修復に関するガイドライン, 2011

[著者]　宮田　昭　MIYATA, Akira／熊本赤十字病院 腎センター，腎臓内科

II-2 VAIVT

II-2-4. その他の期待される新しいデバイス

> **! VAIVTの3カ月ルールへの対応策**
> 新しいデバイスには,内膜損傷を最小限にする工夫がなされており,使用対象の選択によって開存期間の延長が期待できる.

1 はじめに

バルーンには,semi-compliance 型と non-compliance 型があり,2007年ごろより super-non-compliance 型というデバイスが登場し,さらに近年では内膜のごく一部に傷を付けて押し広げるタイプが数種類発売されている.

本項では,3種類の duper-non-compliance 型の新しいデバイスを紹介し,それらのもつ意味と使用に当たっての注意事項と期待できるポイントについて述べる.

2 特徴

表1,表2に3種類の新しいデバイスのスペックと特性,使用上の注意点について表示した.いずれも,バルーン表面に角度をもった鋭利な材質を備えている点と内膜にわずかな切れ込みを入れた後,バルーンにて押し広げる点で共通している.鋭利な材質部分のバルーン表面への置き方も接着させたデバイス,非接着のデバイスに分けられ,さらに非接着のものは,ストレートとらせんに分けられる.それぞれの手技上の違いを以下に詳述する.新しいデバイスはその使用方法と取扱いの誤りによって,事故につながる可能性があるため注意が必要である.

■2-1 Peripheral Cutting Balloon™(図1a)

「Peripheral Cutting Balloon™」は,ブレード長1cmのタイプが発売されていたが,血管内にブレードの脱落によって回収となった[1].現在のものはブレード長は18 mm,バルーン有効長は20 mmに変更されている.ブレード長15 mmでシース6 Fr の monorail type もあるが,バルーンサイズは2.0 mm~4.0 mmまでと小さくなっている.さらにカテーテル長140 cm,ガイドワイヤーは0.014インチとバスキュラーアクセス(vascular access:VA)では,使用しにくい面が多い.特徴としては切れ込みの鋭さと低圧での拡張がある.

表1 新しいデバイスのスペック

		Peripheral Cutting Balloon™	AngioSculpt®	non slip element PTA™
適合シース [Fr]		7	6	5
適合ガイドワイヤー [inch]		0.018	0.018	0.018
バルーン径 [mm]		5〜6	4〜6	4〜6
バルーン長 [mm]		20	20, 40	20, 40
推奨拡張圧 [atm]		6	8	8
最大拡張圧 [atm]		10	14, 16	16, 18
カテーテル長 [cm]		50, 90, 135	90, 137	50, 90
ブレード, スコアリングエレメント, エレメント	数	4	4	3
	高さ [inch]	0.005	0.007	0.0155
	素材	ステンレススチール	ナイチノール	ナイチノール
	形状	三角形	長方形	三角形

表2 特性と使用上の注意点

	Peripheral Cutting Balloon™	AngioSculpt®	non slip element PTA™
特性	①ステンレス製の鋭いブレードにより, プラークへ直接切れ目を入れることによる弾性組織, 線維組織の分断 ②低圧拡張	①らせん状にスコアリングエレメントがバルーンに配置されており, スリップしにくい, 病変部内腔に均一なバルーンの拡大 ②良好なリラップによる通過性のよさ	①応力を血管壁に効率よく集中させており, その結果, スリップを防ぐ能力も高い ②石灰化部にも有効
使用上の注意点	①屈曲部でのブレードの折れ曲がり, 脱落など ②リラップが不良のため再挿入の禁止 ③石灰化部と完全閉塞部での使用禁止 ④拡張は1 atmで5秒以上かけること	①スコアリングエレメントの脱落の報告 ②血管内での回転は, 引っかかりの原因となる	①2〜3 atmまでバルーンが病変に接するまではゆっくり拡張 ②バルーンとエレメントは, 根本で接着されているのみのため間に引っかかる可能性あり. ワイヤーの操作に気を付ける ③エレメントがトラップされる可能性があるため, 血管内で回転させない

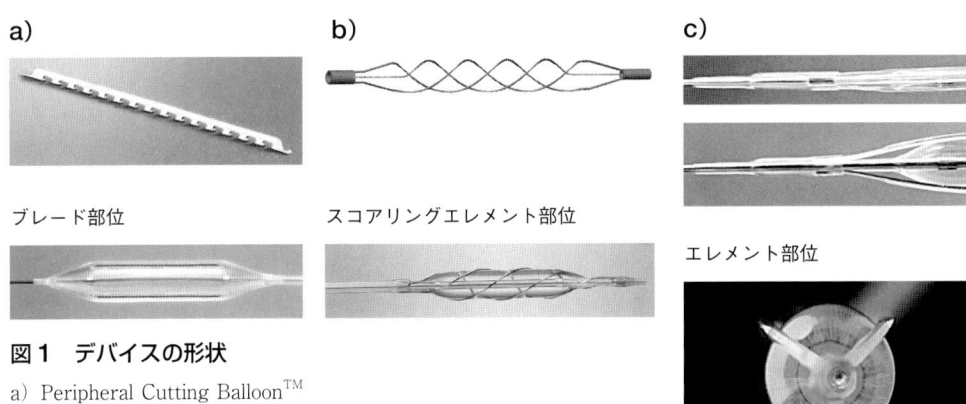

図1　デバイスの形状
a) Peripheral Cutting Balloon™
b) AngioSculpt®
c) non slip element PTA™

　ブレードの部位は無理な狭窄部での加圧によって折れ曲がり，接着部がバルーンから脱落する危険性をもっている．シースからの無理な引き抜きによる，ブレード脱落の報告やブレードの肺静脈迷入の報告もあるので注意が必要である．切れ込み部位を利用して拡張するときに，内膜の乖離が大きくなるため，拡張後に乖離部位への血栓の付着による早期再閉塞の危険性もあり注意が必要である．

　使用に当たっては，拡張時間を1 atm当たり5秒以上かけてゆっくり加圧するようにしなければならない．画像でブレードの曲がり具合を確認しながら行い，たとえ推奨拡張圧以下の加圧でもブレードの変形は，シースから取り出すときに脱落の原因となるので細心の注意が必要である．推奨シースサイズは7 Frであることから使用できる血管の選択には限りがある．リラップの形状も，元の形状にはほとんど戻らずに大きくなるため，シースへの再挿入も禁忌となっている．また，石灰化した部位での使用はブレードの折れ曲がりの可能性があるため，禁忌となっている．さらに吻合部や屈曲の大きな部位を通過させることもできない．

　再狭窄を繰り返し過去のPTA（percutaneous transluminal angioplasty）にて内膜が肥厚しているような狭窄部位の使用には適している．ただし，欧米人と比べて血管径の小さい日本人には，シースサイズが大きく，さらなるデバイスの改良が求められる．

　図2は，ステント内狭窄の症例である．ステントの網目構造からステント内に侵入した内膜を，3 atmの低圧で拡張できている．この症例は，3カ月で再狭窄を繰り返していたが，「Peripheral Cutting Balloon™」を使用したことで，これ以後7カ月まで開存期間が延長した．このような症例では，ブレードによる切れ込みを大きな乖離にしない低圧拡張を推奨したい．

■2-2　AngioSculpt®（図1b）

　「AngioSculpt®」はバルーンの周りに，らせん状に3本のナイチノール製のスコアリングエレメントを備えた道具である．シースサイズは6 Frである．バルーン径は4.0 mmからあるので，前腕の病変にも使用しやすい．

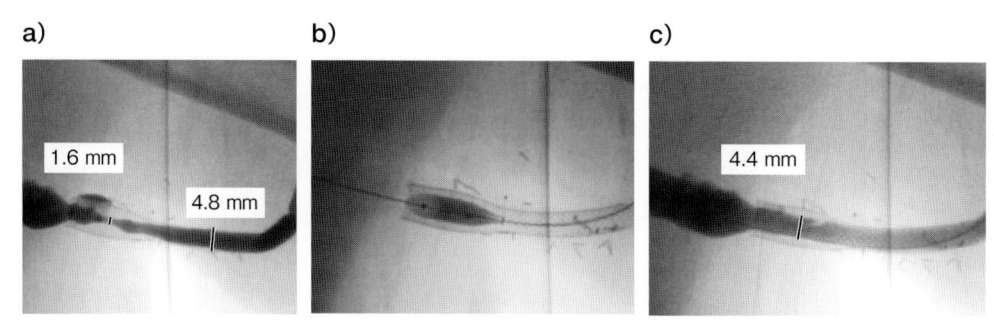

図2 Peripheral Cutting Balloon™ 5 mm を使用した低圧拡張症例
ステントの網目構造からステント内に侵入した内膜を 3 atm の低圧で拡張した
a) PTA 前，狭窄部の直径は 1.6 mm
b) 3 atm で拡張
c) PTA 後，狭窄部の直径は 4.4 mm に拡張された

スコアリングエレメントはナイチノール製で長方形の形状である．スリッピング防止のわずかな切れ目に食い込んだエレメントによって，通常バルーンの 15〜25 倍の外力を生み出すとされている．スコアリング部はらせん状のためバルーンの拡張と同時に内腔への均一な拡大が生じる．リラップが容易なバルーン材質を使用している，低圧にて切れ込んだ部位をそのままの低圧で，大きな乖離とならずに拡張できる，などの特徴を備えている．

注意点としては，スコアリング部の脱落の報告やバルーンとスコアリング部の間への迷入の可能性もあるので，血管内では回転させないようにする．なお，下肢の動脈での良好な成績の報告がすでに発表されており，今後期待できる[2]．報告では，血管乖離は 10.7％で，合併症の発生率は低率であるとされているが，VA の PTA ではステントを留置できる部位が少ないため，乖離は何としても避けなければならない．乖離や血管破裂などでの再建術は，手技によって何としても避ける必要がある．このような場合のデバイスの使用方法として，以下の症例を紹介する．

図3の症例では屈曲部とストレート部の 2 カ所を低圧で拡張した拡張は 1 atm から開始し，1 分間に拡張と収縮を 10 回程度繰り返した．2 atm から 2.5 atm までの間に 30 回近く拡張と収縮を繰り返し，5.0 mm のバルーンは，ほぼ完全に拡張した．

この症例では，スコアリング部の血管内膜への食い込みが屈曲部での拡張を可能にしている．再狭窄部位での高度狭窄においても，らせん状の食い込みがスリップ防止と同時に均一な拡張を実現している．

■2-3 non slip element PTA™

「non slip element PTA™」も，循環器系疾患では多く使用されてきた材質を，VA 用に改良した部材である．前の 2 種のカテーテルに比べてシースが 5 Fr と小さく，使用しやすい．やや先端のとがったナイチノールの素材が，石灰化した部位やステント内狭窄に有効とする報告が多くある．

図4に示した石膏を用いた拡張実験では，切れ込み部位の周辺の石膏は破損がなく，1 点に集中して切れ込みが入っていることが理解できる．ただ

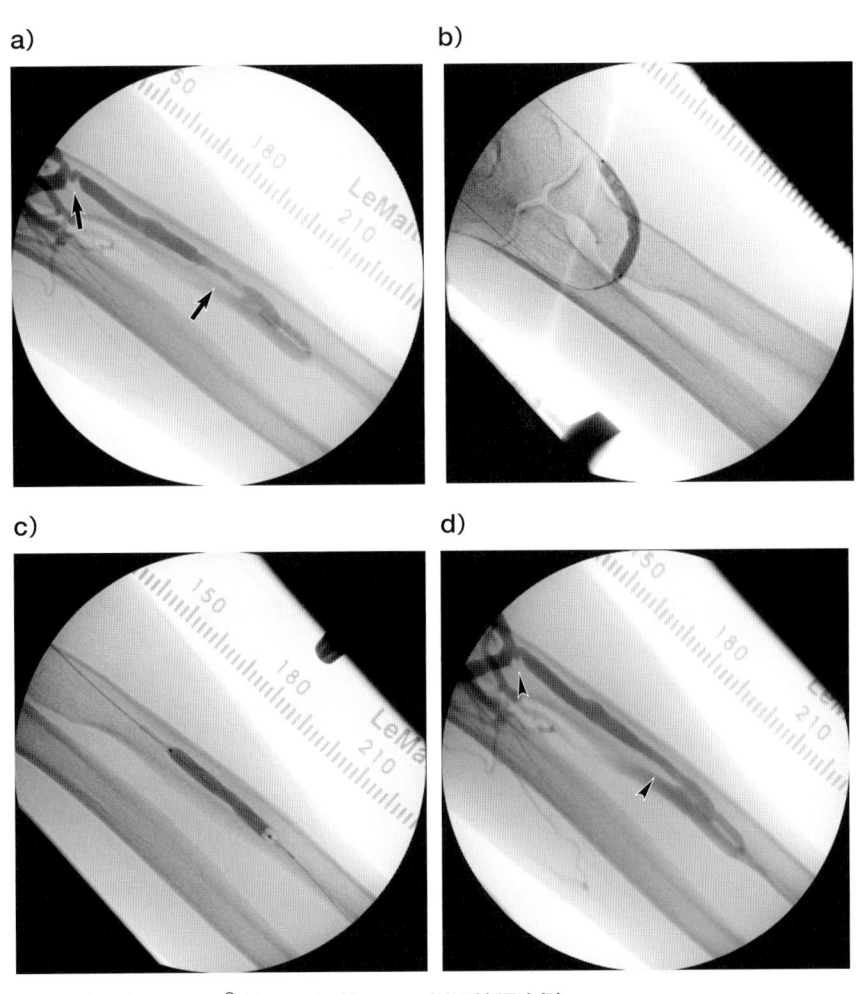

図3 AngioSculpt® 5 mm を使用した低圧拡張症例

屈曲部とストレート部の2カ所を低圧で拡張した
a) PTA前，2カ所に狭窄病変（➡）
b) 2.5 atm で屈曲部を拡張
c) 2.5 atm でストレート部を拡張
d) PTA後，2カ所は十分に拡張された（▶）

し，エレメント部の付着部が図1cにあるようにバルーン拡張時に浮き上がるため，ワイヤーの迷入などが危惧される．

「AngioSculpt®」と同様に，血管内での回転やシースから引き抜く際は，先にワイヤーを引き抜きワイヤー先端がエレメント部に引っかからないように注意する．また，ステントの遠位部の拡張などでは，露出したステントに引っかかるおそれがあるため使用しない．

3 今後の課題

いずれのバルーンも低圧拡張および内膜損傷を最小限にする可能性を秘めている．しかし，使用方法には，注意事項も多く存在する．道具の性能を引き出すのも技術であり，道具の性質を熟知し慎重に使用されることを願っ

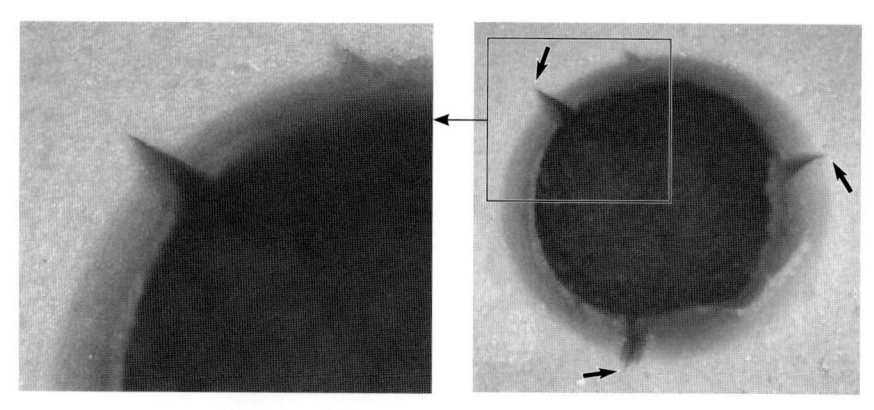

図4 non slip element PTA™ の粘土を用いた実験
エレメント跡部（→）はしっかりグリップしていることがわかる

てやまない．

　3種類のsuper-non-compliance型バルーンの使い分けは，VAの開存期間にかかわる．内膜損傷を最小限に抑制した，透析に必要な血流量を確保するためのPTAをこれらの新しいデバイスによって実現する方策を考慮すべきである．すでに，上記のデバイスに炎症抑制目的でdrug elutingされた材質の治験がスタートしており，VA用製品の開発が待たれる．

[文献]
1) 池田　潔, 吉田鉄彦, 小野明子ほか：頻回PTA施行症例に対するPBC（カッティングバルーン）の成績, 腎と透析 55（別冊 アクセス2004）：94-96, 2004
2) Scheinert D, Peeters P, Bosiers M, et al：Results of the multicenter first-in-man study of a novel scoring balloon catheter for the treatment of infra-popliteal peripheral arterial disease, Catheter Cardiovasc Interv 70(7): 1034-1039, 2007

[著者]　池田　潔　IKEDA, Kiyoshi／池田バスキュラーアクセス・透析・内科クリニック　院長

II-3 VAIVTで使用する機器・デバイスと術者の放射線被曝

> **VAIVTの3カ月ルールへの対応策**
>
> シャントPTAという治療自体が血管の状態がよくない患者に対して行われるものであり，いかなる工夫をしようとも3カ月以内のPTAを完全になくすことはできないと著者は考えている．当院では，PTAの一次開存を延ばすために積極的にシャント管理を行ってきたため，今のところ3カ月ルールが治療方針にそれほど大きな影響を与えていない．
> それよりも医事請求の問題が大きい．具体的には頻回PTAを繰り返している患者の場合には，どこかで算定日を取り違えてしまうと，その後はずっと正しく保険請求できなくなる．それは電子カルテの医事システムは保険請求する手技のためのシステムであり，保険請求しない手技については管理することはできないためである．今後も算定日がずれている疑いが生じた場合には，2012年4月1日までカルテをさかのぼって，チェックしていく必要が生じるのである．
> 審査する側は3カ月以内の保険請求をチェックするだけであり，医療機関が算定日を取り違えているかどうかチェックしてくれるわけではない．この対策として，当院では前回算定日から3カ月以内のPTAかどうかをPTA予約時に放射線科受付が確認し，治療のときにPTA施行医が再度確認して，電子カルテであるのにあえて紙媒体の医事伝票で処理している．そして医事課が請求の際に紙媒体を入力する段階で最終確認するという方法でチェックしている．
> 現状の電子カルテの医事システムは3カ月ルールに対応していないため，実際の現場ではかなり労力をかけて対応しているのが現状である．

1 はじめに

　VAIVT (vascular access intervention therapy) を確実にかつ安全に行うためには，おのおののデバイスの特徴をよく把握して使用することが重要である．シャント血管に生じる狭窄は強固なことも多く，狭窄部位もヘアピン状のシャント吻合部近傍に生じることが多い．このためVAIVTで使用するバルーンカテーテルには，強い拡張力と高い吻合部通過性能が求められる．術者はおのおののバルーンカテーテルやガイドワイヤーの特徴をよく考慮して，病変に適したデバイス選択を行うことが求められる．本項ではVAIVTに必要な装置や機器，およびVAIVTで使用されるデバイスの特徴とその取り扱い方について解説する．

2 VAIVTで使用する装置

■2-1 血管撮影装置

　X線透視および血管撮影を行う装置としては血管造影装置（図1）をはじめとして，多目的X線テレビシステム（図2），X線テレビ装置（透視台），外科用イメージ (digital subtraction angiography: DSA) 撮影機能付，図3）などがある．他の部位のPTA（経皮経管的血管形成術：percutaneous transluminal angioplasty）では専用の血管造影装置で行われることが多い

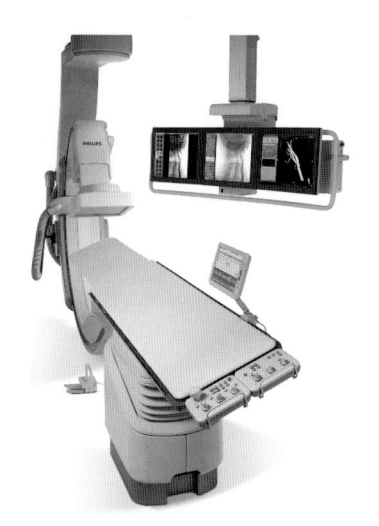

図1 血管造影装置(写真提供：(株)フィリップスエレクトロニクスジャパン)

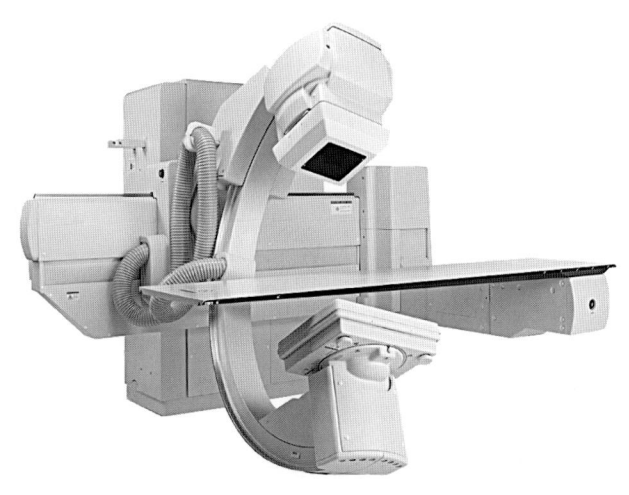

図2 多目的X線テレビシステム(写真提供：(株)日立メディコ)

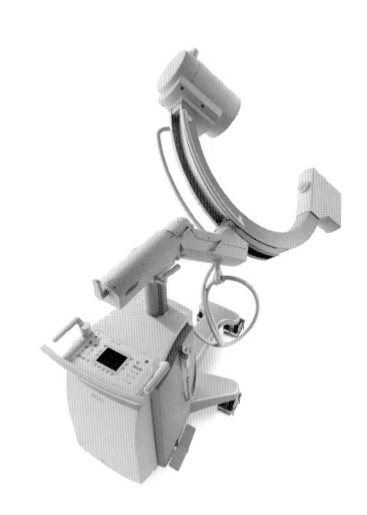

図3 外科用イメージ
(写真提供：(株)フィリップスエレクトロニクスジャパン)

のに対して，VAIVTでは血管造影装置以外の外科用イメージやX線テレビ装置といった簡易型の血管造影装置で行われていることも多い．画質を比較すると専用の血管造影装置は簡易型の血管造影装置に比べ優れている．
　しかし，VAIVTでは頭部や体幹部ほどの線量を必要とはしないので，血管造影装置以外の簡易型の血管造影装置であっても検査は十分可能である．簡易型の血管造影装置を使用したときの問題点としては，術者の散乱線被曝が多くなってしまうことである．これに対して血管造影装置の問題点としては，寝台を動かしたり，透視の絞りを変更したりする操作スイッチの場所が頭や体幹部を検査することを前提に設計されており，VAIVTでの術者の立ち位置は操作スイッチから離れてしまうため不便を感じる．当院では位置合わせと透視の絞りを診療放射線技師が担当している．いずれの装置で行う場

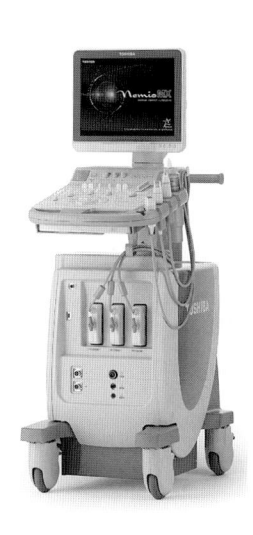

図 4　超音波診断装置
(写真提供：東芝メディカルシステムズ(株))

合であっても，VAIVT 専用の血管造影装置というものは存在しないので施設の実状に合わせて工夫することが必要になる．

また，従来は血管造影装置であれ外科用イメージや X 線テレビ装置であれ，X 線透視を行う装置は X 線管球から照射された X 線を I.I.（Image Intensifier）という検出器を用いて画像にしていた．しかし I.I. は経年劣化すると感度が低下し，同じ画質を得るために照射線量が増えてしまうという欠点があった．これに対して X 線エネルギーを直接電気信号に変換するフラットパネルではパネルの感度に経年劣化はなく，I.I. のような検出器の経年劣化に伴う照射線量の増加はみられない．

また I.I. では視野辺縁のゆがみは避けられなかったが，フラットパネルでは視野辺縁の画像のゆがみがないのが特徴である．これらの理由から，最近は I.I. からフラットパネルを検出器にした装置が主流になってきている．

■2-2　超音波診断装置

当院では VAIVT は通常，血管造影装置を用いて行っているが，VAIVT を行うときには血管造影室に超音波診断装置（図 4）を準備するようにしている．その理由は次の 2 つである．1 つは VAIVT 直前に検査することで血管走行や狭窄や閉塞の状態を確認するためであり，もう 1 つの理由は透視だけではガイドワイヤーでの血管選択が難しい場合や，血栓治療で残存血栓の有無を確認したいときに速やかに超音波診断装置が使用できるようにするためである．

著者はすべての手技をエコー下で行う必要はないと考えているが，体表の血管が治療の対象となることが多い VAIVT では必要に応じて，速やかにエコーを併用できる環境であることが手技成功率向上に非常に重要であると考えている．準備する超音波診断装置は，高級な機器や高性能なポータブルタイプの超音波診断装置であることに越したことはないが，体表プローブとカラードップラさえあればポータブル装置として病棟使用しているような汎用の装置でも十分可能である．

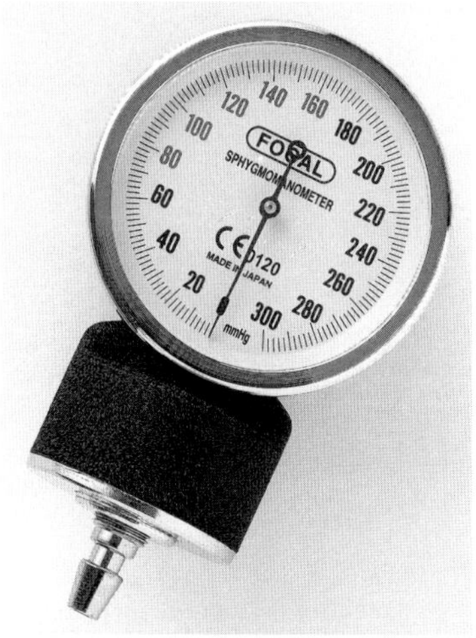

図5 アネロイド血圧計
(写真提供：(株)フォーカルコーポレーション)

■2-3 二酸化炭素発生器

　造影剤アレルギーの患者や保存期腎不全，喘息などの造影剤を使用しにくい患者に対して，二酸化炭素はヨード造影剤の代用として使用できる．二酸化炭素は溶解度が高く，速やかに血中に溶けるため安全である．ただし，圧縮二酸化炭素を血管内に注入した際に患者が胸部圧迫感を訴える場合がある．

　二酸化炭素は気体であるため，ヨード造影剤に比べると圧倒的に粘稠度が低い．このため血流の早い血管や太い血管では血管の中心部分しか二酸化炭素が流れず，辺縁の造影が悪くなるといった欠点がある（血流の早い血管は実際より細く見える）．

　二酸化炭素造影は，血管走行の確認には有用であるが，狭窄率の評価については条件がうまく合えば評価できるというぐらいに考えたほうがよい．つまり造影能の観点からみると，二酸化炭素による造影はヨード造影剤に比べ明らかに劣っていると考えておく必要がある．当院では二酸化炭素造影を行う際には，術中エコーを併用して血管の状態を評価している．

　また二酸化炭素での動脈側の造影は避けるべきである．その理由は動脈に二酸化炭素を注入すると，動脈壁に沿って脳動脈にまで二酸化炭素が逆流することがあるからである．脳動脈に二酸化炭素が逆流すると血圧低下や呼吸状態の悪化といった重篤な副作用を引き起こす可能性があり，動脈側への二酸化炭素の注入は可能な限り避けるべきである．意図的でなくてもシャントに多量の二酸化炭素を注入した結果，シャントを逆流して動脈側に流れた二酸化炭素が血管壁を逆流して，脳動脈に流れ込んで副作用を起こした事例も報告されているので，二酸化炭素造影は十分注意して行うようにしたい．

■2-4 アネロイド血圧計

　静脈圧上昇を主訴にVAIVTを施行しようとしたが，シャント造影で流出路の責任狭窄が明瞭ではない場合や，複数の狭窄がありどの病変が静脈圧上昇の原因になっているのか明確でない場合に，当院では造影に加えて圧測定を積極的に行っている．圧測定の方法は，4 Frの造影カテーテルを狭窄が疑われる病変の中枢に進め，造影カテーテルとアネロイド血圧計（図5）を

a) 中枢の狭窄（−）

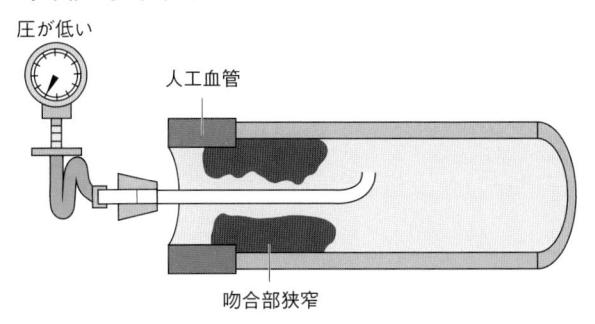

圧が低い / 人工血管 / 吻合部狭窄

b) 中枢の狭窄（＋）

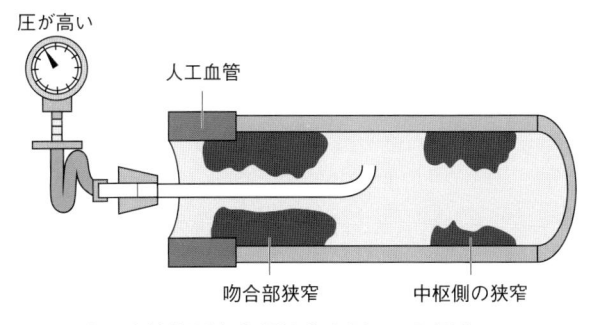

圧が高い / 人工血管 / 吻合部狭窄 / 中枢側の狭窄

図6 人工血管静脈吻合部狭窄症例での圧測定

人工血管静脈吻合部狭窄症例で，さらに中枢に有意狭窄があるかどうかは圧測定を行うことで推測可能である

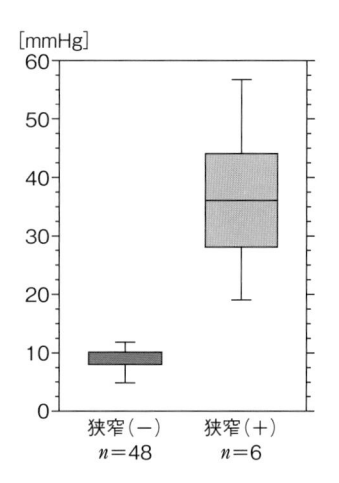

図7 中枢側狭窄の有無と圧の関係

狭窄（−）n=48、狭窄（＋）n=6

圧が15 mmHg以下であれば，その中枢側に狭窄が存在する可能性は低いことがわかる．圧測定は簡便で，かつ実用的な診断方法である

接続し，カテーテルを引き抜きながら圧較差の大きい狭窄がどこであるかを確認する．

　圧測定を行うことで，どの狭窄が責任病変であるか判断しやすくなることが多い．また，静脈圧が上昇しているが画像上は狭窄がはっきりしない場合，PTAを行うべきかどうか悩むことがあるが，圧測定をしても責任狭窄がはっきりしない場合にはPTAを行わないという判断がしやすくなる．

　さらに，造影剤アレルギーのためにヨード造影剤を使用できない場合には，当院では二酸化炭素造影に加え，エコー下PTAを行っている．このような場合も圧測定を加えることで，拡張する狭窄よりさらに中枢の狭窄を見落としていないかどうか判断しやすくなる．この場合，狭窄より中枢側にカテーテルを進めて圧測定を行い，圧が高いようなら中枢側の静脈に狭窄を疑う（図6）．一方，圧が低い場合には中枢に狭窄がないと判断する．図7は人工血管の静脈吻合部狭窄に対し，圧測定を行った結果である．吻合部の中枢に狭窄がない症例では全例15 mmHg以下であり[1]，15 mmHg以下であれば静脈吻合部の狭窄のみを治療すればよいのである．このように簡易的な圧測定を行うだけで，エコー下PTAの弱点である中枢狭窄の見落としを防ぐことが可能になる．

■2-5　PT-INR測定機器

　透析患者に対するワーファリン（ワルファリンカリウム）内服は原則禁忌であるが，心臓弁置換術後や重篤な心房細動の患者ではワーファリンが処方

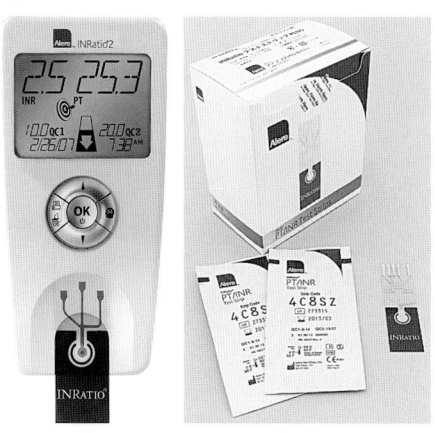

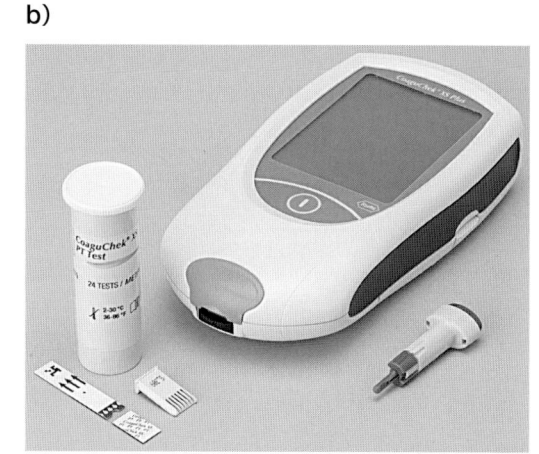

図8 携帯型PT-INR測定機器
a) INRatio®2 メーター（写真提供：アーリアメディカル（株））
b) コアグチェック®XS プラス（写真提供：エーディア（株））

される．実際，当院でも832名の透析患者のうち87名（10.5％）の患者がワーファリンを内服していた．PT-INR（prothrombin time-international normalized ratio）の目標値を1.5～1.8でコントロールしている患者63名の過去6カ月のPT-INRの変動について調べてみると，PT-INRの変動幅が1.0以上の患者が48％もみられた．さらに2.0以上の変動幅があった患者も15.8％みられた．このことを考えると，VAIVT直近のPT-INR測定は必要不可欠であると考えている．緊急でVAIVTをする場合や他院からの紹介患者の場合など，直近のPT-INRの情報がない場合には，血管造影室で簡便にPT-INRが測定できる図8のような装置を用いて測定している．

　VAIVTで血管拡張に伴う血管損傷のリスクはなくすことは不可避である．自験例での検討ではあるが，数分の圧迫止血で止血し得るごく軽微な血管損傷を含めると，1702例のVAIVTで27例（1.6％）の血管損傷がみられた．血管損傷したときのことを考えると，PT-INRがあまり高値の状態でVAIVTを行うことはリスクが高い．当院では，PTAの予定が決まった時点で直近のPT-INRが2.0以上の場合にはワーファリンの内服量を調整して，2.0以下になるようにしPTAを行っている．また人工機械弁の患者などでPT-INRの目標値が2.0以上の場合は，原則ヘパリン置換してからVAIVTを行うようにしている．

3　VAIVTに必要な器具

■3-1　基本物品

　VAIVTに必要な器具として，ビーカー3個（大，中，小），シャーレ2個，綿球3個，ガーゼ，CT（computed tomography）造影用エクステンションチューブ（三方活栓付き），滅菌覆布，シリンジ3本，局所麻酔用24G針を準備している．当院ではこれらをセットしているディスポーザブルのアンギオキット（図9）を利用している．

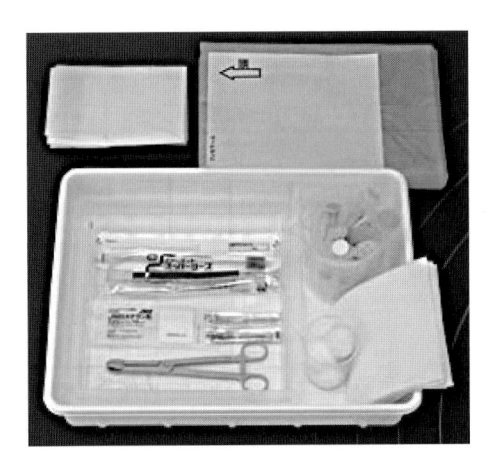

図9　アンギオキット

シャントPTAに必要な器具などがセットになっている．セット内容は各メーカによって異なっており，自施設の検査，治療に合ったものを選択するようにしたい

　VAIVT時にはこれ以外に滅菌ガウン，消毒用イソジン®（ポビドンヨード），10％キシロカイン®（リドカイン塩酸塩）10 mL，ヘパリンナトリウム2000単位，生理食塩液500 mLにヘパリンナトリウム2000単位を注入したヘパリンナトリウム含有生理食塩液を準備する．

■3-2　ガイドワイヤー

　標準型バルーンカテーテルを選択したときには0.035インチ，特殊型バルーンカテーテルや「Peripheral Cutting Balloon™」を選択したときには，0.018インチ以下のガイドワイヤーを使用する．0.035インチの代表的なガイドワイヤーには「ラジフォーカス®0035」と「SURF」がある．これらはいずれも，Ni-Ti（ニッケル-チタン）の芯材にウレタンジャケットを被覆させて親水性コーティングを施したものである．両者の違いを一言でいえば，しなやかなラジフォーカスとトルクの伝わりやすいSURFといったところである．

　また，VAIVTでおもに使用されているunder 0.018インチガイドワイヤーは構造や特性から大きく2つに分けられる．1つはNi-Tiの芯材にウレタンジャケットを被覆させた「ラジフォーカス®0018」や「GTワイヤー」，「アプローチ」のタイプであり，もう1つはNi-Tiの芯材にスプリングコイルを巻き付けた「ABYSS®」や「Kyousha™」のタイプである．Ni-Tiの芯材にウレタンジャケットを被覆させたタイプは，先端へのトルクの伝わり方にクセがないのが特徴である．一方，Ni-Tiの芯材にスプリングコイルを巻き付けたタイプは先端が非常にしなやかであることが特徴である．術者は構造の違いを理解して，ガイドワイヤー操作を行うことが重要である．

　VAIVTで使用するガイドワイヤーには，大きく3つの役割が求められると考えている．1つめが血管を選択しながら狭窄部を越えて進むためのトルク伝達性能で，2つめがヘアピン状の吻合部を越えてガイドワイヤーを進めるための先端のしなやかさであり，3つめはバルーンカテーテルが吻合部を越えて進むときに屈曲部のカーブを延ばす反張力（シャフトの剛性）である．0.018インチ以下のガイドワイヤーでは，これら3つの性能のバランスが特に重要になる．

　トルクの伝達性能は，Ni-Tiの芯材にウレタンジャケットを被覆させたタ

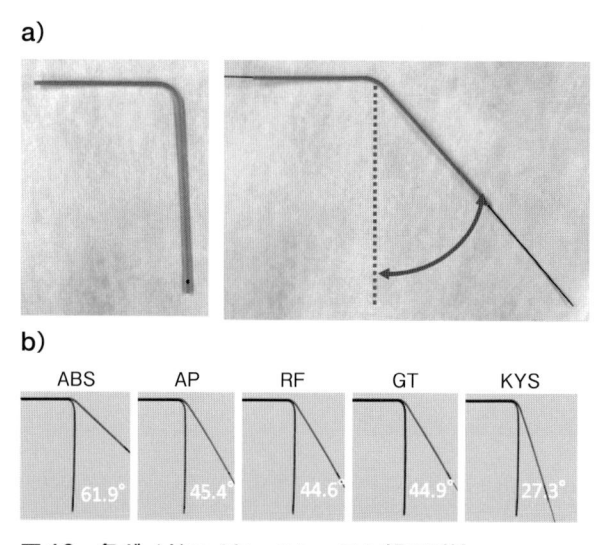

図10 各ガイドワイヤーのシャフト部の剛性
a) 図のように直角に曲げた4Frのカテーテルの中に各々のガイドワイヤーのシャフトを通し，ガイドワイヤー剛性を比較した
b) ABYSSが最も剛性が高いことがわかる
ABS：ABYSS®, AP：アプローチ, RF：ラジフォーカス®,
GT：GTワイヤー, KYS：Kyousha™

イプでは手元に加えたトルクが速やかに先端に伝わりやすく，比較的クセのないトルクの伝わり方をするのに対し，Ni-Tiの芯材にスプリングコイルを巻き付けたタイプでは手元に加えたトルクが先端に伝わるのに少し遅れる傾向がある．

　Ni-Tiの芯材にスプリングコイルを巻き付けたタイプは，ガイドワイヤー先端がしなやかであるのが特徴である．Ni-Tiの芯材にウレタンジャケットを被覆させたタイプでも「GTワイヤー」は先端の柔軟長を長くしているので，先端部分がしなやかである．

　シャフトの剛性を比較するために，造影カテーテルのシャフトを蒸気で直角に曲げたものにガイドワイヤーのシャフト部を通したときのカテーテルの伸角を測定した（図10）．結果は「ABYSS®」のシャフト剛性が最も高く，「Kyousha™」が最も低かった．また「アプローチ」「ラジフォーカス®」「GTワイヤー」はほぼ同じシャフト剛性であった．

　ガイドワイヤーには，しなやかさとトルク伝達性能という相反する性能が求められ，これらを両立するために芯材の太さや先端からの芯材のテーパー（taper）形状やテーパー距離を各社が工夫している．そしてこれらの違いによってガイドワイヤーの特性が決定される．

　術者は自分が使用しているガイドワイヤーの特性を理解して，その特性に合ったガイドワイヤーの選択や使い方をすることが，確実で安全なVAIVT手技につながると考えられる．

　ガイドワイヤー操作で最も重要なことは，ガイドワイヤー先端のアングルをうまく使ってガイドワイヤーを進めることである．ガイドワイヤーは押し

て進めるのではなく，アングルを回転させながら進む方向を選択するデバイスである．特に狭窄部分の壁は不整で引っかかりやすい．引っかかっている状態で押すと，ガイドワイヤー先端は反転する．先端が反転した状態では押しても，狭窄を越えることは難しい．引っかかったときには，ガイドワイヤーを少し引いて回転させるようにすることが重要である．

■3-3 シースイントロデューサー（シース）

シースが開発されるまでの血管造影では，カテーテルを交換するたびに出血を伴っていた．シースが開発されたことで体表面から脈管内へのカテーテルの進入路を確保でき，シースの止血弁によってカテーテル交換時の出血リスクが解消された．その後，ロングシースと呼ばれるシースが登場し，カテーテルの交換を容易にできるだけでなく，シースをガイディングカテーテルの目的でも使用するようになった．つまり，一般的なシースに求められている基本性能は屈曲蛇行した血管であってもキンクしないこと，カテーテルを出し入れしても弁から血液が漏れてこないこと，シース挿入時の抵抗が少ないことなどがあげられる．

ほかの手技と異なり，VAIVTではバルーンカテーテルを直接シースに挿入し，抜去する．バルーンカテーテルは拡張前後でそのプロファイル（いかに小さなサイズのシースを使用できるか）が大きく変化する．シースからすれば挿入時，抜去時，再挿入時とまったくサイズの異なるカテーテルを通過させているようなものであり，VAIVTではシースのバルーン通過性は最も重要な性能の1つとなる．シースのバルーン通過性では内径の大きさを考える必要があると考えられたので，著者は各社のシースサイズを計測した（表1）．これを見てもわかるように，シースは同じサイズ表記であってもメーカによって内腔の大きさがさまざまである．

さらにバルーンの通過抵抗を測定する実験を行ったところ，シースのバルーン通過性は内腔の大きさだけでなく，チューブの素材，チューブ接合部の構造の違いなどが大きく関与することがわかった（図11）．

バルーンカテーテルの適合シースサイズであっても，シースによってはバルーン通過時の抵抗が非常に高いものもある．バルーン通過性をよくするためには適合シースサイズにこだわらず，シースサイズを一段階上げることが最もよい方法である．しかし，止血の問題などからできるだけシースサイズを上げたくない場合には，VAIVT用として構造設計の段階から開発されたシースを用いることが好ましい．

「vaivtA」は同社の「スーパーシース」に比べると，内腔の大きさがほぼ同じであるにもかかわらず，某社のバルーンカテーテルの挿入時の抵抗が88％軽減され，抜去時の抵抗も60％軽減されている．これはバルーン通過性で最も抵抗を受ける部分がチューブと本体の接合部分が「vaivtA」では一体成形されており，「スーパーシース」のように接合部分での締め付けがなく，挿入時の抵抗が小さくなっている．またチューブ自体も薄くやわらかいため，チューブ通過時の抵抗も小さくなっている．

また，VAIVTはバルーンの種類やサイズによって適合シースが異なる．どこからアプローチするかを決めてから，シースを準備するように心がけた

表1　実寸5.5Frサイズシースの各社比較

	表記	型番	先端内径	中間内径	中間肉厚
メディキット（株）	5.5 Fr	CS55	1.86	2.05	0.42
メディキット（株）	5.0 Fr	CU50	1.91	2.09	0.34
日本ゼオン（株）	5.5 Fr	ISA055	1.93	2.07	0.34
テルモ（株）	5.5 Fr	RRA-55A	1.94	2.06	0.30
テルモ・クリニカルサプライ（株）	5.0 Fr	ST-5FL	1.93	2.17	0.24
ボストン・サイエンティフィックジャパン（株）	5.0 Fr	モスキート	1.88	2.05	0.37

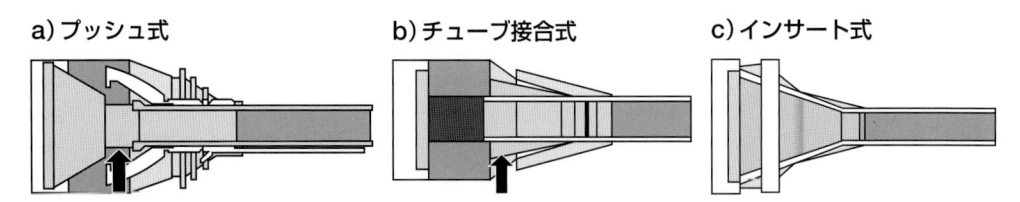

図11　シースの構造（チューブ接合方式）
a）シースチューブの上から金属かしめで接合
b）シースチューブの上からチューブ状のかしめで接合
c）シースチューブとシース本体が一体成形されたもの

い．また，シース挿入部位と拡張部位が近い場合が多く，シースチューブが3〜5 cmの製品が好まれている．しかし，必要に応じてロングシースを使用することでバルーンを病変部に到達しやすくなり，バルーンのスリッピングも防止できる．シースの長さを使い分けることでもVAIVTの幅が広がる．

■3-4　バルーンカテーテル

3-4-1　保険償還区分でのPTAバルーンカテーテルの分類

末梢血管に使用できるPTAバルーンを保険償還価格上の区分で分類すると，シャフト径が4 Fr超の標準型バルーンとシャフト径が4 Fr以下の特殊型バルーン，そして「Peripheral Cutting Balloon™」とスリッピング防止型に分けられる．

標準型は0.035インチガイドワイヤー対応で，特殊型は0.018インチ以下のガイドワイヤー対応であることが多い．特に最近は，通過性のよい標準型バルーンカテーテルが発売されるようになり，標準型で対応できる吻合部病変の割合もさらに増加している．しかし，いかに標準型バルーンの吻合部通過性がよくなっても，通過性のよい特殊型バルーンの吻合部通過性には及ばないことはいうまでもない．

3-4-2　バルーン特性による分類

保険償還価格上の区分での分類以外に，バルーンの特性で分類する方法がある．基本的にPTAバルーンで使用されているバルーンは血流遮断バルーンと異なり，加圧してもほとんどバルーン径は変化しない．とはいってもバルーンにかける圧が大きくなればなるほど，少なからずバルーン径は大きくなる．この加圧によってバルーン径が伸びる程度をcomplianceといい，バルーンの拡張力と密接な関係がある．バルーン加圧によるバルーン径の伸び

性の高いものを semi-compliant balloon，伸び性の低いものを non-compliant balloon としている．とはいっても，semi-compliant balloon と non-compliant balloon の間に明確な定義はない．

それ以外にバルーンの素材による分類の方法がある．バルーンの素材は大きく分けて，ポリエチレンテレフタレート（polyethylene terephthalate：PET）とポリアミドや Pebax® などのナイロン系素材に分かれる．ナイロン系素材のバルーンは一般的に柔軟性に優れており，シャント吻合部のように屈曲が強い場合でもガイドワイヤーへの追従性がよい．これに対し PET は，ナイロン系素材に比べ拡張力が高いという特徴がある．

また最近ではバルーン膜を線維で補強したバルーン（「CONQUEST®」や「YOROI」）が発売されている．これらは耐圧が高く，compliance も低いため，通常のバルーンカテーテルに比べると拡張力が高い．

それ以外には，「Peripheral Cutting Balloon™」といって，バルーンの外側に外科用メスよりも鋭いカミソリの刃のようなブレードがバルーン周囲に放射状に3枚または4枚取り付けられた製品もある．「Peripheral Cutting Balloon™」のバルーン耐圧は高くはないが，低圧でも高い拡張力があり，拡張時の患者の痛みも比較的少ないのが特徴である．

3-4-3　PTA バルーンカテーテルの性能

バルーンカテーテルのおもな性能には拡張力と病変到達性能があり，それ以外にシースプロファイル，耐久性，製品安定性などがある．どの性能を重要視するかは病変の状態と術者の考え方による．

1）バルーンの拡張力

シャントの狭窄は強固なことが多く，狭窄を拡張するには高い拡張力が必要となる．バルーンのくびれがなくなるまで拡張（完全拡張）するには高圧を要することが多く，しばしば定格破裂圧（rated burst pressure：RBP）でも拡張できないことがある．当院で 2011 年 1 月～6 月にシャント PTA を行った 449 名のうち，RBP まで加圧しても完全拡張できなかったのは 53 名で 11.8％であった．完全拡張できなかった狭窄（53 名，55 病変）のうち，最も多い部位は AVF（arteriovenous fistula）吻合部直上であり，その次が AVF の前腕シャント静脈，AVG 静脈吻合部であった．また完全拡張できなかった狭窄の約 2/3 の症例は拡張前の造影で，90％以上の高度狭窄の状態であった（図 12，図 13）．

拡張力にかかわる要素のなかでも耐圧性能は非常に重要である．2011 年版（社）日本透析医学会『慢性血液透析用バスキュラーアクセスの作製および修復に関するガイドライン』でも 15 気圧以上の高耐圧バルーンの使用を推奨しているが[2]，その一番の理由は造影写真だけでは狭窄の硬さは想像できないからである．

耐圧性能を評価する基準として，メーカが保証する加圧限界である定格破裂圧（RBP）がある．そして RBP とバルーンが規定のサイズになるのに必要な規定圧（nominal pressure：NP）との差がバルーンの working range である．表 2，表 3 はおもなバルーンの 6 mm-4 cm での NP と RBP をまとめたものであるが，これらの値は製品によってまちまちであることがわか

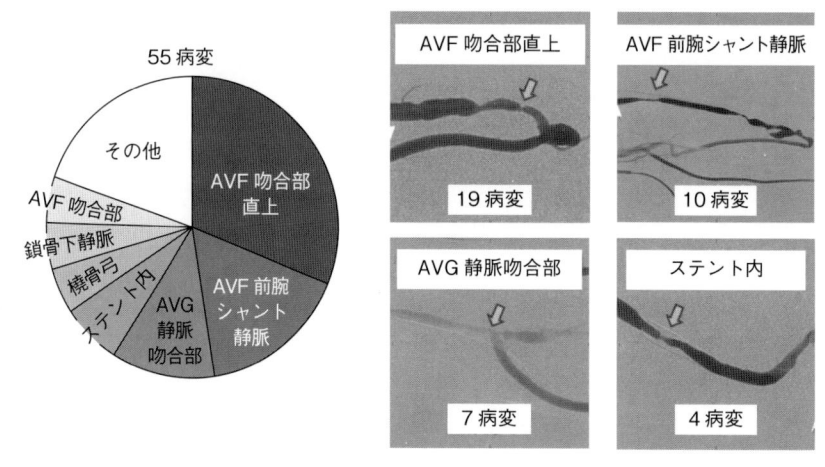

図12 完全拡張できなかった55病変の内訳

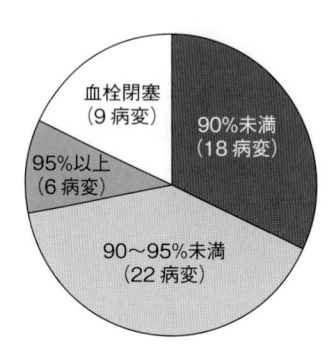

図13 完全拡張できなかった55病変の狭窄の程度

表2 おもな標準型バルーンカテーテルの耐圧（6 mm-4 cm）

	NP [atm]	RBP [atm]	working range [atm]
CONQUEST®	8	30	22
35 YOROI	4	30	26
Mustang™	10	24	14
大銀杏Ⅱ	12	20	8
Blitz Yawaraka	6	16	10
Ultra-thin™ Diamond	6	15	9
RIVAL	8	14	6

表3 おもな特殊型バルーンカテーテルの耐圧（6mm-4cm）

	NP [atm]	RBP [atm]	working range [atm]
YOROI	4	30	26
SHIRANUI EX	12	18	6
Pathblazer™	13	18	6
Ellite Yawaraka-S	6	16	10
Symmetry™	6	15	9
Sterling™	8	14	6

a) 硬いバルーン

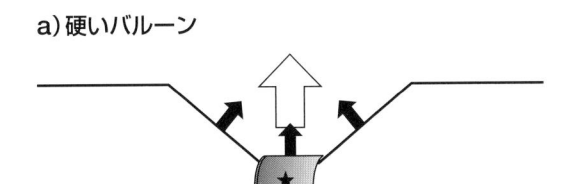

b) やわらかいバルーン

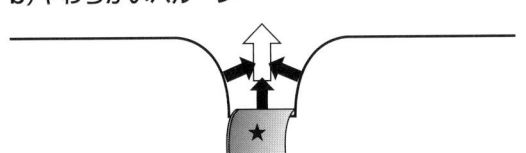

図14 バルーンの硬さによる拡張力（白矢印）の違い

る．また，同じ製品であってもバルーンサイズによってこれらの値は変わるので，使用前には必ず確認する習慣を付けることが好ましい．

現在，発売されているバルーンのなかで最も working range の高いバルーンは，「YOROI」と「35YOROI」で NP が 4 atm で RBP が 30 atm で working range が 26 atm である．次が「CONQUEST®」の 22 atm である．これらのバルーンはバルーンの周りに線維による補強が施されており，ほかのバルーンに比べ耐圧も高く working range も広い．

耐圧性能以外にバルーン拡張力に影響する因子として，バルーンの compliance がある．compliance とは，バルーンを加圧したときにバルーン径方向の伸び性のことである．compliance が小さいほど，バルーンに圧力を加えたときに効率よく狭窄部を拡張することができるのである．この理由について簡単に解説すると，図14 の★印の帯の部分が狭窄と仮定したときの狭窄にかかる力は，バルーンの素材が硬い場合とやわらかい場合でどのように違うのか考えてみよう．硬いバルーンではくびれの角度が緩やかになるのに対し，やわらかいバルーンではくびれの角度が急峻になる．同じ圧力がかかっていれば，硬いバルーンもやわらかいバルーンもバルーンの表面の単位面積当たりにかかる力（黒矢印）は同じである．そして拡張力（白矢印）は，黒色の力の上向きのベクトル和と考えることができる．図14 のように，硬いバルーンのほうが黒色の力の上向きのベクトル和が大きくなることがわかる．つまり，同じ圧力をかけてもやわらかいバルーンよりも硬いバルーンの方がより大きな拡張力が得られるのである．

2）病変到達性能

病変部到達能力に関しては，大きく分けてシャフトの pushability と trackability が関与する．またバルーンの吻合部通過性に関してはこれらに加え，バルーン部分の柔軟性と先端チップがかかわってくる．かなり鋭角な吻合部の屈曲であっても，ガイドワイヤーが通過すればバルーンは何とか追従することが多い．しかし，どのバルーンがどの程度の屈曲まで追従するかはある程度の経験が必要である．

pushability とは，手元でカテーテルを押した力が先端にどれだけ伝わる

a) pushability 型チップ

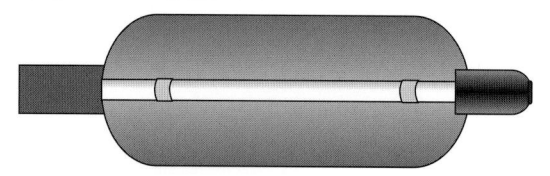

b) trackability 型チップ

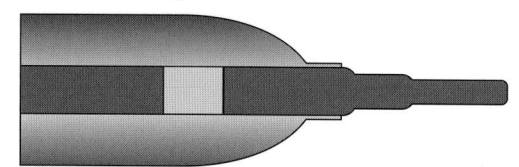

図15　バルーンの先端チップ
先端チップの形状を見るだけでも，どのような特性を追求したバルーンカテーテルであるかを予測することが可能である

かの性能である．硬くて太いほうが pushability は高くなるが，そうなるとしなやかさがないため，吻合部を通過させるのが難しくなる．pushability を決定する要素には，シャフトの素材や太さ，構造，インナーチューブの素材がある．

　現在，バルーンカテーテルのシャフトはポリアミドか Pebax® が使用されていることが多いが，硬い素材を使用すれば pushability は高くなる．また，シャフトの太さが 0.1 Fr 変わるだけでも pushability は大きく変化する．

　シャフトの構造には大きく分けて，デュアルルーメン構造のものと coaxial（コアキシャル，同軸）構造のものがあるが，デュアルルーメン構造はコアキシャル構造に比べ pushability が高い．これは，バルーンの手元側までアウターチューブとインナーチューブが一体となっているデュアルルーメン構造と違って，コアキシャル構造は先端がつっかかったときにインナーチューブとアウターチューブが容易にズレてしまうため pushability が低下するのである．

　pushability とともに，バルーンカテーテルの病変到達性能に重要と考えられている要素に trackability がある．やわらかく細いほど trackability が高くなる．しかし実際には，trackability は pushability ほど病変到達性能に重要ではない．極端に硬いシャフトのバルーンカテーテルでは若干 trackability が問題になることもあるが，特殊型や通常の標準型バルーンのシャフトの trackability が病変到達性能に影響することはない．むしろ手元の力が先端に伝わりやすいかどうかであり，pushability のほうが病変到達性能に影響する．

　また吻合部のようなヘアピン状の血管にバルーンカテーテルを進める際には，シャフトだけでなく先端チップ形状も非常に重要である（図15）．

　先端チップの形状は大きく分けてボール型とテーパー型に分かれる．pushability の高い標準型バルーンカテーテルではボール型チップが選ばれていることが多く，trackability の高い特殊型ではテーパー型チップが使用されることが多い．さらに，先端チップは，形状だけでなくその硬さも重要である．先端チップはやわらかいほうがガイドワイヤーに追従するように思

われがちであるが，やわらかいとヘアピン吻合部ではガイドワイヤーに引き延ばされて，チップの先端部が広がってしまうことがある．当然硬すぎると，ヘアピン吻合部を通過したガイドワイヤーに追従できない．先端チップの性格は，バルーンカテーテルの吻合部通過性に非常に大きな影響を与える．

3）バルーンカテーテルの使い分け

VAIVTでのバルーンカテーテルの選択について考えるときに重要なことは，確実に病変部にバルーンを到達させることと狭窄を拡張することである．特に狭窄部をガイドワイヤーでクロスさせた後の病変到達性能は，バルーンカテーテルによって異なるだけでなく，同じバルーンカテーテルであってもバルーン径やバルーン長によって大きく異なる．使用しているバルーンカテーテルがどのような病変であれば病変に到達させることができたのか，またはできなかったのかを日ごろから意識することでのみ，そのバルーンカテーテルが病変に到達できるかどうかを判断できるようになる．

しかし，狭窄を拡張できるかどうかの判断は困難である．糸状狭窄のような高度狭窄ほど拡張力が必要であることが多い印象ではあるが，高度狭窄であっても低圧で拡張できる病変も存在する．そのため治療前に拡張力の高いバルーンカテーテルが必要なのか，それほど拡張力の高いバルーンカテーテルが必要ではないのかを判断し見極めることは容易なことではない．しかし過去に高圧を要した症例では，再狭窄でも高圧が必要なことが多い．著者は最高拡張圧と完全拡張できたかどうかは必ずカルテに記載するようにしており，次のPTAでのバルーン選択の参考にしている．

一般的には，病変到達性能が高いバルーンカテーテルはバルーンの素材がやわらかく，拡張力もやや低い．逆に拡張力の高いバルーンカテーテルはバルーンの素材が硬く，病変到達性能が低くなることが多い．術者はこのバランスを考えて，その症例に適したバルーンカテーテルを選択する必要がある．

4　VAIVTでの放射線被曝への対応

VAIVTなどのIVR（interventional radiology）では，X線を患者に照射して得られる画像を利用し診断治療を行う．その際，X線装置から直接患者に照射されるものを一次X線（直接線）という．一方，患者に入射したX線は患者の身体を構成している原子の軌道電子と衝突し，軌道電子をはじき出してエネルギーを失ったり（光電効果），軌道電子と衝突し，入射方向と異なった方向へ散乱される（コンプトン散乱）などの相互作用を行う．そのときに患者の身体から放射されるX線を二次X線（散乱線）という．

IVR術者が被曝するのは，患者の身体から発生する二次X線であることに留意する必要がある．そしてIVR術者の被曝は職業被曝の1つであり，ICRP（International Commission on Radiological Protection）勧告によって年間の線量限度が定められている．1990年勧告では実効線量が年平均20 mSv（5年間で100 mSvまで）と厳しくなり，わが国でも2001年4月から取り入れられている．

X線テレビ装置などのオーバーチューブ装置では，眼の被曝線量は年間の等価線量限度150 mSvをはるかに超えることがある．このため，透視時間

の長いIVRではオーバーチューブ装置を用いるべきではない．しかし，どうしてもオーバーチューブ装置を使わざるを得ないときには防護眼鏡は必須である．また，術者の手，足の皮膚の線量限度は500 mSv/年であるが，手に直接X線を浴びることがなければ限度を超えることはない．逆にいえば，透視の中に手を入れないようにすることが重要になる．

防護対策として最も重要なのは，IVRを行う医師の被曝を減らそうという強い意志であり，被曝が多くなってきたときには警告を発する診療放射線技師の協力が重要であると（一社）日本循環器学会の『循環器診療における放射線被ばくに関するガイドライン』でも述べられている[3]．放射線被曝を減らすために一番重要なポイントは，透視を見ていないときには透視をこまめに切ることである．当たり前のことであるが，透視を見ていないときには透視を出さないことである．

■4-1 直接線被曝をなくす

日常的に透視野に手が入るような手技は絶対に避けるべきである．そのような場合には，手技自体のプロトコルを検討し直す必要がある．

VAIVTで透視野に手が入る最大の理由は，シャフトの短いバルーンを使用しているためである．著者はよほどの理由がない限り，透視下でのVAIVTでは40 cmの短いバルーンカテーテルは使用しないようにしている．

VAIVTは通常の体幹部のIVRと違って，管球に近いところで行うためカテーテルの取り回しを常に意識し，いかに透視野に手が入らないように操作できるかを考えながら，カテーテル操作を行うことが重要である．

■4-2 散乱線被曝を低減する

一般的には，IVR術者の被曝は患者の身体をX線が通過するときに発生する散乱線による被曝が中心である．散乱線は直接線の約1000分の1程度といわれているが，件数が増えると術者の散乱線被曝も無視はできない．

散乱線被曝低減の3原則は，①距離をとる，②遮蔽物を置く，③時間を短くするである．

散乱線被曝は距離の2乗に反比例して減少する．つまり，術者は立ち位置を少しでも離すことで大幅に被曝を低減することが可能である．たとえば術者が管球中心から50 cmの位置に立っている場合に，10 cm離れて60 cmの位置に立つだけで理論的には30.6%の散乱線被曝低減効果があるので，当院では術者が管球に近い位置に立たないように，床にテープを貼って常に意識するようにしている．

当院の血管造影装置でファントムを用いた散乱線計測を行ったところ，透視の絞りを用いて視野を1/4にすると86%，寝台を90 cmから95 cmに上げると50%，フィルタを0.2 mmから0.5 mmにすることで36%の散乱線被曝の低減が可能になった．実際にはこれらの散乱線被曝の低減のための取り組みを組み合わせることで，術者の散乱線被曝を最小限に減らすことが可能である．

X線テレビ装置の散乱線被曝は血管造影の4倍以上といわれており，件数が多い施設ではX線テレビ装置によるVAIVTは推奨できない．体幹部の散乱線被曝に関しては，0.25 mmPbの鉛プロテクタで99%程度散乱線を遮蔽

できるが，X線テレビ装置のようなオーバーチューブの装置では眼の被曝が多くなるので防護眼鏡は必須である．どのような装置を用いていても，術者が被爆を低減しようとする気持ちが大切である．そして被曝低減には，何より透視時間を短くすることが重要であり，透視を見る必要があるときだけ透視のフットスイッチを踏むようにすることである．安全な手技のために必要な透視はすべきであるが，それ以外の透視は極力しないことが，被曝時間の軽減につながる．また血管造影装置によっては透視時間をモニタリングできるものもあるので，そのような機能を用いて透視時間を意識する習慣を付けることが重要である．

また撮影時の散乱線量は透視時の10倍程度と高いので，必ず操作室に待避する習慣を付けることが重要である．どうしても患者のそばを離れることができない場合には，防護衝立などを利用する習慣を付けることが重要である．

[文献]
1) 森本 章，山村みどり，山本 愛ほか：当院でのエコー下シャントPTAについて，大阪透析研究会会誌 27(2): 231-236, 2009
2) (社)日本透析医学会：2011年版(社)日本透析医学会「慢性血液透析用バスキュラーアクセス作製および修復に関するガイドライン」，日本透析医学会雑誌 44(9): 855-937, 2011
3) 循環器診療における放射線被ばくに関するガイドライン(2004〜2005年度合同研究班報告)，Circulation Journal 70(Suppl.IV), 2006

[著者] 森本 章　MORIMOTO, Akira ／蒼龍会 井上病院　副院長・放射線科　科長

II-4 VAIVTの評価

> **VAIVTの3カ月ルールへの対応策**
>
> 2012年4月の診療報酬改定でPTAの保険請求は3カ月に1回に限られることとなったが、3カ月未満でバスキュラーアクセストラブルを起こす症例も少なくない。2011年版（社）日本透析医学会の『慢性血液透析用バスキュラーアクセスの作製および修復に関するガイドライン』には「3カ月以内に狭窄治療としてのPTAを2回以上必要とされた症例においては、その後の対応策として外科的再建術も選択肢の1つとして考慮されねばならない」と記載されている[1]。しかし外科的再建術が容易ならば悩むことはないが、静脈荒廃などのために容易に再建できない症例、心機能低下のためAVGが作製できない症例も多い。やむを得ずPTAを行うに際しては次のような対応が可能であるが、いうまでもなく治療の質を低下させない範囲内にとどめなければならない。
>
> ①薬剤：最も高価なものは造影剤であり、超音波ガイド下で施行すればこれは不用である。X線透視を併用する方法と併用しない方法があり、どちらでもよい。CO_2での造影も安価に行えるが、透視装置によってはヨード造影剤よりはるかに不鮮明な画像しか得られない機種もあり、治療の質が低下する可能性がある。
>
> ②デバイス：バルーンカテーテルは最低1本分の出費は避けられないが、標準型なら特殊型より安価である。正常血管径がまったく異なる複数の狭窄病変があった場合、2本のバルーンカテーテルを使用したいことがある。セミコンプライアントバルーンは加圧値によってバルーン径が多少変化するので、これを使用すれば1本ですむことがある。ガイドワイヤーも標準型バルーン用の0.035インチなら安価である。シリンジで用手的に加圧すればインデフレータを使わずにすむが、圧力計を付けるなどしなければ勘で圧力をかけることになり、治療の質に影響するおそれがある。

1 VAIVTを行うタイミング

　　　　VAIVT（vascular access intervention therapy）は自己血管による内シャント（arteriovenous fistula：AVF）や人工血管を使用した内シャント（arteriovenous graft：AVG）に対して行われることが普通であり、動脈表在化法や長期留置型カテーテルといった非シャント型のバスキュラーアクセスに対して行われることはほとんどない。そして、AVFとAVGとではVAIVTの施行目的に違いがあり、まずこのことをよく理解しておかねばならない。

　　AVFでは、シャントを血液透析で使用する際に支障（穿刺困難、脱血不良、静脈圧上昇、止血時間延長）が生じた場合、VAIVTを行って、問題を解決するのが原則である。したがって、この4症状が認められたら血管造影、血管エコー、3DCT（three-dimensional computed tomography）などの検査を行い、VAIVT適応を判断するという方針で臨めばよく、90％以上の確率で適応例を検出できる。残りの数％は「隠れ狭窄」ともいうべき症例および血液透析施行とは無関係の問題を生じた場合である。「隠れ狭窄」では、高度の狭窄病変を有していながら上記4症状を呈さない（図1）ので、これ

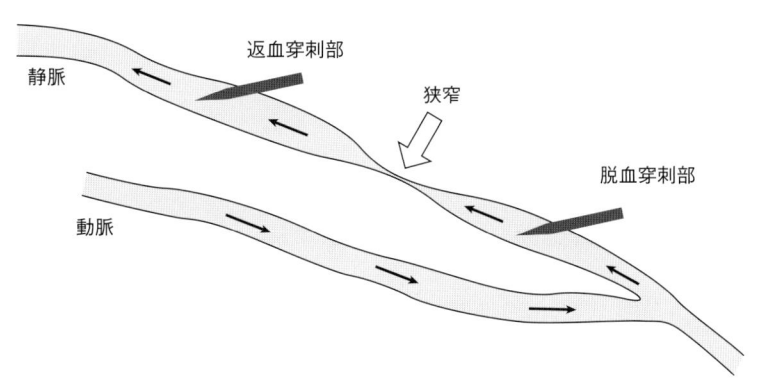

図1 狭窄があっても臨床症状がないケース
脱血：脱血穿刺部までは十分な血流があり，脱血良好
返血：返血穿刺部の下流側が良好なら静脈圧上昇なし

を確実に検出するためにはモニタリングの徹底により見逃しのないように努める．また，血液透析施行には関係ない問題症状とは，静脈高血圧症，スチール症候群，過剰血流，瘤形成，血清腫（AVGのみ），感染，皮膚欠損などであるが，このうちVAIVTでの治療が可能なのは静脈高血圧症と瘤形成である（スチール症候群の治療を可能とする考えもある）．

一方AVGでは，たとえ血液透析施行に支障がない状態でもグラフト内血流量が低下してくると，血栓性閉塞を起こすリスクが高まる．言い換えれば，AVGではグラフト内血流状態が悪いにもかかわらず，血液透析は問題なく施行できてしまうのである．当院ではAVGの患者は，原則として全例に対して超音波ドプラ法でのスクリーニングを定期的に行っており，血流状態が不良になれば血栓性閉塞予防のための経皮経管的血管形成術（percutaneous transluminal angioplasty：PTA）を行うことにしている．この際，どの程度の血流状態不良をPTA適応と考えるかが意見の分かれるところである．

2011年版（社）日本透析医学会『慢性血液透析用バスキュラーアクセスの作製および修復に関するガイドライン』[1]では「定期的にVAの血流量を測定し，650 mL/分未満またはベースの血流量より20％以上の減少は狭窄病変が発現している可能性がある」となっている．この650 mL/分という値が1つの目安であろうが，当院ではより低値の300〜400 mL/分あたりを境界値と考えて適応決定を行っている．実際には，日常の血圧や抗血小板薬服用の有無によっても左右されるため，境界値は一概にはいえない．なお，透析中の静脈圧（DOQI（Dialysis Outcomes Quality Initiative）ガイドラインに示されている動的静脈圧に当たる）やシャント音の変化で異常を検出する方法もあるが，当院で「血流量低下あり→PTA施行」となったAVG症例の中には，静脈圧やシャント音には問題がなかった症例がかなりの割合で含まれていた．したがって，その検出方法では「偽陰性」がかなり多いと考えられ，注意が必要である．

他施設からAVG閉塞の治療依頼を受けるときに，「突然閉塞した」といわ

れることがよくある．この「突然」という言葉は，「昨日までまったく問題なく透析できていて，閉塞するとは思えなかったのに……」という気持ちの表れだろうと考えるが，血流状態が悪くて閉塞寸前であっても，透析は問題なく施行できるのがAVGであるということを知っておいたほうがよい．ただしAVFの場合と同様に，透析施行に問題（穿刺困難，脱血不良，静脈圧上昇，止血時間延長）が認められることも一部にはあり得るが，その場合は直ちにVAIVTの適応になる．また，静脈高血圧症や瘤形成が認められる場合にも適応となることがあるのも，またAVFと同様である．

VAIVTのタイミングの原則は以上の通りであるが，不幸にして治療時期を逸し閉塞してしまうことが少なくない．この場合でもVAIVTの適応になる症例は多いが，成功の可能性，外科的治療との比較，既往のPTAの頻度などを勘案して治療法を決定することになる．

2 脱血不良に対するVAIVTの評価

脱血不良の原因と治療を考えるには透析時の穿刺部位を知ることが大切で，これがわからなければ多発病変を有する場合などに原因となる病変部を特定できないことがある．また，VAIVT終了時の評価では，狭窄部がよく拡張されていることも必要であるが，より重要なのは脱血穿刺部に十分な血流があることである．脱血穿刺部の静脈の張り具合を触診で確かめ，術前よりも著明に改善していれば脱血良好であろうと判断する．スリルを確かめるのもよい方法であるが，脱血穿刺部が動・静脈吻合部から遠い場合は，そこでのスリルは弱いことがあり注意が必要である．シースを脱血穿刺部付近に留置してVAIVTを行った場合は，そのシースに大きめのシリンジ（20 mL以上）を接続して血液の吸引をしてみる．理論上，毎秒4 mLの吸引ができれば，240 mL/分での脱血が可能なはずである．超音波ドプラ法で上腕動脈血流量（シャント血流量の近似値として用いられる）を測定し，350 mL/分以上あれば脱血良好である可能性が高いし[2]，術前の上腕動脈血流量と比較して著明に増加している場合も脱血良好と予想できる．なお，超音波ドプラ法で脱血穿刺部（＝静脈）の血流量を測定するのは，乱流などのため必ずしもうまくいかない．駆血をせずに造影剤を血管内に注入しながら血管造影をする方法では，血流状態が悪ければ血管陰影は濃く，血流状態が良くなっていれば陰影は薄く写る．特にDSA（digital subtraction angiography）ではその違いが明瞭で，慣れれば陰影の濃さでおおよその血流量も推定可能である．

症例1

透析歴21年の70歳台，男性．2007年1月，右前腕AVFを端側吻合に作製した．2007年6月，透析時脱血量（Q_B）設定が250 mL/分のところ，透析の後半に150 mL/分と低下するようになったため，当院に紹介された．超音波ドプラ法で上腕動脈血流量は280 mL/分と低値であり，動・静脈吻合部近傍の静脈狭窄を認めた．血管造影を施行し，同部に最小直径1.0 mm，狭窄範囲長30 mmの病変を認めた（図2）．4.0 mmバルーンカテーテルでPTAを施行し，10気圧30秒の拡張を行った．PTA終了時には血

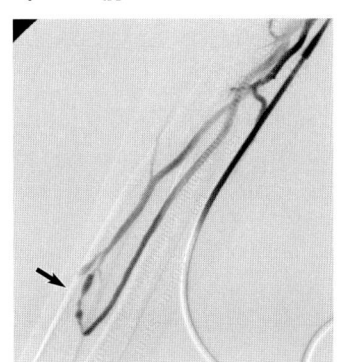

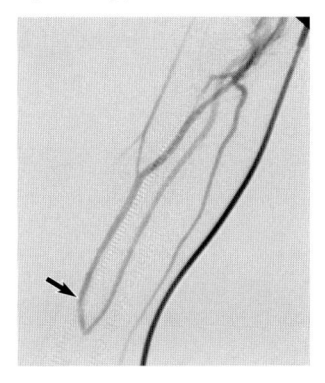

図2 症例1 脱血不良(70歳台,男性,透析歴21年)
a) 狭窄部(→).造影剤は3 mL/秒
b) 狭窄部の拡張(→),血管陰影濃度の低下を認める.造影剤は4 mL/秒

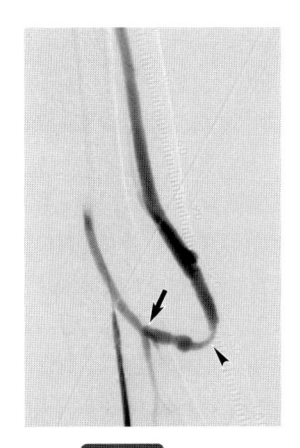

図3 症例2 シャント狭窄音のみ(50歳台,女性,透析歴3年)
シャント吻合部(→),軽度狭窄部(▶)

管造影での狭窄の解消と陰影濃度の低下,良好なスリルの触知を確認し,Q_B = 250 mL/分以上での透析が可能と判断して処置を終了した.その直後に測定した上腕動脈血流量は473 mL/分に増加していた.

症例2

　透析歴3年の50歳台,女性.2010年9月,左肘部AVFを端側吻合に作製された.2012年6月,シャント狭窄音が聴取されるということで,精査目的にて当院に紹介された.透析時の脱血は200 mL/分でまったく問題ないとのことであった.超音波ドプラ法で上腕動脈血流量は430 mL/分,動・静脈吻合部近傍の静脈に径が2.1 mmの部位を認め(図3),これがシャント狭窄音を呈する原因と考えられた.本症例は狭窄音を認めるものの透析施行するうえでまったく問題がなく,遠方の患者でもないので,脱血不良を生じたら再度受診していただきPTAを行うことにした.

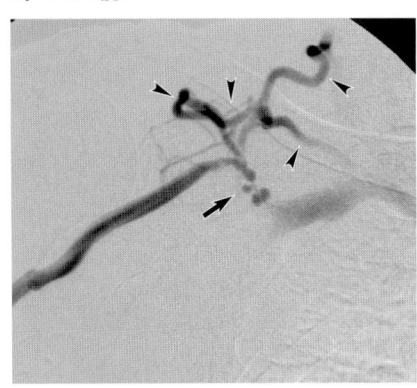

a) PTA 前　　　　　　b) PTA 後

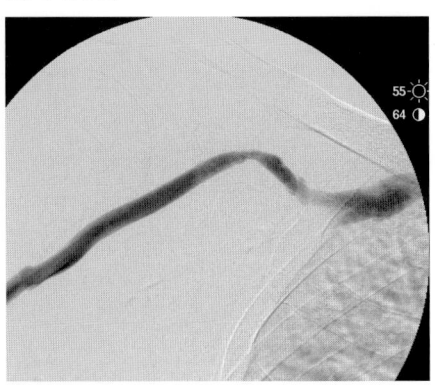

図4　症例3　静脈圧上昇（60歳台，男性，透析歴3年）
a) 狭窄部（→），側副路（▶）
b) 狭窄部の拡張を認め，側副路は消失した

3　静脈圧上昇に対するVAIVTの評価

　透析施行中の静脈圧上昇の原因としては血液回路内の問題（チャンバのクロッティング，ダイアライザ内凝血など）や穿刺針付近での血栓形成などがよく知られている．このほかに血管の狭窄や閉塞によっても起こり得る．原因となる病変（狭窄，閉塞）は返血穿刺部の下流側（中枢側）に生じるので，やはり穿刺部位を把握することが大切である．後述の止血時間延長のケースと同一機序によって症状が現れるが，触診での血管の張りは必ずしも強い状態とは限らない．しかし，術前に明らかに強い緊満状態にあったなら，術後にその緊満状態が解消したことをもってVAIVTの成功とみてよい．血管造影では駆血をせずに造影剤を血管内に注入しながら撮影する方法で，術前には狭窄部の上流側（末梢側）から側副路への血流の逃げが観察されることがある．術後にこの逃げが消失すれば，血管内圧が減少していることを示し，透析時の静脈圧も低下すると予想される．

症例3

　透析歴3年の60歳台，男性．2005年に右前腕AVFを端側吻合にて作製した．2008年1月，Q_B = 200 mL/分での静脈圧が200 mmHg程度に上昇し，当院に紹介された．血管造影を施行し，cephalic arch部（橈側皮静脈が鎖骨下静脈へ合流する直前の部位）に高度狭窄病変を認めた．また狭窄部付近から側副血行路への逃げも確認された（図4）．この狭窄が原因となり，返血穿刺部の血管内圧上昇を生じているものと診断された．6.0 mmバルーンカテーテルでのPTAを施行し，20気圧30秒×5回の拡張を行った．PTA終了時の血管造影では狭窄の解消，側副血行路への逃げの消失を認め，触診にても上腕部橈側皮静脈の張りが術前より著明に軽減していることが確認された．血管内圧が低下したものと判断し，治療終了とした．

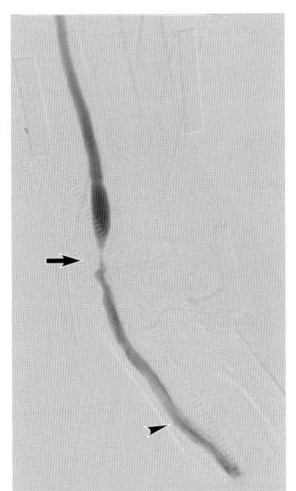

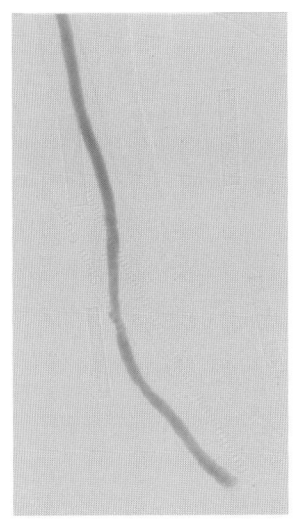

図5 症例4 止血時間延長（60歳台，女性，透析歴7年）
a) 狭窄部（→），穿刺部（▶）
b) 狭窄部の拡張を認める

4 止血時間延長に対するVAIVTの評価

　止血時間が適正な範囲内であることは，よいバスキュラーアクセスに必要な条件である．しかしどのくらいが適正範囲で，どのくらいになれば治療対象なのかは一概にはいえないだろう．我々は，通常の止血時間の2倍を超えるか15分以上かかる場合を問題ありと考えている．特に通常の止血時間との比較が重要で，抗血小板薬を服用していたり血小板減少症の患者なら10分以上かかるのが普通ということも珍しくなく，そのような患者では，ある日の止血が15分かかったとしてもおそらく問題はないだろう．しかし通常は4～5分で止血できる患者が，12～13分かかるようになれば何か異常が生じている可能性がある．ましてや20～30分かかっても止血できないとなると，これは直ちにシャント血管の異常を疑うべき状況である．発症の機序は前述の静脈圧上昇のケースと同じで，穿刺部位の下流側に狭窄・閉塞病変が認められる（それゆえ静脈圧上昇と止血時間延長とはしばしば合併する）．VAIVTに際しては，まず術前に透析針穿刺部位（止血困難部位）の血管の張りを触診にてよく確認しておく．ほとんどの場合は強く緊満しており，「パンパン」とか「キンキン」とか形容される状態である．術後は狭窄部の拡張状態を確認することに加え，透析針穿刺部位の血管の張りを触診し，術前より改善されていることを確認しなければならない．成功例なら緊満状態は解消されているはずである．

症例4

　透析歴7年の60歳台，女性．2008年ごろに右前腕尺側AVFを作製されている．2012年10月，穿刺部の止血時間がそれまでの5分前後から15分

へ延長するようになったとのことで紹介された．触診にて前腕内の尺側皮静脈の強い張りを認め，シャント音は断続音であった．超音波ドプラ法での上腕動脈血流量は330 mL/分であった．血管造影では尺側皮静脈の肘上部に狭窄像を認めた（図5）．この狭窄が原因で血管内圧上昇および止血時間延長を生じていると診断し，PTAを施行した．7.0 mmバルーンカテーテルで14気圧30秒の拡張を行った．PTA後の造影では狭窄部の拡張像が確認された．触診では前腕内の尺側皮静脈の強い張りは消失し，適度な緊張状態であった．またシャント音も連続音になっており，血管内圧は低下したものと判断し終了とした．

5 穿刺困難に対するVAIVTの評価

　穿刺者の技量不足のための穿刺困難は別として，穿刺困難はそのシャントが作製されたときからの問題なのか，それとも当初は問題なかったのにある時期から穿刺困難になったのかによって原因や治療法が異なる．前者の場合の多くはいわゆるシャント発達不良で，ほかには静脈走行が非常に深いケース（浮腫によるものを含む）などがある．いずれにしてもVAIVTの適応とはなりにくい．後者，すなわちある時期から穿刺が難しくなった場合，原因は穿刺部付近の狭窄，石灰化，蛇行，血栓付着およびシャント血流状態の悪化による血管怒張不良，そして皮膚の硬化・浮腫などが考えられる．これらのうち穿刺部付近の狭窄とシャント血流状態の悪化についてはVAIVT適応となる．穿刺部付近の狭窄は視診でもわかるケースが多い．またグラフトの場合，穿刺部の内膜肥厚により内腔の狭小化をきたして穿刺困難となる．シャント血流状態の悪化しているケースについては脱血不良と同一であり，「2　脱血不良に対するVAIVTの評価」を参照されたい．

　VAIVT後の評価では穿刺部の血管怒張が良好となっており，問題なく穿刺できると思える状態になっていればよい．しかしVAIVT術者が穿刺可能と思っても，透析の穿刺スタッフからみればまだ穿刺困難だったということにもなりかねないので，穿刺者が評価することが理想である．一般的にそれは難しいであろうから，日ごろから穿刺スタッフとの意思疎通をしっかりと行っておくことも大切である．

症例5

　透析歴9年の60歳台，女性．2009年に右前腕AVFを端側吻合にて作製した．2013年3月，上腕部の返血針穿刺部への穿刺が難しくなってきたとのことで紹介された．血管造影では橈側皮静脈の返血針穿刺部位に一致して狭窄像を認めた（図6）．これが穿刺困難の原因と診断し，PTAを施行．8.0 mmバルーンカテーテルで8気圧30秒の拡張を行い，完全に拡張された．PTA後の造影では同部の拡張所見を認めた．上腕部を駆血して触診したところ穿刺部付近の良好な血管怒張を認め，穿刺困難は解消されたものと判断し終了した．

a) PTA 前　　　　　　　　**b) PTA 後**

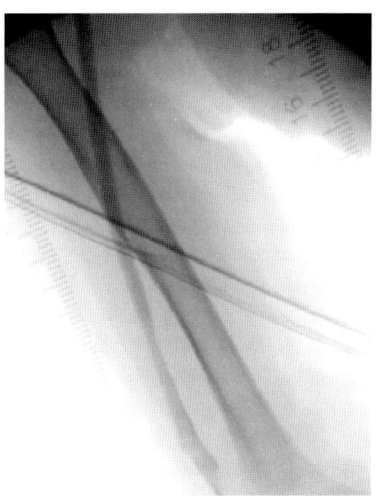

図6　症例5　穿刺困難（60歳台，女性，透析歴9年）
a) 穿刺部に狭窄を認める（→）
b) 狭窄部は拡張された

6　静脈高血圧症に対する VAIVT の評価

　静脈高血圧症はシャントの下流側の狭窄・閉塞があって側副血行路へ迂回した血流が上流側へ逆流することで発症する．PTA で治療を行った場合の成否を評価するには，血管造影にて狭窄・閉塞部がよく拡張されていることが必須であるが，側副血行路への迂回が消失・減少することも大切な所見である（ただし，駆血をして造影したのでは判定できない）．

症例6

　透析歴8年の70歳台，女性．2006年3月に左前腕 AVF を作製された．2012年9月ごろよりシャント側上肢の腫脹が出現し，次第に増悪してきたために2013年1月に当院へ紹介された．血管造影では，左鎖骨下静脈の高度狭窄病変と狭窄部手前（上流側）からの側副血行路への逃げが多数認められた（図7）．この狭窄が原因で静脈高血圧症を起こしていると診断し，8.0 mm バルーンカテーテルでの PTA を施行した．14気圧60秒で完全に拡張できた．PTA 後造影では狭窄部が拡張されていることと側副血行路への逃げがほぼ消失していることが確認でき，腫脹の消退が見込めたため治療終了とした．

7　AVG の血流量低下に対する VAIVT の評価

　AVG の血流量低下は静脈側吻合部の狭窄によるものが大半で，そのほかには動脈側吻合部狭窄，グラフト内狭窄（内膜肥厚による内腔の狭小化），流出路静脈の狭窄などが原因となる．治療目的は血流量を増加させて閉塞を予防することであり，VAIVT 後の評価では狭窄部の拡張所見とともに血流量増加を確認しなければならない．なお，どの程度まで血流量を増加させる

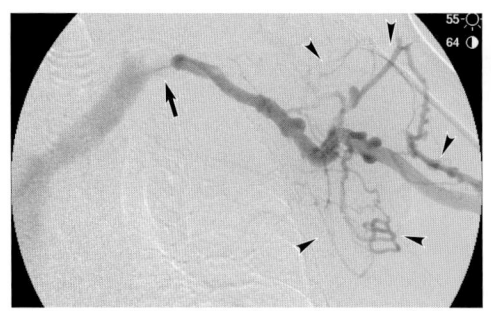

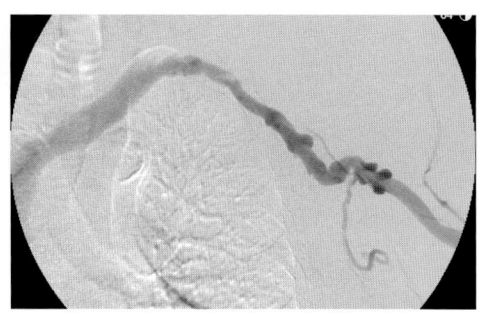

図7 症例6 静脈高血圧症（70歳台，女性，透析歴8年）
a) 狭窄部（→），側副路（▶）
b) 狭窄部の拡張を認め，側副路はほぼ消失した

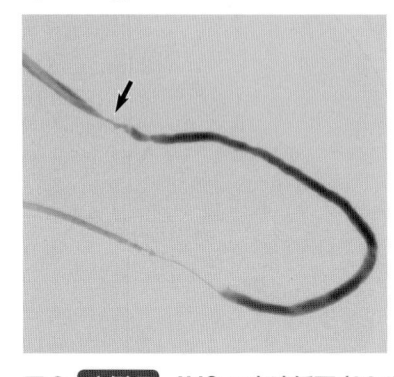

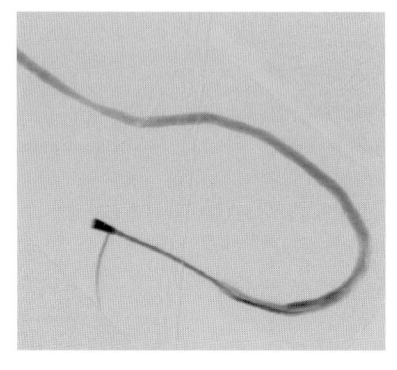

図8 症例7 AVGの血流低下（30歳台，女性，透析歴6年）
a) 狭窄部（→），造影剤は3 mL/秒
b) 狭窄部の拡張，血管陰影濃度の低下を認める．造影剤は4 mL/秒

のがよいかに関しては意見の分かれるところである．上げすぎれば心機能への影響が懸念される．また，再狭窄までの期間をできるだけ長くしたいところでもあるが，血流量が増加すればするほど開存期間が延びるというものでもない（AVFでの報告になるが，小林らはPTAで血流量増加の程度と開存期間とは無関係としている[3]）．当院の場合，症例により異なるがVAIVT後の血流量が600〜1000 mL/minとなるように治療を行っている．

症例7

透析歴6年の30歳台，女性．2003年9月に左前腕AVGを作製された．当院で定期的にシャントエコー検査を行いグラフト内血流量を測定していた．2008年1月，血流量が443 mL/分と低値を示したため，閉塞防止のためにPTAを行った．血管造影ではグラフト−静脈吻合部の狭窄を認めた（図8）．6.0 mmバルーンカテーテルでPTAを行い，16気圧30秒×2回の拡張を施行した．PTA後造影では狭窄部の拡張所見，PTA前に比較しての陰影濃度の低下を認め，血流量増加したものと判断し終了した．なお，この直後に超音波ドプラ法で測定したグラフト内血流量は600 mL/分であった．

8 おわりに

　VAIVTの目的は狭窄を拡張することだけではない．AVF・AVGのいずれの場合でも，何らかの問題があってそれを解決するために行われるものである．問題点が解消されていなければ，どんなに狭窄部がよく拡張されていてもその治療は失敗である．逆に問題点が解消すれば，必ずしも狭窄部を完全に拡張させなくてもよい．VAIVT終了時点できちんと評価を行えば，万一成功していない場合でもすぐに追加治療することが可能である．各症例の治療目的をよく把握して，VAIVT後にはその目的が達成されたかをしっかり評価してから終了しなければならない．

[文献]
1) (社)日本透析医学会：2011年版(社)日本透析医学会「慢性血液透析用バスキュラーアクセス作製および修復に関するガイドライン」，日本透析医学会雑誌 44(9): 855-937, 2011
2) 山本裕也，中村順一，中山祐治ほか：自己血管内シャントにおける脱血不良発生と超音波検査における機能評価および形態評価との関連性，日本透析医学会雑誌 45(11): 1021-1026, 2012
3) 小林大樹，日野紘子，山本裕也ほか：シャントPTA直後の血流量・R.I.から予後推定は可能か，腎と透析 66（別冊 アクセス2009）: 125-127, 2009

[著者]　中山祐治　NAKAYAMA, Yuji／大阪バスキュラーアクセス天満中村クリニック　副院長，内科

II-5 メーカからの器具・機器についての説明・解説

1 はじめに

　透析期間の長期化，患者の高齢化などバスキュラーアクセスに関する環境的背景から，1つのバスキュラーアクセスをより長く維持する必要性があり，近年ますますVAIVT (vascular access intervention therapy) のニーズは高まっている．

　一方で増大する医療費抑制の観点から，2012年4月より，バスキュラーアクセスPTA (percutaneous transluminal angioplasty) に関しては，3カ月以内の再施行では保険適応にはならないというルールが設けられ，より低コストでより効果的なPTA治療を行う必要性も高まってきている．実際の臨床上で，より効果的なバスキュラーアクセスPTAを行うには，次の2点が求められる．

　まずは，目的となる血管を拡張し，血流を再開して透析を行うことができる状態にしなければならないため，手技そのものの成功率を高めること，次に，3カ月ルールなどを考慮して，1回のPTA施行でより長くバスキュラーアクセスの開存を維持すること．

　本項では，著者は製造販売業者の立場からPTAの効果を高める1つの大きな要因となる"PTAバルーンの特性"をよりよく理解していただき，術者が適正かつ安全に使用することでより効果的に手技を行っていただけるよう，工学的な観点から解説したい．

2 PTAバルーンに求められる性能

　バスキュラーアクセスPTAとは，狭窄または閉塞した血管をバルーンで拡張することにより血流を再開させ，透析可能な状態にすることが目的であり，その目的を果たすためのデバイスとして求められる要件はおもに以下の2点である．
①狭窄した病変部にバルーン部が到達すること（病変到達性能）
②狭窄した病変を必要な血管径まで拡張すること（拡張力）

　これらをさまざまな条件下で達成するため，製造販売業者各社が製品を開発しているが，技術的な限界，コスト的な限界，そして医療デバイスとしての薬事法の規制や安全性の基準などからすべての条件を満たす製品を開発することは非常に困難である．

　また工業製品の宿命として，ある性能を向上させると一方で別な性能は低下するといったトレードオフの関係にある性能も多く，そのためさまざまな要件からどこにフォーカスを当てるか，さらに各製造販売業者のもっている技術の違いなどからも製品の特性に違いが生じてくるため，本項では上記2点の性能要件を軸にPTAバルーンの特性を解説する．

3　PTAバルーンの分類

　現在，バスキュラーアクセスPTAに使用できるバルーンは保険償還区分上，以下のように分類される．
- 一般標準型：シャフト径4 Fr以上，一般的には0.035インチのガイドワイヤーに対応する
- 一般特殊型：シャフト径が4 Fr未満で，一般的には0.018インチ以下のガイドワイヤーに対応する
- カッティング型：バルーン部にブレードを有し，血管壁に切れ込みを入れることで拡張しやすくする
- スリップ防止型：バルーン部の周囲に金属製のブレードがあり，拡張時のスリップを防止すると同時に，切れ込み効果で拡張しやすくする

　以上の保険償還区分以外にも，PTAバルーンはさまざまな特性の違いがあり，以下でより詳細に解説する．

4　病変到達性能

　一般的に血管内治療デバイスの病変到達性能を考える際，遠隔操作であるということが重要な条件になる．

　そのため，手元での操作がいかにカテーテルの先端部に伝わり，かつコントロールしやすいかということが求められる．

　一方で，バスキュラーアクセスPTAにおける病変到達性能にかかわる要因としては，下肢末梢PTAや心血管PTAとは異なり，AVF（arteriovenous fistula）吻合部での急カーブの通過や蛇行した血管の通過性が重要であること，またカテーテル挿入部と病変部の距離が比較的短く，病変部自体が体表に近いということが特徴となる．

　これらの条件下でバルーンの病変到達性能にかかわる要因として，pushability（カテーテルを押していく力の伝達性能）とtrackability（屈曲部に挿入されたガイドワイヤーに追従していく柔軟性）のバランスが重要である．

　これらpushabilityとtrackabilityの特性はバルーンカテーテルのシャフト，先端チップ，バルーン部の特性の組み合わせからなり，設計上相反する要素が多いため，製造販売業者各社はさまざまな工夫をしている．

■4-1　カテーテルシャフト

　病変到達性能に関して，このカテーテルシャフトの特性の違いは大きく影響する．カテーテルシャフトの太さ，素材の違いによる硬さ，構造の違い，長さなどが要件となる．

4-1-1　太さ

　一般的には太いほどpushabilityは高くなるが，trackabilityは低下する．

4-1-2　素材

　一般的にはpolyamideやPebax®などのナイロン系素材が多く，柔軟性が高くtrackabilityに優れるが，一方でpushabilityに劣るため，製造販売業者各社は分子構造を改良して素材特性を変化させるなどの工夫をしてい

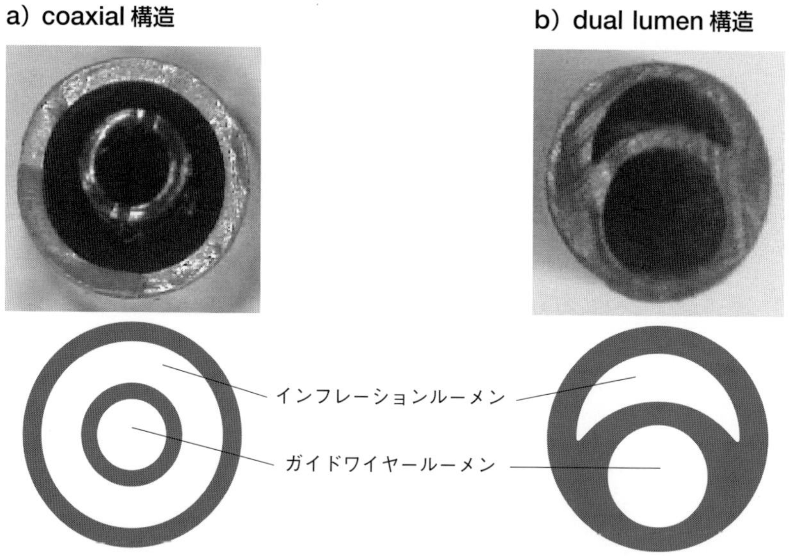

図1 カテーテルシャフトの構造（写真提供：（株）メディコン）
a) coaxial 構造のカテーテルシャフトは，インナーチューブとアウターチューブがそれぞれ独立しているため，インフレーションルーメンを広くとることができる
b) dual lumen 構造のカテーテルシャフトは，同一素材による一体成型のため，手元の力が先端に伝わりやすい

る．

また一部の製品ではガイドワイヤールーメンの耐圧性能を高め，pushability を確保するために polyimide という非常に硬度の高い素材を使用している．

4-1-3 構造

シャフト構造としては，一体成型の同一素材でできている dual lumen 構造と，インナーチューブとアウターチューブがそれぞれ独立した二重構造の coaxial 構造がある（図1）．

dual lumen 構造ではシャフト断面積に占める素材の割合が高いため，強度があり pushability に優れるが，インフレーションルーメン（造影剤溶液の通路）の断面積が比較的小さくなるため，インフレーション/デフレーション時間が長くなる．

一方，coaxial 構造では，インナーチューブとアウターチューブの隙間がすべてインフレーションルーメンになるため，インフレーション/デフレーション時間は短くなるが，バルーンカテーテル先端からの荷重がインナーチューブに多くかかることと，インナーチューブとアウターチューブの素材剛性の違いなどから，pushability は一般的に弱くなる．その解決策として，インナーチューブに polyimide を使用して剛性を確保したり，インナーチューブとアウターチューブを部分的に接合して強度を確保した製品などもある．

4-1-4 剛性バランス

これらの構造や素材特性の違いに加え，設計上カテーテルシャフト手元か

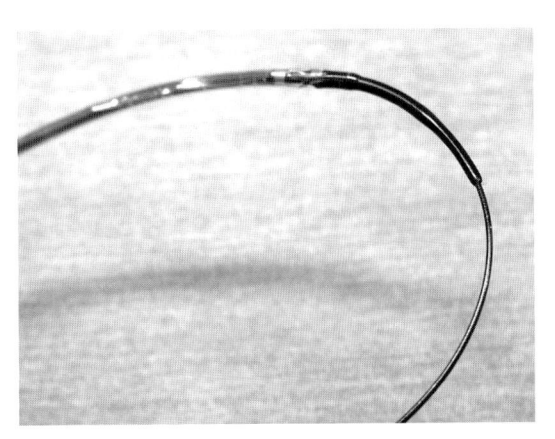

図2 ロングテーパーチップバルーンカテーテル(写真提供：ディーブイエックス(株))
「Resolution」．スリムで柔軟性の高いチップを長くすることで，屈曲したガイドワイヤーへのバルーン部の追従性を高めた製品

ら先端までの剛性バランスが非常に重要となる．

理想的には全体に"コシ"があって力が伝わりやすく，かつ先端部の柔軟性が高いほど吻合部の通過性もよく，コントロールしやすい．

■4-2 先端チップ

先端チップの役割として，狭い病変部を通過するために引っかかりなく狭窄部に入って行く性能と，カーブしたガイドワイヤーに追従し，すぐ後に続く大きく重いバルーン部を通過させるためのガイド的な性能が求められるが，これらの性能は，チップ自体の硬さや形状のみならずチップ部に続くバルーン部との段差，バルーン部およびシャフト部の剛性と柔軟性の影響を非常に強く受ける．

先端チップは硬さ，長さ，形状とそのバランスによる分類が可能である．

4-2-1 硬さ

硬いほど狭い狭窄などの突破力は向上するが，一方で追従性は低下する．また，柔らかいとガイドワイヤー屈曲部でチップ先端が開いてしまうfish mouth現象が起きて，引っかかりの原因となる．

4-2-2 長さ

基本的には長いほどtrackabilityが向上し，短いほどpushabilityが向上するが，チップ部とバルーン部の剛性の緩やかな変化が重要であるため，素材や形状の要件でそれら性能は変化する．また，柔軟性の高いロングテーパーチップを採用し，ガイドワイヤーへの追従性を高めた製品もある(図2)．これはすでに柔らかいチップがカーブの先まで進んでいることで，それに続くバルーン部の進行ベクトルがカーブの出口側に引っ張られるため，屈曲部の通過性を改善した例である．

4-2-3 形状

pushabilityとtrackabilityの最適なバランスを求めたり，どちらかを優先するなど各製造販売業者が工夫しており，ロングテーパー形状，ショートテーパー形状，先が丸いラウンド形状などがあり，くびれを付けて柔軟性を

もたせたものもある．

■4-3　バルーン部

この部分はpushabilityやtrackabilityにとって非常に重要な部分であるにもかかわらず，バルーンを載せているという絶対的な条件があるため，必然的に設計上の制約が多くなる．

先端チップやシャフト部同様，剛性と柔軟性のバランスが重要となるが，バルーン生地を丸めて筒状にラッピングしているため柔軟性に乏しく，キンクしやすい．基本的にはバルーン素材の厚みや硬さ，インナーシャフトの剛性と柔軟性などが決定要因だが，特殊な蛇腹加工で柔軟性を高め，追従性をもたせた製品もある．

■4-4　摩擦抵抗

バルーンカテーテルの病変到達性能にかかわる要件として，カテーテル自体の摩擦抵抗も無視できない大きな要因である．このため，製品によっては親水性コーティングをしている製品もある．しかし，一方で摩擦抵抗の低下は拡張時のバルーンのスリップの原因にもなるため，どの範囲に親水性コーティングを施すかは各製造販売業者の設計意図による．

さらに，バルーンカテーテルは正常な血管内も通過して病変部に到達することを考慮すると，正常な血管内皮を損傷させないため，できる限り滑らかであることも重要である．

5　拡張力

病変到達性能はカテーテルの特性にも依存するが，術者の技術習得の度合いによる部分が大きく影響する．

一方で，バルーンによる"拡張力"は術者の技術的要因の関与する部分がほとんどなく，バルーンそのものの特性に大きく依存する．バスキュラーアクセスでは，下肢動脈や心血管に比べ強固な狭窄病変が多く，また術前の造影から狭窄の硬さ，すなわち何気圧で狭窄が解除できるかを予測することが困難である．

またバルーンPTAでは，狭窄解除により血管壁への亀裂損傷が生じ再狭窄が誘発される，というメカニズムが働いていると考えられており，最低限の侵襲で目的の狭窄を解除することが望ましく，そのため，より低圧で狭窄を解除できる拡張効率の高さ，高圧でのバルーン過膨張による正常血管部へのダメージを最小限に抑えることの必要性などから，バスキュラーアクセスPTAにおけるバルーンには高い耐圧性能と拡張効率，幅広いワーキングレンジが必要となってくる．

さらには，石灰化病変，ステント，過加圧などによるバルーン破裂のリスクも伴うため，対破裂性能は高圧領域になるほど安全性の観点から重要な要因となる．

■5-1　バルーン拡張のメカニズム

円筒形のPTAバルーンによる血管拡張の物理的な原理には，バルーン径，バルーンの拡張圧力，バルーン形状などが関連する．バルーン径は大きいほど拡張力は大きくなる．これは「密封した容器中の静止している液体の一部

に加えた圧力は，液体内のすべての部分に同じ圧力で伝わる」というパスカルの原理に基づき，血管に接している表面積が大きいほど圧力の和が大きくなるためである．

しかし，バルーンの耐圧性能，入力圧に対する拡張効率，バルーンの形状変化による拡張効率の低下，バルーン長による拡張力の変化，バルーン破裂に対する強さなど，非常に重要な要因の多くは，バルーンを構成している素材の特性に依存している．このため，術者はバルーンの素材特性を理解することで，より効果的，効率的で安全な拡張を行うことができる．

■5-2　PTAバルーン素材の種類と特性

現在市販されているバスキュラーアクセス用PTAバルーンには，大きく分けてナイロン（polyamide）系素材，PET（polyethylene terephthalate）系素材と，それらでできたバルーンを繊維素材で補強した3つの素材に分類できる．これらの素材特性の違いは，素材の伸展率の違い，対破裂性能の違いなどからさまざまなバルーン特性の違いとなって表れる．

4-2-1　ナイロン系素材

現在，最も多く使用されている素材であり，各製造販売業者が分子構造を改良してよりよい特性をもたせた新素材や複合素材を開発，採用している．

柔軟性，摩擦係数の低さ，加工のしやすさ，耐久性などに優れており，病変到達性能が高い一方で，素材の伸展率が大きいため，semi-compliant balloonと呼ばれるグループである（compliance値＝素材伸展によるバルーンの形状変化率）．

4-2-2　PET系素材

ナイロン系素材と比較して素材の伸展率が低いため，non-compliant balloonと呼ばれるグループで，拡張効率に優れるが，耐圧性能と耐久性はナイロン系素材に劣る．また，比較的硬い素材特性のため，病変到達性能では若干不利な点がある．

4-2-3　繊維補強系素材

ナイロン系素材やPET系素材のバルーンをベースに，高分子化合物繊維で外部を補強した素材．同一の高分子化合物でも繊維状に成型することで長軸方向の引っ張り強度が飛躍的に上がることから，これら繊維補強系素材はきわめて高い耐圧性能と，低い素材伸展率を有しているため，super non-compliant balloonと呼ばれるグループである（図3）．PTAバルーンを構成している高分子化合物フィルムの一般的特性としては，伸展→伸展限界→破断となる．このため伸展率が低い素材は破断限界が低いため，耐圧性能は低くなる．

一方で伸展率が高い素材は，破断限界は高いがそこまでの変形率も高く，拡張効率は劣る．繊維補強系素材ではこの伸展限界までバルーンが膨張することを繊維補強で押さえ込んでいるため，低い素材伸展率と高い破裂限界を達成している．

■5-3　素材の伸展率とバルーン径の変化

図4では，各バルーンの入力圧に対するバルーン径の変化を表している．ナイロン系のバルーンでは，入力圧に対して素材が大きく伸展し，バルー

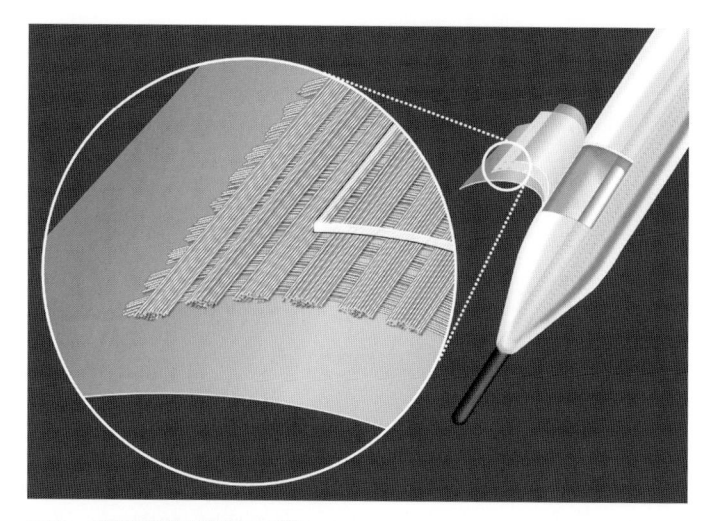

図3 繊維補強系素材のバルーン

「CONQUEST®」のバルーン素材構造．従来のフィルム素材を高分子化合物繊維で補強することにより，高い耐圧性能と低い素材伸展率を実現した

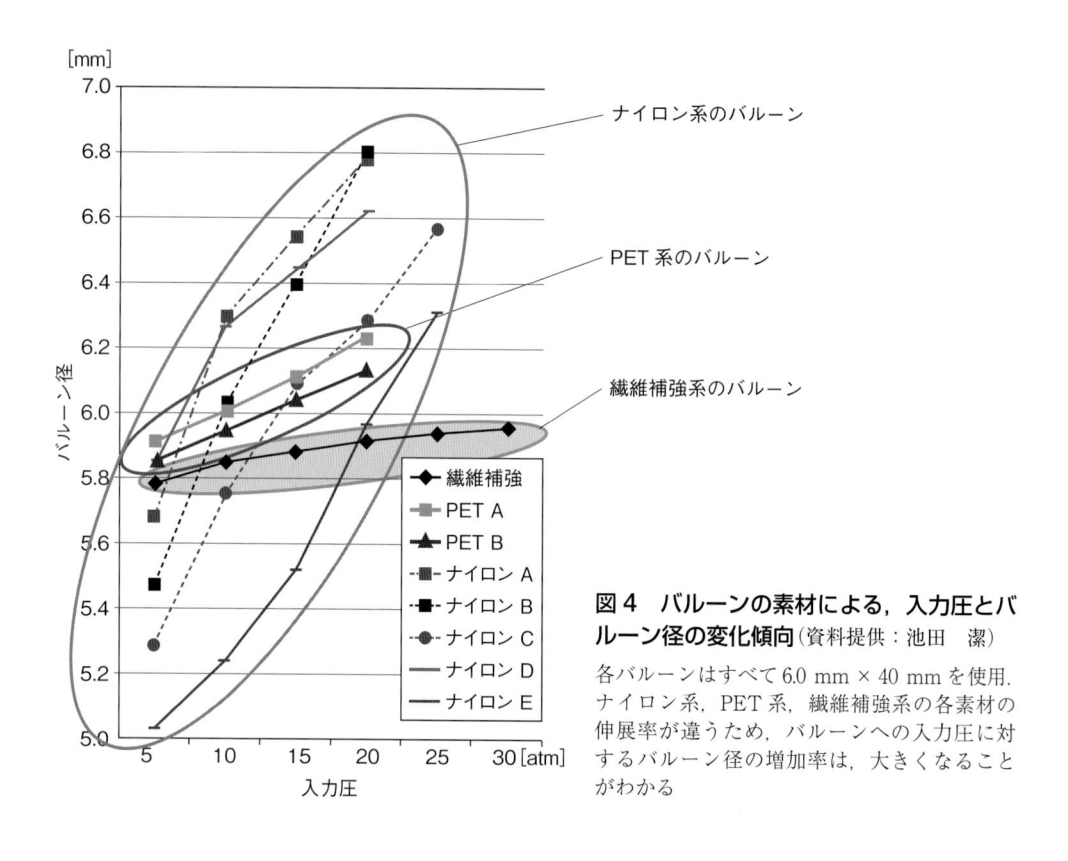

図4 バルーンの素材による，入力圧とバルーン径の変化傾向（資料提供：池田　潔）

各バルーンはすべて6.0 mm × 40 mmを使用．ナイロン系，PET系，繊維補強系の各素材の伸展率が違うため，バルーンへの入力圧に対するバルーン径の増加率は，大きくなることがわかる

ン径が大きく変化することがわかる．また，同じナイロン系のバルーンでも図4での曲線の上下方向の位置にばらつきがあるのは，同一サイズとして市販されているバルーンでも，拡張前のサイズ設定が異なるためである．このため，nominal値（加圧によってバルーンが規定の直径に達する圧力値）は各製品によってばらつきがある．

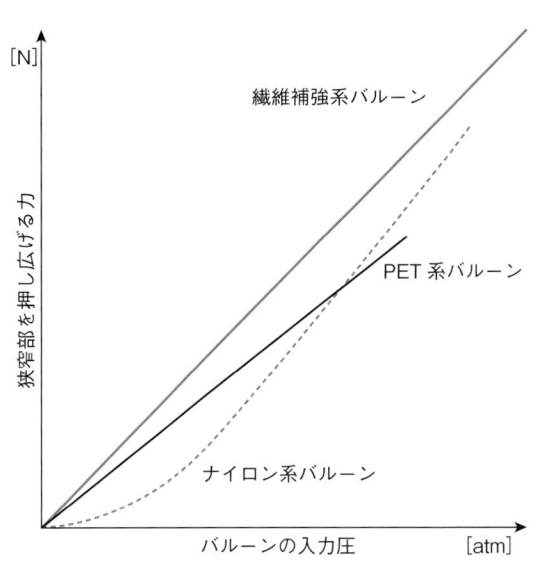

図5 バルーンへの入力圧と狭窄部への力の変換効率(資料提供:池田 潔)

各バルーンはすべて 6 mm × 4 cm を使用.バルーンへの入力圧により狭窄部を押し広げる力は,バルーン素材の伸展率と反比例する.各素材により伸展率と伸展特性が違うため,入力圧の上昇に伴う拡張力の上昇傾向もそれぞれ異なっている

　PET 系バルーンでは,圧の上昇によるバルーン径の変化が少ないことがみてとれる.しかし,入力圧が上昇するに従って素材は伸展するため,10 atm を過ぎた辺りからバルーン径の変化が大きくなる.さらに,素材の伸展率が低いということは素材の破断点が近いため,耐圧限界も比較的低くなる.
　繊維補強系素材のバルーンでは,低圧から超高圧領域まで素材の伸展率は低く一定しており,耐圧限界も最も高い.
　これら素材の違いによるバルーン径の変化は,臨床上ではバルーン径と血管径の相対的な関係の変化となり,過膨張による血管損傷のリスクと関連する.

■5-4 素材の伸展率と拡張効率

　バルーン素材の伸展率は径の変化以外に,拡張効率の違いとなって表れる.これは,バルーンが液体で満たされた変形可能な物体のため,狭窄などの拡張抵抗を避けるように広がる物理的特性によるもので,素材が伸展する限りは狭窄という抵抗部を避けて膨張していくためである[1].このことから,抵抗となる狭窄にバルーンの拡張力を効率よく伝えるためにはバルーンの素材が伸び切ってしまい,これ以上圧力の逃げ道がなくなるか,または素材の伸展率が低く,入力圧の逃げ道がないことが必要となる.
　図5では,入力圧に対するバルーンの拡張効率を表している.これは実際の実験値をまとめたものであるが,横軸はバルーンの入力圧,縦軸は狭窄部を押し広げる力である.
　ナイロン系のバルーンでは初期の低圧領域において素材の伸展率が高いため,入力圧は狭窄抵抗のない部分のバルーンを拡張する方向に逃げてしまい,狭窄にかかる力は入力圧に比例して上昇していかない.入力圧が一定の値(おおよそ 10 atm を過ぎた辺り)から素材が伸び切って伸展率が低下するため,拡張力が立ち上がってくることがわかる.その後は比較的高い素材破断点(バルーン破裂点)まで拡張効率は上昇していく.

PET 系のバルーンでは素材の伸展率が低いため，拡張力は初期の段階から効率よく立ち上がるが，高圧になるに従って素材は徐々に伸展してしまう．そのため拡張効率は逓減していく．また，素材破断点が低いため，耐圧性能も比較的低くなる．

　繊維補強系素材のバルーンでは，素材の伸展率が非常に低いためにバルーンの膨張がほとんどなく，低圧領域から効率的に入力圧を狭窄拡張力に変換している．また，素材の伸展が少ないということは素材破断点まで伸展しないため，バルーンの耐圧性能は非常に高い．

■5-5　バルーン長と拡張効率

　すでに述べた理由から，バルーンが膨張して変形する率が高いほど入力圧が狭窄部以外に逃げてしまうため，拡張効率は低下する．このため，同一の素材でできた同径のバルーンでは，バルーン長が長くなるほど入力圧によりバルーンの変形する部位が多くなり，狭窄部に対する拡張力は低下する．

　しかし，もともと素材伸展率の低い（バルーン変形率の低い）バルーンではバルーン長が長くなることによって，狭窄部の拡張力が低下することはなく，全長にわたって有効に拡張することができる[1]．

■5-6　バルーンの変形

　バルーン素材が伸展するということは，バルーン自体の形状の変化をもたらす．狭窄が強固でバルーンへの入力圧が高くなるほど柔らかいバルーンは狭窄部以外の部分が膨張し，形状が変化する．図 6 は semi-compliant balloon と super non-compliant balloon の高圧拡張時の造影写真であるが，semi-compliant balloon は狭窄抵抗を避けるように狭窄部以外の部分が膨張して丸く膨らんでいる．

　一方，super non-compliant balloon は狭窄部以外の抵抗の少ない正常血管部においても形状変化がみられない．図 7 は同径の血管内において，同径のバルーンでそれぞれ高圧拡張時に血管壁にかかる圧力を有限要素解析でシミュレーションしたものだが，semi-compliant balloon では狭窄部以外の柔軟な正常血管部が膨張することで，血管壁に強いストレスがかかっている．

■5-7　屈曲部位での拡張

　これまで述べてきたバルーンの拡張機序は直線部での特性を前提としているが，実際の臨床では AVF 吻合部やその近傍など屈曲した血管にバルーンを留置して拡張する必要もある．

　この場合，問題となるのはバルーンが屈曲した血管に沿って拡張するかどうかだが，一般的にバルーンの入力圧を高めるほどバルーン全体の硬度は高くなるため，たとえ屈曲部においてバルーンを拡張しても入力圧とともにバルーンは直線化しようとする力が働く．この直線化する力はバルーンの入力圧とバルーン素材の伸展率に反比例するため，拡張効率とは逆に，semi-compliant balloon のような柔軟な素材のバルーンのほうが屈曲部に適合したまま拡張することができる．

　また市場には特殊な製法により，拡張する際にバルーン部がカーブするタイプのものもあり，バルーンの直線化と折れを防止することで屈曲部におい

a) semi-compliant balloon　　　　　　b) super non-compliant balloon

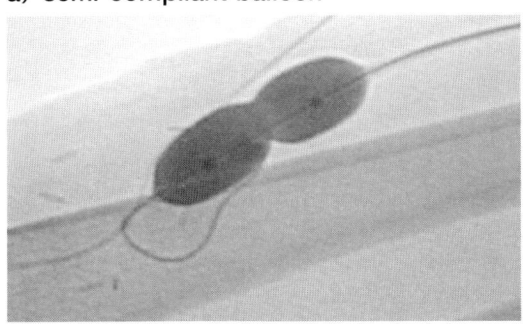

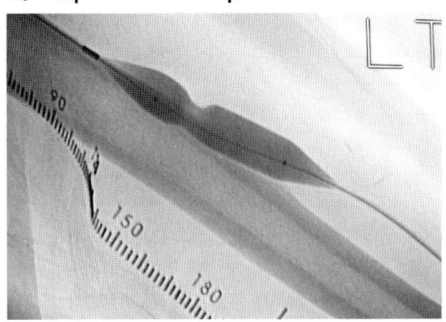

図6　高圧拡張時におけるバルーン形状の変化（写真提供：Bard Peripheral Vascular, Inc.）
semi-compliant balloon は狭窄部以外のバルーン部が膨張しているが，super non-compliant balloon は狭窄部以外のバルーン部での形状変化はみられないことがバルーン両端部の角度の違いからわかる

a) semi-compliant balloon　　　　　　b) super non-compliant balloon

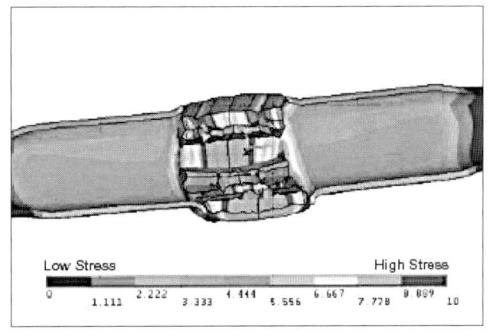

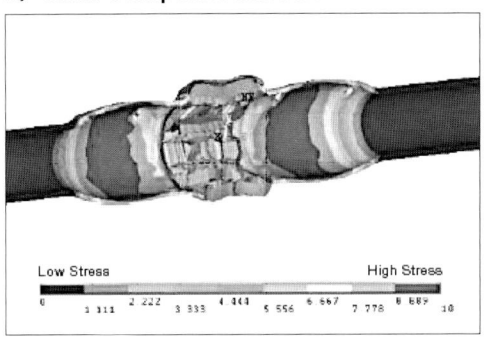

図7　高圧拡張時の正常血管への圧力シミュレーション（資料提供：Bard Peripheral Vascular, Inc.）
8.0 mm 径の semi-compliant balloon および super non-compliant balloon が高圧拡張時に 7.0 mm 径の正常血管部分に及ぼすストレスのシミュレーション

ても均一な拡張力を発生し，スリップを防止する効果もある（図8）．

6　PTA バルーンの問題点と課題

■6-1　現状の PTA バルーンの問題点

　これまで説明してきたように，PTA バルーンに求められる性能は病変到達性能と拡張力という，狭窄部位を拡張するという目的を達成するためのものであった．このうち拡張力は繊維補強系素材のバルーンの登場により，低圧領域から高圧領域まで優れた拡張効率を達成し，狭窄の解除という点では手技成功率を飛躍的に高めることができた．現在，繊維補強系素材のバルーンは2種類が販売されているが（図9），バルーン，補強繊維などの素材や繊維補強の構造の違いなどからそれぞれに特徴を有している．
　一方で，病変到達性能や屈曲部での拡張性能はこの拡張力と多くの点で相反する要素のため，今後は技術革新によって病変到達性能が高く，屈曲部での拡張も可能な super non-compliant balloon の登場が期待される．さらに，今後は3カ月ルールや医療費高騰の抑制的観点から狭窄を拡張するのみで

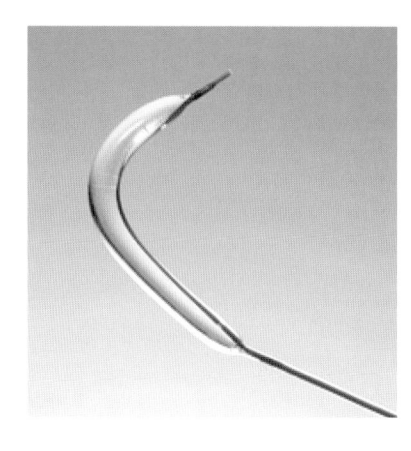

図8 カーブ型バルーン（写真提供：(株)東海メディカルプロダクツ）
「Sphere®カーブタイプ」．拡張時にバルーンがカーブ形状になり，AVF吻合部の直線化を抑えることができる

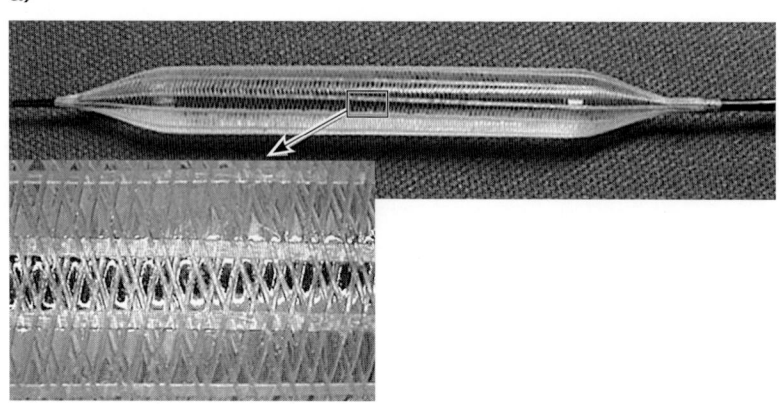

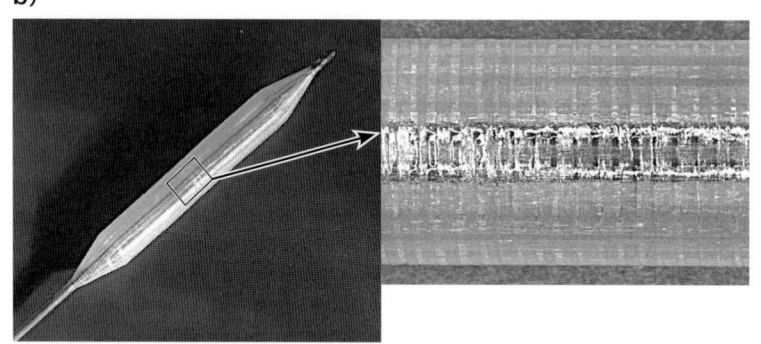

図9 繊維補強系素材のバルーン
a)「35YOROI」（写真提供：(株)カネカメディックス）．補強繊維を織り込み構造にすることで屈曲部での拡張に対応．また表面の凹凸がスリップ防止効果を発揮している
b)「CONQUEST®」．高密度な極細の繊維でカバーし，最外層を柔軟なエラストマーでコーティングすることで，滑らかな表面とデフレート時の柔軟性を実現した

はなく，PTAの開存率が重要な問題となってくる．

■6-2 狭窄拡張と血管侵襲

バスキュラーアクセスPTAにおける開存率向上の問題に関して，現段階では明確な理論は確立されていないが，より低侵襲な拡張は問題解決の1

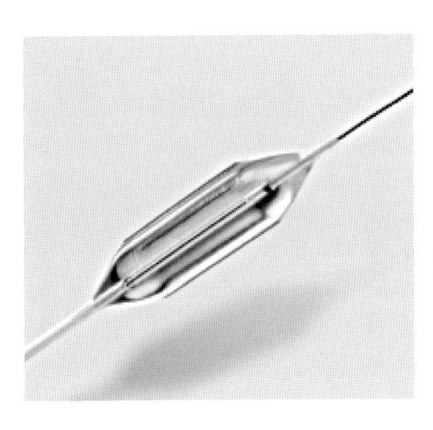

図10 カッティングバルーン（写真提供：ボストン・サイエンティフィック ジャパン（株））
「Peripheral Cutting Balloon™」．バルーン表面に装着された4枚のブレードにより，組織に切れ込みを入れることで低圧での拡張が可能

つとみられている．

　バスキュラーアクセスの狭窄にはさまざまなタイプと要因があるが，特に血管壁肥厚タイプの狭窄では，狭窄解除により血管壁への亀裂損傷が生じ再狭窄が誘発される，というメカニズムが働いていると考えられており，必要最低限の侵襲で目的の狭窄を解除することが望ましいと考えられる．現在使用可能なバルーンの中では，前出の繊維補強系素材の super non-compliant balloon による拡張では低圧からの拡張効率が高く，最小限の圧力で効率的に狭窄を解除することが可能であり，また高圧領域でも外径変化の少ないことから，正常血管部へのダメージも少ないため，より低侵襲な拡張ができる可能性がある．

　しかし，強固な狭窄に対してはやはり高圧が必要となるため，狭窄解除時の血管への損傷も必然的に大きくなる．この点においては，バルーン表面に非常に薄く鋭利なブレードを4枚装着することにより狭窄した血管内壁に切れ込みを入れ，より低圧での拡張を可能にした「Peripheral Cutting Balloon™」（図10）は強固な病変に対するより低侵襲な拡張を可能にしているが，構造上適応と取り扱いに注意が必要である．

7　今後の課題

　開存率向上などを含めた，バスキュラーアクセスにおけるPTAの効果の最大化にはさまざまな要因が関係する．

　対象血管が静脈である点，そもそも非生理学的に静脈に動脈血流が入り込んでいる点などから，血流速度，血流量の変化などに対する静脈の生体反応という観点からの狭窄発生機序の研究が急務である．これらを踏まえたうえで血管壁肥厚型狭窄，血管収縮型狭窄などのタイプ別の違い，前腕部，上腕部，吻合部およびその近傍，人工血管とその流出路などバスキュラーアクセス部位の違い，血管径，血流速度，血流量，血管走行などの流体力学的な違いによる狭窄発生機序の研究も必要と思われる．

　これらの要因解明とともに，現在使用可能なPTAバルーンをはじめとしたVAIVT関連デバイスのより有効な使用方法の研究も，製造販売業者と医療機関による共同研究によって進められることが望まれる．

　さらには，これら研究の成果から医工連携によるより有効なVAIVT関連

デバイスの開発が期待され，将来は drug deliverly balloon などの再狭窄防止に有効なデバイスや，狭窄そのものの発生を抑制するデバイスの開発が期待される

［文献］　1) Abele JE：Balloon catheters and transluminal dilatation: technical considerations, AJR Am J Roentgenol 135(5): 901-906, 1980

［著者］　古山久能　*FURUYAMA, Hisanobu* ／（株）メディコン　バスキュラー事業部

附錄

本書に出てくる製品一覧

名称	販売名
35 YOROI	カネカ PTA カテーテル PE-W2
ABYSS®	エフエムディ ガイドワイヤー IR
ADVANTA™ PTFE グラフト	アドバンタ PTFE グラフト
Aguru™ ガイドワイヤー	IVR ガイドワイヤー
AngioSculpt PTA balloon	アンジオスカルプト PTA バルーンカテーテル
Astato	IVR ガイドワイヤーⅡ
Bard RIVAL PTA バルーンカテーテル	BARD RIVAL PTA バルーンカテーテル
Blitz Yawaraka	ルミファⅡ PTA バルーンカテーテル
CONQUEST®	コンクエスト PTA バルーンカテーテル
Destination®	テルモガイディングシース GS-1
E・Luminexx™ vascular stent	バード血管用ステント（E－ルミネックス）
Ellite Yawaraka-S	ルミファⅡ PTA バルーンカテーテル
E-VAC	ニプロ血栓吸引カテーテル OTW（E-VAC）
Express™ stent	エクスプレス LD 血管拡張用ステントシステム
FOUNTAINTM INFUSION SYSTEM	メリットインフュージョンカテーテル
GamCath® ドルフィンカテーテル	GamCath ドルフィンカテーテル
Goose Neck™ Snares	アンプラッツ グース ネック スネア
Kyou sha™	HB-IVR ガイドワイヤー
LeMaitre 血栓除去カテーテル	オーバーザワイヤー血栓除去カテーテル
Muso	現在は製造中止
Mustang™	ムスタング PTA バルーンカテーテル
non slip element PTA™	ラクロス NSE PTCA バルーンカテーテル
OPTA	拡張用 PTA カテーテル
PALMAZ® stent	パルマッツ ステント
Path blazer™	EP PTA バルーンカテーテル
Peripheral Cutting Balloon	フレックストーム ペリフェラル カッティングバルーン
pulse spray（パルススプレー）カテーテル	パルススプレー
Resolution	PTA バルーンカテーテル
Runthrough® Ph ガイドワイヤー	テルモペリフェラルワイヤー
S.M.A.R.T.® CONTROL™	腸骨動脈用スマートステント
SHIRANUI EX	カネカ PTA カテーテル PE-W4
SLALOM THRILL™	スラローム
Sterling	スターリング PTA バルーンカテーテル
SURF	パイオラックス親水性ガイドワイヤー
Symmety™	COEX 血管拡張カテーテル（シンメトリー）

2013 年 6 月 3 日現在（編集部調べ）

製造販売業者	販売業者
(株)カネカ	(株)カネカメディックス
(株)エフエムディ	
セント・ジュード・メディカル(株)	
フィルメック(株)	ボストン・サイエンティフィック・ジャパン(株)
ボルケーノ・ジャパン(株)	
朝日インテック(株)	セント・ジュード・メディカル(株)
(株)メディコン	
(株)メディカルリーダース	東レ・メディカル(株)
(株)メディコン	
テルモ(株)	
(株)メディコン	
(株)メディカルリーダース	東レ・メディカル(株)
ニプロ(株)	
ボストン・サイエンティフィック ジャパン(株)	
スーガン(株)	シーマン(株)
ガンブロ(株)	
イーヴィースリー(株)	コヴィディエン ジャパン(株)
フィルメック(株)	ボストン・サイエンティフィック・ジャパン(株)
レメイト・バスキュラー合同会社	
ボストン・サイエンティフィック・ジャパン(株)	
(株)グッドマン	
ジョンソン・エンド・ジョンソン(株)	
ジョンソン・エンド・ジョンソン(株)	
ボストン・サイエンティフィック・ジャパン(株)	
ボストン・サイエンティフィック ジャパン(株)	
東レ・メディカル(株)	
アルゴキュアシステム(株)	ディーブイエックス(株)
テルモ(株)	
ジョンソン・エンド・ジョンソン(株)	
(株)カネカ	(株)カネカメディックス
ジョンソン・エンド・ジョンソン(株)	
ボストン・サイエンティフィック・ジャパン(株)	
(株)バイオラックスメディカルデバイス	
ボストン・サイエンティフィック・ジャパン(株)	

（次ページに続く）

名称	販売名
TEMPO™ カテーテル	コーディス 血管造影用カテーテル
Thrombuster II	スロンバスターII（Sタイプ）
Thrombuster III	スロンバスターIII（GR コアワイヤー付き）
TRAIN	Train
Treasure	IVR ガイドワイヤー II
ULTRA-THIN™ DIAMOND	COEX血管拡張カテーテル（ダブルエックスエル）
vaivt A	ウルトラハイフローシース
Visions® PV	血管内超音波プローブビジョンファイブ-64
Wallstent™ RP	イリアックウォールステント
YOROI	カネカPTAカテーテル PE-W2
Zilver® vascular stent	COOKバスキュラーステント
アプローチ	ハナコ・エクセレントワイヤー
ウルトラハイフローシース	ウルトラハイフローシース
グラシル®	グラシル®
スーパーシース	メディキットスーパーシース
スルールーメンカテーテル	フォガティースルールーメンカテーテル
セーフチップカテーテル	セレコンセーフチップ®カテーテル
ソラテック	ソラテック人工血管
大銀杏II	PTAバルーンカテーテル
バスピライザー™ プラス	血栓吸引カテーテル
フォガティーカテーテル	フォガティーカテーテル（動脈塞栓除去用）
フォガティー器質化血栓除去カテーテル	フォガティー器質化血栓除去カテーテル
フォガティーグラフト血栓除去カテーテル	フォガティーグラフト血栓除去カテーテル
ラジフォーカス®（GTワイヤー）	ラジフォーカス®ガイドワイヤーM（GT WIRE）
ラジフォーカスイントロデューサII	ラジフォーカス®イントロデューサーII H

(前ページより続き)

製造販売業者	販売業者
ジョンソン・エンド・ジョンソン(株)	
(株)カネカ	(株)カネカメディックス
(株)カネカ	(株)カネカメディックス
朝日インテック(株)	(株)パイオラックス メディカル デバイス
朝日インテック(株)	セント・ジュード・メディカル(株)
ボストン・サイエンティフィック・ジャパン(株)	
東郷メディキット(株)	メディキット(株)
ボルケーノ・ジャパン(株)	
ボストン・サイエンティフィック ジャパン(株)	
(株)カネカ	(株)カネカメディックス
Cook Japan(株)	(株)メディコスヒラタ
ハナコメディカル(株)	東レ・メディカル(株)
東郷メディキット(株)	メディキット(株)
テルモ(株)	
東郷メディキット(株)	メディキット(株)
エドワーズライフサイエンス(株)	
テルモ・クリニカルサプライ(株)	
(株)グッドマン	
(株)カネカ	(株)カネカメディックス
川澄化学工業(株)	ジョンソン・エンド・ジョンソン(株)
エドワーズライフサイエンス(株)	
エドワーズライフサイエンス(株)	
エドワーズライフサイエンス(株)	
テルモ(株)	テルモ・クリニカルサプライ(株)
テルモ(株)	

索 引

■欧文索引

記号・番号

1 次開存率（primary patency） ……………………… 123
1 糸連続方法 …………………………………………… 30
2 次開存率（secondary patency） …………… 42, 123
3D-CTA（three-dimensional computed tomography angiography） ………………………………… 60

A

ABYSS® ………………………………………………… 245
access trouble（アクセストラブル） ……………… 13
AngioSculpt® ………………………………………… 237
AVF（arteriovenous fistula） ……………… 26, 128
　AVF 造設術－トランスポジション変法（鵜川法：water pressure dilated, branch ligation and semi-skeltonized vein trans-position method, Ugawa's method） ……………………………………………… 179
AVG（arterio-venous graft） ……………………… 128

B

bailout stenting（退避的ステント留置） …… 190, 203
BNP（β-natriuretic peptide） …………………… 173
Brescia Cimino type ………………………………… 26

C

CB（conventional balloon） ……………………… 156
CL（理論上の透析クリアランス） ………………… 172
CL-Gap（クリアランスギャップ，再循環率） …… 171
coaxial（コアキシャル，同軸）構造 ………… 252, 268
compliance …………………………………………… 251

D

DLC（double（dual）lumen catheter，ダブル（デュアル）ルーメンカテーテル） ………………………… 16
DOQI（Dialysis Outcomes Quality Initiative） …… 125
dual lumen 構造 ……………………………………… 268
DW（dry weight，ドライウエイト） …………… 173

E

elastic recoil ………………………………… 164, 167
elective stenting（待機的ステント留置） …… 195, 207
ePTFE（expanded polytetrafluoroethylene） … 37, 228

F

Foundation …………………………………………… 125

G

Gap（実際に生体で得られたクリアランスの差違） … 172
graft（代用血管） ……………………………………… 13
GT ワイヤー ………………………………………… 245
GW（ガイドワイヤー）の通過パターン ………… 153

I

interventional nephrologist ……………………… 169
IVR（interventional radiology） ……………… 127
IVUS（intravascular ultrasound，血管内超音波）
　………………………………………… 53, 60, 212

K

kinking ………………………………………………… 29
Kyousha™ …………………………………………… 245

L

LVdp/dt（左心室収縮能力） ………………………… 173
lyse and wait 法 …………………………………… 224

M

MRSA（methicillin-resistant *Staphylococcus aureus*）
　……………………………………………………… 87

N

no flow 現象 ………………………………………… 193
nominal 値 ………………………………………… 272
non-compliance 型 ………………………………… 233
non-compliant balloon ……………… 156, 249, 271
non slip element PTA™ ………………………… 236
NTO（non-thrombotic occlusion，非血栓性完全閉塞）
　…………………………………………………… 174

O

OCT（optical coherence tomography） ………… 60

P

PCB（peripheral cutting balloon，カッティングバルーン） …………………………… 137, 156, 179, 249
PEP（polyolefin-elastomer-polyester） ………… 37
POBA（plane old balloon angioplasty） ……… 179
primary patency（1 次開存率） ………………… 123
PTA（percutaneous transluminal angioplasty，経皮経管的血管形成術） ………………… 96, 128, 222

PT-INR (prothrombin time-international normalized ratio) ･･ 244
　　PT-INR 測定機器 ･･････････････････････････ 243
PU (polyurethane) ･･････････････････････････････ 37
pushability ･････････････････････････････ 251, 267

R

RBP (rated burst pressure，定格破裂圧) ･･････････ 249

S

scoring balloon (スコアリングエレメント装着) ･････ 156
secondary patency (2 次開存率) ･･････････････ 42, 123
semi-compliance 型 ･･･････････････････････････ 233
semi-compliant balloon ･･･････････････ 156, 249, 271
steel syndrome (スチール症候群) ･･･ 12, 57, 77, 89, 100
super-non-compliance 型 ･････････････････ 233, 238
super non-compliant balloon ･･･････････････････ 271

T

trackability ･･･････････････････････････････ 251, 267
Troponin T ･･･････････････････････････････････ 173

U

U 字に固定 ･･････････････････････････････････ 179

V

VA (vascular access, バスキュラーアクセス)
　････････････････････････････････ 8, 45, 59, 148
　VA トラブル ･･････････････････････････････ 122
VAIVT (vascular access intervention therapy，バスキュラーアクセスインターベンション治療)
　･･････････････････････････････ 27, 61, 80, 122, 148
　VAIVT での放射線被曝 ･････････････････････ 253
　VAIVT の適応 ････････････････････････････ 152
VRE (vancomycin-resistant enterococcus，バンコマイシン耐性腸球菌) ････････････････････････････ 88

■和文索引

あ

アクセス関連疼痛 ･････････････････････････････ 110
アクセストラブル (access trouble) ･･････････････ 13
アクセス閉塞 ････････････････････････････････ 218
圧測定 ･･････････････････････････････････････ 242
圧排による狭窄病変 ･･･････････････････････････ 196
アネロイド血圧計 ･････････････････････････････ 242
アプローチ ･･････････････････････････････････ 245
　アプローチ方法 ･･････････････････････････ 133
アンギオキット ･･････････････････････････････ 244

い

一次開存率 ･･･････････････････････････････････ 42
一般型と特殊型 ･･････････････････････････････ 132
一般特殊型 ･･････････････････････････････････ 267
一般標準型 ･･････････････････････････････････ 267
インターベンション治療 ･･･････････････････････ 218
インデフレータ ･･････････････････････････････ 136

う

鵜川法：water pressure dilated，branch ligation and semi-skeltonized vein trans-position method，Ugawa's method (AVF 造設術 - トランスポジション変法) ････････････････････････････････････ 179
ウロキナーゼ ････････････････････････････････ 228

え

エコー ･･････････････････････････････････････ 231
エレメント ･･････････････････････････････････ 234
エンドホール型 ･･･････････････････････････････ 17

か

外圧迫 ･･････････････････････････････････････ 145
外シャント ･･････････････････････････････････ 9, 15
開存 ･･ 32
　開存率 ･･･････････････････････････････････ 162
ガイドワイヤー ･･････････････････････････ 130, 245
　ガイドワイヤー (GW) の通過パターン ･･････ 153
拡張効率 ････････････････････････････････････ 270
拡張時間 ････････････････････････････････････ 235
拡張力 ･･･････････････････････････････････ 266, 270
過剰血流 ････････････････････････････････････ 104
仮性シャント瘤 ･･･････････････････････････････ 65
仮性瘤 ･･････････････････････････････････ 56, 99
カッティング型 ･･････････････････････････････ 267
カッティングバルーン (PCB) ･･･････ 137, 156, 179, 249
合併症 ･･････････････････････････････････････ 141
カテーテル ･･････････････････････････････････ 130
　カテーテル感染 ･･････････････････････････ 23
　カテーテルシャフト ･････････････････････ 267
　カテーテルトラブル ･･･････････････････････ 111
カフ型カテーテル ･････････････････････････････ 16
感染 ･････････････････････････････････ 56, 87, 106

完全拡張	249	左腕頭静脈	214
完全拡張率	160	散乱線	253
		散乱線被曝	254
き		散乱線被曝低減の3原則	254
機械的合併症	22		
急性静脈解離	192	**し**	
急性リコイル	194	シースイントロデューサー	247
狭窄	53, 95, 149	シースのバルーン通過性	247
狭窄の発生部位	149	止血時間延長	261
		視診・触診	28
く		実際に生体で得られたクリアランスの差違（Gap）	172
屈曲部	236	シャフトの剛性	245
グラフト延長術	228	シャント造影	133
グラフト内狭窄	164, 263	シャントトラブルスコアリング病診連携パス	141
クリアランスギャップ（再循環率，CL-Gap）	171	熟練度	32
		手術時間	33
け		出血	85
経動脈的アプローチ	133	術前診察	132
経皮経管的血管形成術（PTA）	96, 128, 222	術中エコー	227
経皮的血管拡張術	123	上肢型静脈高血圧症	75
経皮的血栓除去術	123	静脈圧上昇	260
経皮的血栓除去療法	219	静脈解離	205
経皮的血栓溶解	219	静脈高血圧	56, 100
外科的結紮	142	静脈高血圧症	66, 71, 165, 263
外科用イメージ	240	静脈穿孔	215
血管外血液漏出	54	静脈分枝	178
血管撮影装置	239	人工血管	35
血管造影室	224	真正瘤	99
血管造影装置	240	深部静脈穿通枝	144
血管損傷	137	心不全治療	187
血管内超音波（IVUS）	53, 60, 212		
血管内治療	50	**す**	
血管破裂	161	スクリーニング	45, 47
血管れん縮	162	スコアリング	234
血清腫	56, 108	スコアリングエレメント装着（scoring balloon）	156
血栓吸引カテーテル	168, 221	スコアリング部	236
血栓性閉塞	168, 222	スチール症候群（steel syndrome）	12, 57, 77, 89, 100
血栓溶解用カテーテル	224	ステント	230
血流不良	23	ステントの選択基準	202
		ステント留置後の薬物療法	216
こ		ステント留置の適応	189
コアキシャル（同軸，coaxial）構造	252, 268	ステンレススチール	234
コンポジット型	41	ストレート型	38, 39
		スリップ防止型	267
さ		スリル	29
再狭窄	197, 198, 199, 200, 235		
最高耐圧	131	**せ**	
再循環率（クリアランスギャップ，CL-Gap）	171	生理食塩液の圧入	179
鎖骨下静脈アプローチ	19	穿刺困難	262
鎖骨上部経路	20	先端チップ	269
左心室収縮能力（LVdp/dt）	173	先端チップ形状	252
サポートカテーテル	154	先端のしなやかさ	245

前腕型静脈高血圧症……………………………… 73

そ
ソアサム症候群……………………………… 72, 89

た
耐圧性能……………………………… 249, 270
待機的ステント留置 (elective stenting) ……… 195, 207
大腿静脈アプローチ……………………………… 18
退避的ステント留置 (bailout stenting) ……… 190, 203
代用血管 (graft) ……………………………… 13
脱血不良……………………………… 258
タバチエール……………………………… 31
ダブル (デュアル) ルーメンカテーテル (DLC) ……… 16
多目的X線テレビシステム ……………………………… 240
短期間に繰り返す再狭窄……………………………… 195

ち
中心静脈VAIVTでのガイドワイヤーの選択 ……… 203
中心静脈狭窄……………………………… 89
中心静脈に対するVAIVTでの合併症 ……… 215
中心静脈病変……………………………… 201, 202
超音波……………………………… 45
　超音波エコー下……………………………… 21
　超音波診断装置……………………………… 241
超高耐圧バルーン……………………………… 137
聴診……………………………… 231
直接線……………………………… 253
　直接線被曝……………………………… 254
直線化……………………………… 158

て
低圧拡張……………………………… 235
定格破裂圧 (RBP) ……………………………… 249
デュアルルーメン構造……………………………… 252

と
同軸 (コアキシャル, coaxial) 構造 ……………… 252, 268
動静脈再吻合術……………………………… 228
動静脈直接穿刺……………………………… 15
透析効率……………………………… 171
疼痛……………………………… 88, 162
疼痛対策……………………………… 138
動脈攣縮……………………………… 30
ドライウエイト (DW) ……………………………… 173
トルク伝達性能……………………………… 245

な
内頸静脈アプローチ……………………………… 19
ナイチノール……………………………… 234
内膜解離……………………………… 55
内膜損傷……………………………… 55, 238

に
二酸化炭素造影……………………………… 242
二酸化炭素発生器……………………………… 242
日本透析医学会……………………………… 218

は
バイパス術……………………………… 228
バスキュラーアクセス (VA) ……………… 8, 45, 59, 148
バスキュラーアクセスインターベンション治療
　(VAIVT) ……………………… 27, 61, 80, 122, 148
バスピライザー™ プラス ……………………… 221
発育不全……………………………… 174
バルーンPTA ……………………………… 127
　バルーンPTAの適応 ……………………… 129
バルーンカテーテル……………………………… 131
バルーン屈曲……………………………… 158
バルーン径……………………………… 131
バルーン長……………………………… 131
パルススプレー法……………………………… 225
バンコマイシン耐性腸球菌 (VRE) ……………… 88

ひ
非カフ型カテーテル……………………………… 16
非血栓性完全閉塞 (NTO) ……………………… 174
非血栓性閉塞……………………………… 135, 142, 222
皮膚欠損……………………………… 106
病変到達性能……………………………… 251, 266
病変部拡張……………………………… 136

ふ
部分置換……………………………… 38
フルマゼニル……………………………… 138
プロファイル……………………………… 247
吻合部角度鋭角……………………………… 178
吻合部近傍……………………………… 142
分枝をすべて結紮切離……………………………… 179

へ
閉塞……………………………… 54, 81, 95
　閉塞部突破用GW ……………………… 135
ヘパリン化……………………………… 134
ヘパリンナトリウム……………………………… 30

ま
マキシマルプレコーション……………………… 17
慢性血液透析用バスキュラーアクセスの作製と修復に関
　するガイドライン ……………………………… 218

み
ミダゾラム……………………………… 138

む

無名静脈 ……………………………………… 145

も

モニタリング ………………………………… 49

や

薬理機械的血栓溶解療法 …………………… 168

ら

ラジフォーカス® …………………………… 245

り

リアルタイムエコーガイド下穿刺法 ……………… 20

瘤 ……………………………………………… 99
流体力学的設計の血栓除去カテーテル ………… 220
留置カテーテル ……………………………… 14, 15
流入動脈血流速度 …………………………… 172
リラップ ……………………………………… 234
理論上の透析クリアランス（CL） ………… 172

る

ループ型 ……………………………………… 38, 41

わ

ワーキングレンジ …………………………… 270

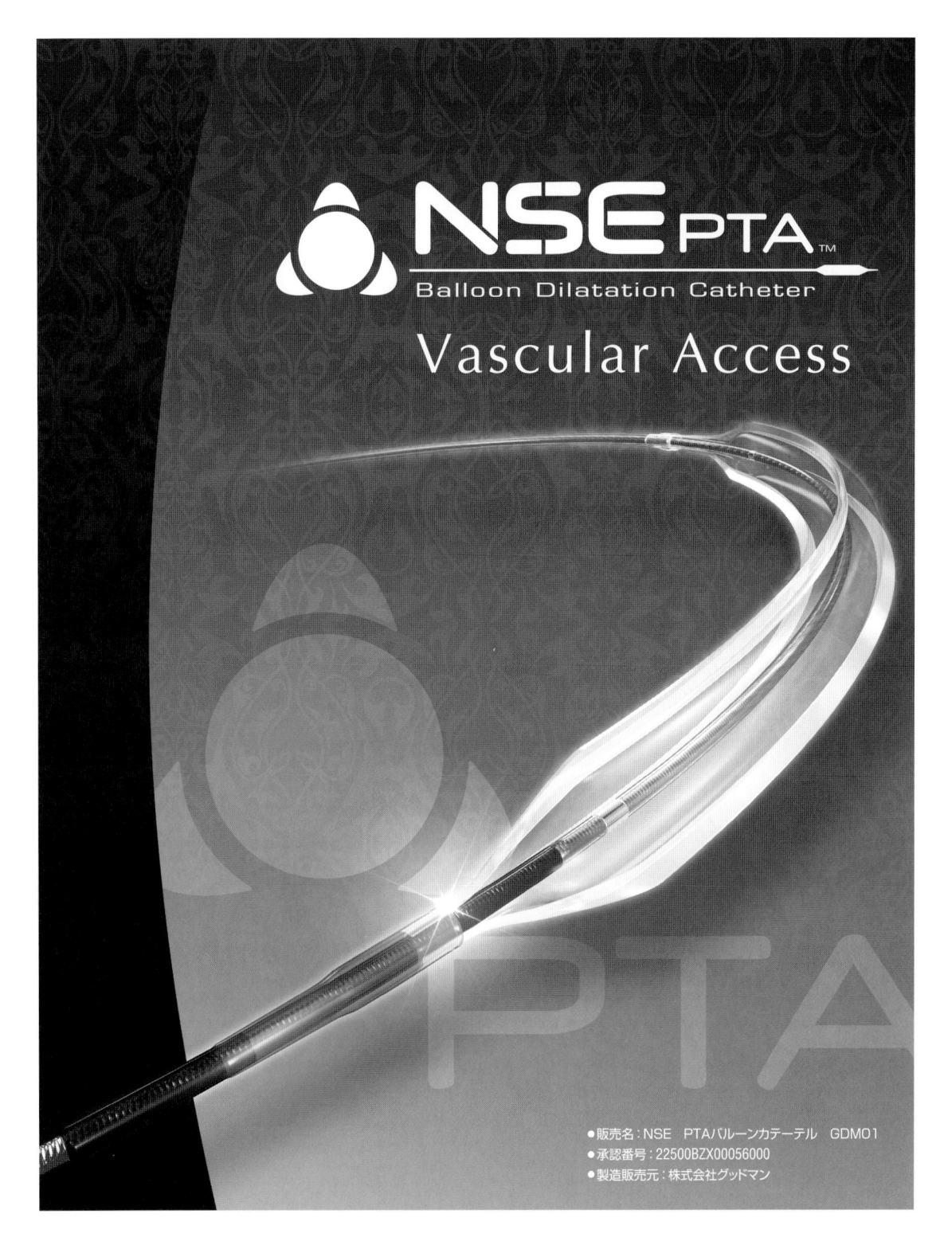

NSE PTA™
Balloon Dilatation Catheter

Vascular Access

● 販売名：NSE PTAバルーンカテーテル GDM01
● 承認番号：22500BZX00056000
● 製造販売元：株式会社グッドマン

■製造販売元

GOODMAN Co.,Ltd.
株式会社グッドマン

〒460-0008 愛知県名古屋市中区栄四丁目5番3号 KDX名古屋栄ビル5階   http://www.goodmankk.com
TEL.052(269)5300代   FAX.052(262)8694代

AngioSculpt®
PTA Scoring Balloon Catheter

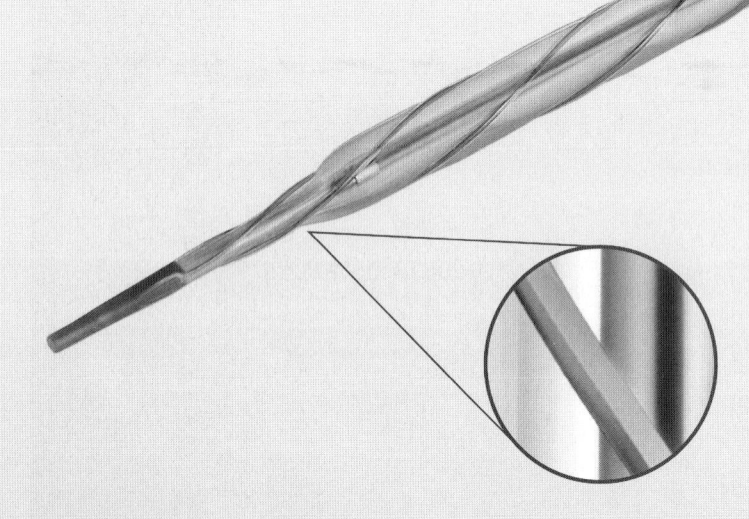

スコアリングエレメントが生み出す技術

- スリッピングを起こしにくいらせん状のスコアリングエレメント
- 末梢血管の幅広い血管径に対応（2.0〜5mm）

WE'RE MAKING IT PERSONAL.
Volcano's intravascular guidance technologies help physicians personalize the treatment path for patients.

販 売 名　アンジオスカルプトPTAバルーンカテーテル
医療機器承認番号　22100BZX00716000
保険材料分類　133 血管内手術用カテーテル
　　　　　　　（3）PTAバルーンカテーテル ⑤スリッピング防止型

製造販売業者　**ボルケーノ・ジャパン株式会社**
〒105-0013 東京都港区浜松町1-30-5 浜松町スクエア6F　電話：03-6430-9400　FAX：03-6430-9401
www.volcanojapan.com

製 造 業 者　米国　AngioScore, Inc.

Find out more at Volcanojapan.com

VOLCANO
PRECISION GUIDED THERAPY

Volcano and the Volcano logo are registered trademarks of Volcano corporation. ©2011 Volcano Corporation. All rights reserved.

SHIRANUI EX
不知火

Over The Wire Type
High Pressure PTA Balloon Catheter
0.018 inch Guide Wire Compatible

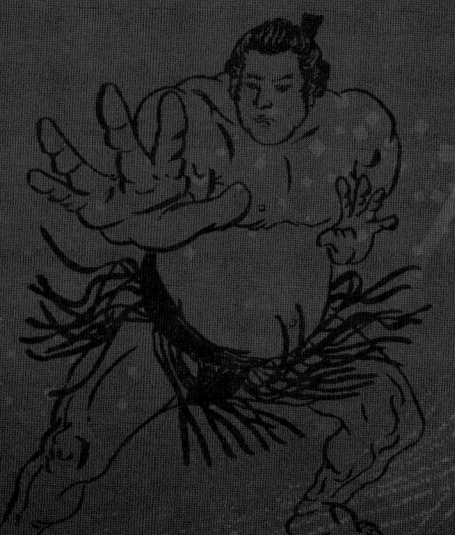

KANEKA MEDICAL PRODUCTS

3.9Frシャフトにより
プッシャビリティを向上

販　　売　　名	：	カネカPTAカテーテル PE-W4
医療機器承認番号	：	22400BZX00055000
保険医療材料請求区分	：	PTAカテ・一般・特殊

【製造販売元】
株式会社 カネカ
〒530-8288 大阪市北区中之島3-2-4
TEL.06-6226-5256

【販売元】
株式会社 カネカメディックス　URL http://www.kaneka-med.jp/

東京事業所	〒140-0002	東京都品川区東品川2-5-8(天王洲パークサイドビル)	TEL.03-5461-3080
大阪事業所	〒530-8288	大阪市北区中之島2-3-18(中之島フェスティバルタワー)	TEL.06-6226-4505
札幌営業所	〒060-0004	札幌市中央区北4条西6-1(毎日札幌会館)	TEL.011-222-9501
仙台営業所	〒980-0811	仙台市青葉区一番町4-6-1(仙台第一生命タワービル)	TEL.022-722-8556
名古屋営業所	〒461-0008	名古屋市東区武平町5-1(名古屋栄ビル)	TEL.052-959-2610
福岡営業所	〒810-0073	福岡市中央区舞鶴2-1-10(ORE福岡赤坂ビル)	TEL.092-761-2341

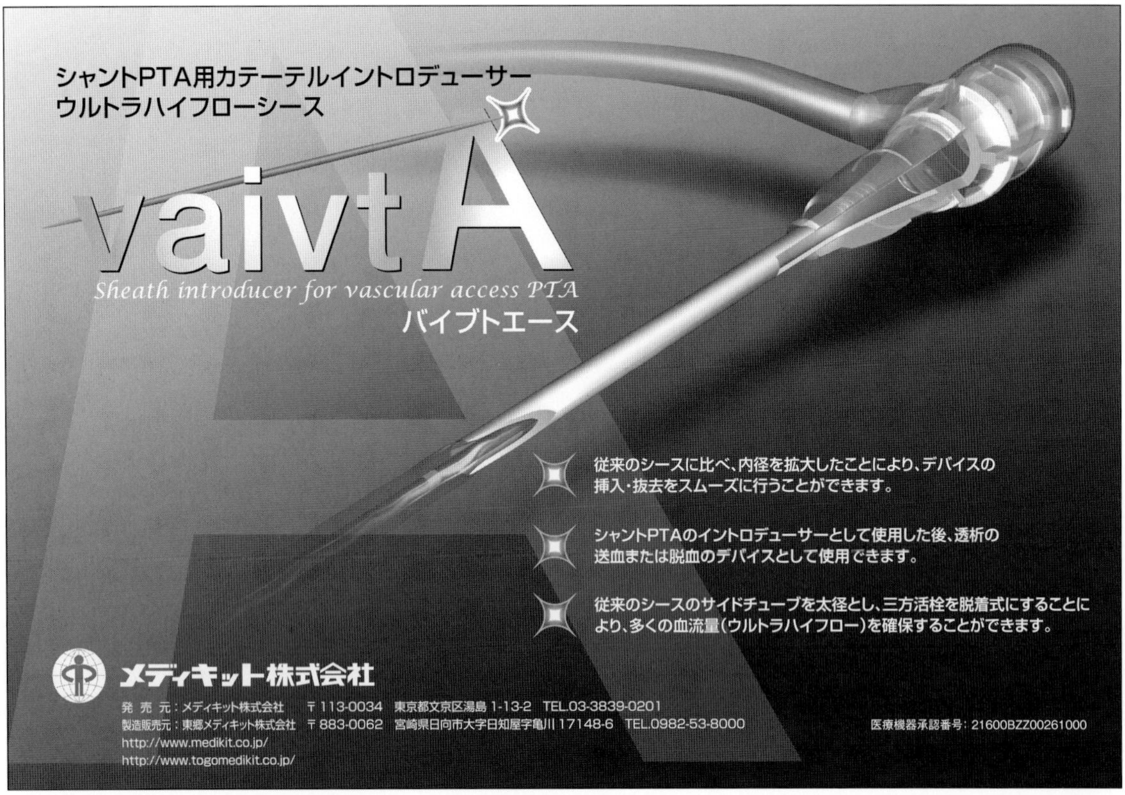

シャントPTA用カテーテルイントロデューサー
ウルトラハイフローシース
vaivtA
Sheath introducer for vascular access PTA
バイブトエース
従来のシースに比べ、内径を拡大したことにより、デバイスの挿入・抜去をスムーズに行うことができます。
シャントPTAのイントロデューサーとして使用した後、透析の送血または脱血のデバイスとして使用できます。
従来のシースのサイドチューブを太径とし、三方活栓を脱着式にすることにより、多くの血流量(ウルトラハイフロー)を確保することができます。
メディキット株式会社
発 売 元：メディキット株式会社 〒113-0034 東京都文京区湯島 1-13-2 TEL.03-3839-0201
製造販売元：東郷メディキット株式会社 〒883-0062 宮崎県日向市大字日知屋字亀川 17148-6 TEL.0982-53-8000
http://www.medikit.co.jp/
http://www.togomedikit.co.jp/
医療機器承認番号：21600BZZ00261000

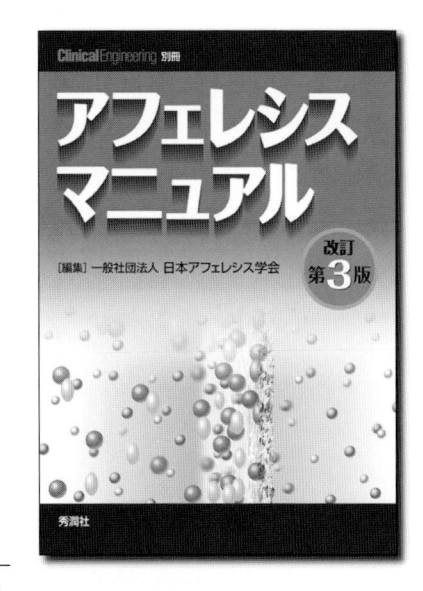

クリニカルエンジニアリング別冊

バスキュラーアクセスインターベンションの最前線
3カ月以上維持するためのコツ

2013年6月25日　第1版第1刷発行

監　修	阿岸鉄三（あぎしてつぞう）
発行人	須摩春樹
編集人	影山博之
（企画編集）	片岡由起子
発行所	株式会社 学研メディカル秀潤社 〒141-8414 東京都品川区西五反田 2-11-8
発売元	株式会社 学研マーケティング 〒141-8415 東京都品川区西五反田 2-11-8
印刷・製本	株式会社 廣済堂

この本に関する各種お問い合わせ
【電話の場合】●編集内容については Tel. 03-6431-1211（編集部直通）
　　　　　　　●在庫，不良品（落丁・乱丁）については Tel. 03-6431-1210（営業部直通）
【文書の場合】〒141-8418　東京都品川区西五反田 2-11-8
　　　　　　　学研お客様センター
　　　　　　　『バスキュラーアクセスインターベンションの最前線 - 3カ月以上維持するためのコツ』係
【電子メールの場合】info@shujunsha.co.jp
　　　　　　　（件名『バスキュラーアクセスインターベンションの最前線 - 3カ月以上維持するためのコツ』
　　　　　　　にて送信ください）

©T. Agishi 2013 Printed in Japan.
●ショメイ：バスキュラーアクセスインターベンションノサイゼンセン3カゲツイジョウイジスルタメノコツ

本書の無断転載，複製，頒布，公衆送信，翻訳，翻案等を禁じます．
本書に掲載する著作物の複製権・翻訳権・上映権・譲渡権・公衆送信権（送信可能化権を含む）は株式会社 学研メディカル秀潤社が管理します．
本書を代行業者等の第三者に依頼してスキャンやデジタル化することは，たとえ個人や家庭内の利用であっても，著作権法上，認められておりません．

学研メディカル秀潤社の書籍・雑誌についての新刊情報・詳細情報は，下記をご覧ください．
　　http://gakken-mesh.jp/

JCOPY　〈（社）出版者著作権管理機構委託出版物〉
本書の無断複写は著作権法上での例外を除き禁じられています．複写される場合は，そのつど事前に，（社）出版者著作権管理機構（電話 03-3513-6969, FAX 03-3513-6979, e-mail :info@jcopy.or.jp）の許諾を得てください．

装幀・組版設計	株式会社 道吉デザイン研究室（道吉　剛，稲葉克彦）
DTP	中澤慶司，有限会社 ブルーインク
図版製作	有限会社 ブルーインク
編集協力	石川美香子，北谷みゆき，清水真希子

Clinical Engineering 編集室行　　FAX: 03-6431-1214

FAXでそのままお送りください

クリニカルエンジニアリング別冊
「バスキュラーアクセスインターベンションの最前線
－3カ月以上維持するためのコツ－」

ご購入いただきありがとうございました．お手数ですが，以下のアンケートにお答えください．

◆本書をどちらでご購入いただきましたか？
- □ 書　店（書店名：　　　　　　　　　　　　　　　　　　　　　　）
- □ その他（　　　　　　　　　　　　　　　　　　　　　　　　　　）

◆本書を何でお知りになりましたか？
- □ 書店で（書店名：　　　　　　　　　　　　　　　　　　　　　　）
- □ 広告で（紙・誌名：　　　　　　　　　　　　　　　　　　　　　）
- □ 書評で（紙・誌名：　　　　　　　　　　　　　　　　　　　　　）
- □ Webで（　　　　　　　　　　　　　　　　　　　　　　　　　　）
- □ 人から聞いて
- □ その他（　　　　　　　　　　　　　　　　　　　　　　　　　　）

◆本書についてのご意見，ご感想をお聞かせください．

◆今後，どのような本をお読みになりたいですか？

貴重なご意見をありがとうございました．

購入ご希望の方は，下記の項目をご記入ください．お客様の情報は，図書案内の送付，ご購入いただいた書籍を発送する目的以外には使用いたしません．

☆**Clinical Engineering**バックナンバー・単行本・その他小社刊行物のお申し込み

弊社ホームページ（http://gakken-mesh.jp/）からも購入できますのでご利用ください．

_____ を _____ 冊
_____ を _____ 冊　購入します．

☆図書案内の送付　　希望します　・　希望しません

ふりがな
[お名前]

[ご職業] 臨床工学技士・看護師・医師・学生・その他（　　　　　　　）　[年齢]　　　歳

[ご送付先] ご自宅・勤務先（ご所属まで詳しくお書きください）
〒

TEL　　　　　　　　　　　　　　FAX
e-mail

切取線

Clinical Engineering 資料サービス係行　FAX: 03-6431-1790

FAXでそのままお送りください

クリニカルエンジニアリング別冊
「バスキュラーアクセスインターベンションの最前線
－3カ月以上維持するためのコツ－」

本書掲載の製品広告の中で，さらに詳しい資料をご希望の方は，下記に必要事項をご記入のうえ，FAXにてお送りください．当社資料サービス係が責任をもって広告主に伝達し，広告主より直接資料が届けられるように手配します．また，資料発送までに多少時間がかかる場合もありますのでご了承ください．

広告の内容について，さらに詳しい資料をご希望の方はご記入ください．

掲載広告主（掲載順）

☐ ニプロ 株式会社　　　　　　　　☐ ボルケーノ・ジャパン 株式会社

☐ 株式会社 メディコン　　　　　　☐ 株式会社 カネカメディックス

☐ 株式会社 グッドマン　　　　　　☐ メディキット 株式会社

資料のご請求に際して頂戴したお客様の情報は，弊社が委託を受けた各種商品やサービスの案内，提供，維持管理，また弊社および弊社関連会社・提携先企業が取り扱う商品・サービスを提供させていただくために利用させていただきます．

ふりがな
[お名前]　　　　　　　　　　　　　　　　　　[年齢]　　　　歳

[勤務先住所]
〒

[機関名・会社名]

[ご所属]

[勤務先TEL]

[ご専門の分野]

切取線